SANTÉ

Distinguer croyances et connaissance

Pr ALFREDO MORABIA

SANTÉ

Distinguer croyances et connaissance

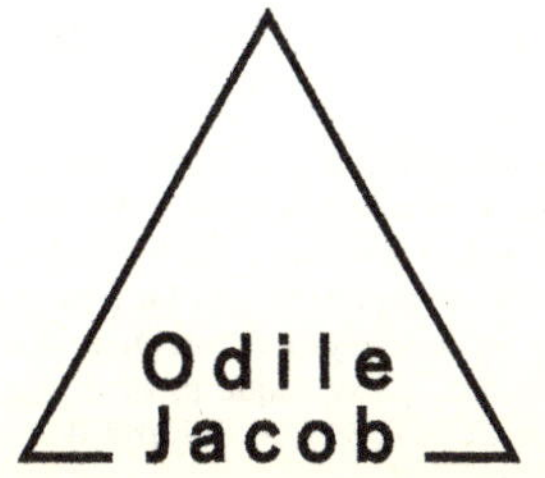

© ODILE JACOB, AVRIL 2011
15, RUE SOUFFLOT, 75005 PARIS

www.odilejacob.fr

ISBN 978-2-7381-2628-3

À Léon et Bob.

Einstein et l'épidémiologie

Ce livre explique aux non-épidémiologistes trois choses :
à quoi sert l'épidémiologie ; comment distinguer les croyances
de la connaissance en matière de prévention, de soins et de
dépistage ; et comment mettre à profit, dans la vie de tous les
jours, la masse d'information de santé diffusée par les médias.

Car, connaissez-vous l'épidémiologie ? Si vous êtes un
lecteur du début du XXIe siècle, le plus probable est que vous
répondiez : « Non ! » Voici donc de quoi il s'agit : l'épidémiologie est une science qui utilise les *études comparatives
de population* pour identifier des moyens de prévenir ou de
guérir des maladies.

Dans sa plus simple expression, l'étude comparative de
population consiste à déterminer si la maladie survient plus
fréquemment dans celui de deux groupes d'individus comparables qui est exposé à la cause étudiée. Exemple classique : le cancer du poumon survient plus fréquemment
chez les fumeurs de tabac que chez les non-fumeurs.

Pensez à tout ce que vous *connaissez* de l'effet qu'ont
sur la santé le tabac, l'alimentation, l'activité physique, les
expositions professionnelles, les tests de dépistage, les
médicaments, les soins médicaux, les conditions de vie

sociale et économiques, et bien d'autres déterminants potentiels de la santé humaine. Il y a de bonnes chances que cette connaissance a été établie à partir d'études comparatives de population.

À ce titre, l'épidémiologie est devenue une science importante de la vie quotidienne. Le paradoxe est que peu de gens le savent.

Pourtant, les fruits de la recherche épidémiologique sont visibles. Sur quoi se fondent les avertissements des paquets de cigarettes concernant les méfaits du tabac sur le poumon, le cœur, ou le fœtus, ou bien les risques de l'alcool chez la femme enceinte ? L'épidémiologie. Comment le médecin qui vous invite à faire un test de dépistage du cancer du côlon sait-il que cela peut contribuer à prolonger votre vie ? L'épidémiologie. Qui fournit la méthode pour évaluer si une intervention chirurgicale est efficace pour soigner des douleurs du bas du dos ? L'épidémiologie.

Bien sûr, une foule de connaissances de santé ne dépendent pas de l'épidémiologie, tels l'anatomie et la physiologie du corps humain, les mécanismes cellulaires d'action des médicaments et des microbes, la structure moléculaire des causes toxiques et infectieuses des maladies. Une liste complète des domaines dans lesquels la connaissance de santé progresse sans recourir aux études comparatives de population serait longue.

Mais, en ce qui concerne la *prévention*, l'efficacité des *traitements* et du *dépistage* précoce des maladies, l'épidémiologie est indispensable et incontournable. Sans elle, nous avons affaire à des opinions et à des croyances, importantes certes, si elles ne sont pas des illusions trompeuses, mais pas à de la connaissance.

Croyances ou connaissance, c'est une distinction qui compte : les croyances en matière de santé sont des produits de notre imagination, qui ne peuvent pas être évalués objectivement ; la connaissance provient d'études comparatives de population, dont les résultats peuvent être critiqués, évalués, confirmés ou infirmés.

La méconnaissance de l'épidémiologie par le public tranche avec l'importance que cette science a acquise en médecine, en santé publique, en économie et en droit. L'épidémiologie est méconnue y compris en Grande-Bretagne, aux États-Unis ou en France, des pays qui ont de solides équipes d'épidémiologistes et une tradition scientifique dans le domaine.

Le public connaît l'épidémiologie moins encore qu'il ne connaît les développements théoriques de la physique au XXe siècle. Même si vous ne pouvez expliquer ce qu'est la théorie de la relativité, vous savez qu'elle existe et vous savez qui était Einstein. En revanche, rares sont ceux qui savent à quoi sert l'épidémiologie, et l'épidémiologie n'a pas d'Einstein pour la rendre populaire, c'est-à-dire d'épidémiologiste qui soit mondialement connu pour sa contribution à la connaissance de la santé.

La physique, c'est passionnant, mais la *compréhension* des lois de la relativité et des principes de la physique quantique n'intervient pas dans les *décisions* concernant la vie de tous les jours. L'épidémiologie, en revanche, qui aide à départager croyances et connaissance quand il s'agit de notre santé ou de celle de nos proches, peut être d'une utilité quotidienne.

Comment se nourrir ? Combien de temps par semaine consacrer à l'activité physique ? Ce médicament est-il efficace ? Est-il préférable que les bébés dorment sur le ventre ou sur le dos ? Et ainsi de suite pour l'importance de la crème solaire, les méfaits de l'alcool, du tabac et des drogues, le choix d'une contraception et la protection des rapports sexuels : être instruit en épidémiologie peut aider à trier les réponses disponibles sur de telles questions et avoir un impact sur le bien-être personnel. Cette science ne devrait pas avoir besoin d'un Einstein pour être connue du public.

Prenons, à titre d'exemple récent, une question de santé d'intérêt général, où la tension entre croyances et connaissance a été vive : la grippe H1N1.

La grippe H1N1 de 2009

2009 a été l'année de la menace épidémique de la grippe porcine H1N1. Les autorités de santé publique ont alors à l'esprit le spectre de la grippe (dite) espagnole de 1918, qui a fait des millions de victimes, en particulier de jeunes adultes. Dans la perspective d'un nouveau virus aussi dangereux que son ancêtre de 1918, les autorités de santé publique avaient la responsabilité d'éviter l'apocalypse annoncée.

Contrairement à 1918, nous pouvons aujourd'hui nous défendre contre la grippe grâce aux vaccins. Ces vaccins ne sont pas aussi efficaces que ceux qui sont obligatoires chez les enfants parce que les traits immunitaires du virus de la grippe sont moins stables que ceux de la diphtérie, du tétanos ou de la coqueluche. Les vaccinologues ont développé des stratégies pour tenir compte de cette instabilité, mais un vaccin conférant une immunité adéquate ne peut parfois être préparé qu'à la dernière minute. C'est une course contre la montre dont le but est de protéger les vaccinés d'une grippe sévère. On freine ainsi la progression de l'épidémie, on évite des décès et on prévient l'encombrement des services médicaux pendant les semaines d'épidémie.

À l'été 2009, les autorités de santé publique de la plupart des pays du monde sont convaincues qu'en vaccinant *la population entière* on se donne les meilleures chances d'éviter une catastrophe possible. Elles mobilisent par conséquent l'industrie et les services pour vacciner toute la population. En France, l'objectif est d'obtenir 94 millions de vaccins, correspondant aux deux injections nécessaires pour protéger 75 % des 64 millions d'habitants.

Dans les faits, le public n'a pas suivi. Une minorité de la population générale et du personnel de santé a été vaccinée. En France, moins de 6 millions ont été vaccinés sur les 47 millions espérés. Laissons de côté pour l'instant la motivation du public et concentrons-nous sur les données qui sont accessibles aux autorités de santé publique et au public au printemps 2009, au moment d'opter pour le lancement d'une campagne de vaccination de masse.

CONNAISSANCE

Les données indiquent alors que le vaccin contre la grippe *saisonnière* est sûr. Des études comparant des personnes vaccinées à d'autres personnes non vaccinées montrent que les vaccinés développent des anticorps contre le virus de la grippe et que les effets secondaires attribuables au vaccin sont mineurs : des douleurs au point d'injection, une petite fièvre ou des douleurs musculaires.

Mais était-il approprié de vacciner tout le monde ? Le vaccin est sûr et confère une immunité adéquate, mais les études comparatives de populations particulières ne prouvent pas que, lors d'épidémies de grippe saisonnière, la vaccination systématique d'adultes en bonne santé ou du personnel de santé des institutions de personnes âgées réduise les hospitalisations et les décès[1]. Ces résultats correspondent bien à la perception qu'a la population générale dans la plupart des pays du monde de l'inefficacité de la vaccination *sélective*.

Était-il erroné de planifier une vaccination universelle en 2009 ? Replaçons-nous dans le contexte. Le virus est potentiellement dévastateur, en particulier chez les enfants. Un vaccin aussi sûr et aussi efficace que celui contre la grippe saisonnière peut être produit. Le risque potentiel associé à l'épidémie apparaît beaucoup plus important que celui associé au vaccin. Selon les données scientifiques existant en 2009 sur la vaccination saisonnière, une campagne sélective visant les travailleurs de la santé, les instituteurs ou un autre sous-groupe de la population avait peu de chances de freiner efficacement une épidémie meurtrière. Mais une campagne de masse dont le but était d'instaurer une espèce de bouclier immunitaire était une option plausible.

L'épidémie de H1N1 n'a pas eu de conséquences dramatiques. Des voix s'élèvent aujourd'hui pour contester la pertinence de la campagne massive et de la constitution de stocks de vaccins. Une discussion critique est en cours. Celle-ci est possible car les décisions prises reposaient sur une interprétation de la connaissance objective existant en matière de vaccination antigrippale. Le champ des arguments rationnels est limité. Le débat et le temps donneront raison aux uns et tort aux autres. Il y a des leçons à tirer qui pourront être mises à profit lors de la prochaine pandémie car une chose est sûre, prochaine fois il y aura.

Dans la perspective d'une prochaine fois, notons que les études comparatives de population indiquent que le lavage régulier des mains, plus de dix fois par jour, et le port de masques chirurgicaux, de gants et de blouses sont efficaces pour interrompre la propagation des virus respiratoires en milieu médical ou à domicile[2]. Ces mesures sont relativement bon marché et bien acceptées du public. L'épidémie de 2009 aura été l'occasion d'une vaste campagne d'éducation sur la façon et sur l'importance de se laver les mains qui sera utile à l'avenir.

CROYANCES

Venons-en aux objections émises contre la décision des autorités de santé publique, en France et ailleurs.

Il a été dit que la composition du vaccin, et en particulier la substance ajoutée pour accroître la production d'anticorps, l'adjuvant, était dangereuse. On a prétendu que le vaccin pouvait causer le syndrome de Guillain-Barré – une paralysie réversible rare –, la sclérose en plaques ou l'autisme.

Ces objections sont d'une autre nature que les arguments concernant la sécurité et l'antigénicité du vaccin. Elles reposent sur des suspicions, des théories, des croyances et des opinions, parfois fondées sur des études de laboratoires, mais non sur des preuves de risque pour la santé humaine. Les études comparatives de population n'indiquent pas que les vaccinés ont un risque plus élevé de syndrome de Guillain-Barré[3], de sclérose en plaques ou d'autisme que les non-vaccinés. Une autorité responsable ne peut établir sa politique sur des croyances de ce type[4].

Comprenez-moi bien. Je ne dénigre pas les opinions et les croyances. Au contraire, elles sont importantes et souvent indispensables. Il y a tant de choses en matière de santé que nous ne connaissons pas et ne comprenons pas ! L'hygiéniste allemand du XIXᵉ siècle, Max von Pettenkofer, avait raison : « Si nous devions vivre uniquement sur la base de ce qui a été établi scientifiquement, nous aurions tous, aussi nombreux que nous soyons, péri depuis belle lurette. » N'empêche qu'il est important de séparer d'emblée la connaissance, lorsqu'elle existe, des croyances. Il y a, d'une part, les données objectives, obtenues à partir d'études comparatives de population ; de l'autre, des affirmations provenant d'autres sources.

L'Assemblée parlementaire du Conseil de l'Europe qui s'est penchée sur la gestion de la crise de la grippe porcine a conclu qu'« une information complète *doit* être fournie au public de façon que même ceux qui ont peu de formation scientifique puissent suivre les débats de façon impartiale[5] ». Pour que cette injonction soit plus qu'un vœu pieu, on « doit » aussi donner au public les moyens de reconnaître et d'interpréter les d'études comparatives de population. Leurs résultats constituent une bonne partie des repères objectifs guidant les décisions en matière de prévention, d'efficacité et de sécurité thérapeutique. Ce livre souhaite contribuer à cela.

L'épidémiologie en pratique

Dès qu'il s'agit de santé, nombreux sont celles et ceux, professionnels de la santé ou non, qui souhaitent partager leur expérience personnelle et leurs croyances.

Pour chaque question de santé, nous pouvons être submergés par la masse d'informations et d'opinions disponibles dans la presse ou sur Internet. Les blogs où l'on échange expériences personnelles et opinions sont faciles d'accès, on y communique simplement, mais on y trouve de tout, connaissance et croyances mélangées. Il est donc important de pouvoir les distinguer. Ce livre propose une façon de le faire.

La connaissance de santé est fondée sur des preuves. En ce qui concerne la prévention, le dépistage et les traitements, ces preuves sont obtenues à partir d'études comparatives de population. En revanche, les croyances sont fondées sur des impressions, des suppositions, des théories ou des hypothèses.

Une première étape pour distinguer les croyances de la connaissance est donc de rechercher pour chaque affirmation – par exemple, « la vaccination systématique du personnel de soins des maisons de personnes âgées permet de réduire les décès dus à la grippe saisonnière » – s'il y a des études comparatives de population et ce qu'elles montrent. S'il existe des preuves, comment ont-elles été obtenues ?

Chacun peut effectuer cette démarche, sauf qu'il y a un obstacle : les techniques permettant de s'orienter dans la jungle de l'information sanitaire ne peuvent pas s'acquérir par simple prise de conscience. Elles ne sont pas intuitives car elles impliquent de raisonner en termes de populations et de risques, alors que le cerveau humain raisonne spontanément en termes d'individus et de certitudes. Ces techniques doivent donc être enseignées.

Si vous partagez mon opinion que l'accès à la connaissance de santé est un droit fondamental du citoyen, vous conviendrez aussi que les principes des études comparatives de population doivent être enseignés à l'école. Pour ceux qui ont passé l'âge de l'école, la formation permanente peut s'en charger. Ce n'est pas encore le cas et c'est aussi pour cela que j'ai écrit ce livre.

Enseigner l'épidémiologie par l'histoire

Cela va faire trente ans que j'enseigne l'épidémiologie à des médecins, à des étudiants en médecine et en santé publique et à des adultes se destinant aux professions de la santé. Voici ce que je *crois* : c'est en relatant l'histoire des études comparatives de population que cet enseignement passe le mieux.

Comme tous les enseignants d'épidémiologie, je me suis heurté à ce blocage psychologique qui fait que, dès que l'on parle de populations, de risques et de probabilités, les esprits des étudiants se figent et leurs regards deviennent soudainement inexpressifs. Leur cortex ne répond plus. Ce n'est pas que le sujet soit ardu. C'est la façon de penser qui est inhabituelle.

J'ai été fasciné de constater que ce blocage ne se produisait plus lorsque, au lieu de choisir des exemples d'actualité, je me suis mis à raconter comment la société en est venue à avoir besoin de l'épidémiologie. C'est depuis lors la seule façon dont j'enseigne cette discipline, que les élèves soient débutants ou avancés.

Ce livre vous invite donc à parcourir le chemin historique qu'a emprunté une science, l'épidémiologie, pour migrer en quelques siècles de la périphérie de la pensée médicale au centre du processus d'acquisition de la connaissance en médecine et en santé publique. Il est un plaidoyer pour que les principes de l'épidémiologie soient enseignés de cette façon à tous les citoyens. Ces mêmes principes permettront d'établir si l'enseignement de l'épidémiologie par l'histoire est la manière la plus efficace de le faire[*].

---

[*] Pour ceux qui s'interrogeraient sur la manière de lire ce livre, voici quelques informations qui pourraient leur être utiles. Il y a d'abord *l'ordre de lecture* des chapitres. Chaque chapitre est indépendant et peut être lu pour lui-même, mais les chapitres II à VII s'enchaînent chronologiquement. Le chapitre II va jusqu'à la fin du XVIe siècle ; le chapitre III porte sur le XVIIe et le XVIIIe siècle ; les chapitres IV et V parcourent le XIXe siècle et la première moitié du XXe siècle ; le chapitre VI porte sur la seconde moitié du XXe ; le chapitre VII couvre la fin du XXe et le XXIe siècle. Vous pouvez aussi commencer par le chapitre VIII, qui discute d'exemples de résultats d'études épidémiologiques, tirés des médias. Je l'ai mis vers la fin pour vous donner l'occasion de déterminer si le message du livre peut vous être utile dans votre vie quotidienne. Mais vous pouvez aussi commencer par lui afin d'avoir idée de ce que vous pouvez raisonnablement attendre de cette lecture.
Pour éviter les digressions techniques dans le texte, j'ai ajouté quatre annexes en fin d'ouvrage. Elles sont écrites dans le même style que le reste du livre, mais leur lecture n'est pas indispensable.
Il y a enfin les notes qui font le lien entre le texte et la liste des ouvrages cités pour approfondir un sujet ou aller aux sources. Dans les notes, les articles et les livres ne sont indiqués que par le nom du premier auteur suivi de l'année de publication (par exemple, Snow, 1855), car la référence complète se trouve dans la liste des ouvrages.

CHAPITRE I

Qu'est-ce que l'épidémiologie ?

L'épidémiologie, ai-je dit, est une science qui utilise les *études comparatives de population* pour identifier des moyens de prévenir ou de guérir des maladies. En voici un exemple : « Cancer – L'activité physique réduit les risques. Pour évaluer l'impact de cette activité sur l'incidence du cancer du sein, une très vaste étude française (E3N) ayant porté sur 90 509 femmes (de 30 à 65 ans), toutes saines au départ, a été conduite durant douze ans. Chez celles qui pratiquaient au minimum cinq heures d'activité physique par semaine, on a relevé une réduction de 25 % du risque ! » (*Paris-Match*, 16 mars 2010.)

Vous avez peut-être lu cette information dans *Paris-Match* ou dans un autre média : elle décrit les résultats d'une *étude comparative de population*. Chacun des termes de l'expression est important.

Le mot « étude » est de nos jours synonyme de « recherche » ou d'« expérimentation », dans le sens d'une *action* sur la réalité ayant pour but de tester une question telle que : « L'activité physique est-elle associée au risque de cancer du sein ? » L'adjectif « comparatif » indique que cette action a consisté à grouper des femmes selon la durée d'activité physique au cours des loisirs afin de les comparer. Et le complément « population » est à prendre au sens large d'un ensemble de personnes, patients ou volontaires, impliquées dans la comparaison : la population de l'étude E3N est constituée de près de 100 000 femmes, vivant en France et assurées auprès de la Mutuelle générale de l'Éducation nationale.

D'après l'extrait d'article ci-dessus, les femmes actives pendant au moins cinq heures par semaine ont moins de cancer du sein. L'accent est mis sur le grand nombre de femmes ayant participé à l'étude, sur le fait qu'elles ont été suivies pendant douze ans et sur le résultat indiquant que l'activité physique réduit le risque de cancer du sein d'un quart.

Je suis curieux de savoir quel message vous retenez de cette information. En ce qui me concerne, j'aimerais que l'on précise quels sont les groupes comparés. L'un d'eux est formé de femmes faisant cinq heures ou plus d'activité physique hebdomadaires, mais quel est l'autre groupe ? Des femmes faisant moins de cinq heures par semaine d'activité physique ? Des femmes n'en faisant pas du tout ? J'aimerais aussi que l'on m'indique les résultats bruts de l'étude. Quel est le risque de cancer du sein dans les groupes comparés ? Sans quoi, je n'arrive pas à interpréter cet article.

Activité physique et cancer du sein

Le graphique 1.1 illustre l'information que j'aimerais trouver dans un article résumant les résultats d'une étude comparative de population pour le non-spécialiste. Il me servira de patron pour illustrer graphiquement les résultats des études comparatives de population décrites dans ce livre. Les données proviennent de la publication scientifique originale.

Chaque barre du graphique 1.1 représente un groupe. Sur l'axe horizontal, nous trouvons la durée de l'activité physique et, sur l'axe vertical, le risque de cancer du sein. La barre de gauche indique que cinq heures ou plus d'activité physique vigoureuse sont associées à un risque annuel[1] de cancer du sein de 24,4 pour 10 000 femmes ou 0,24 %. La barre de droite indique le risque observé chez les femmes sédentaires : 38,1 pour 10 000 femmes, et par an, ou 0,38 %.

Ces risques annuels infimes ne vous disent probablement rien. En revanche, cumulés sur trente ans, nous avons

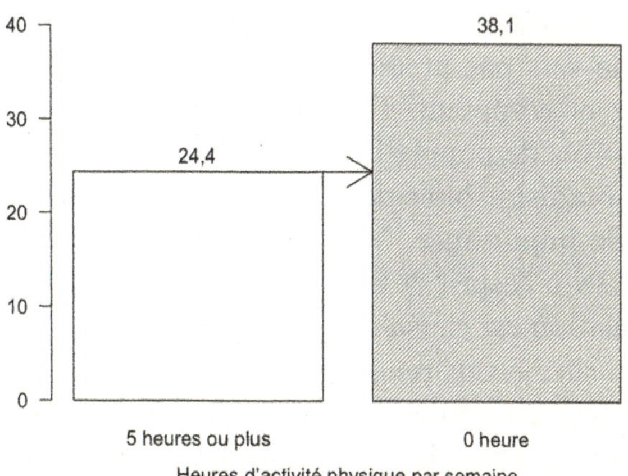

Graphique 1.1   Risques annuels de cancer du sein parmi des Françaises de 40 à 65 ans en bonne santé suivies entre 1990 et 2002, selon le nombre d'heures hebdomadaires d'activité physique vigoureuse, dans l'étude de cohorte française E3N. Le risque est de 24,4 par an pour 10 000 femmes faisant une activité physique vigoureuse hebdomadaire de cinq heures ou plus et de 38,1 par an pour 10 000 femmes en faisant zéro heure. *Source* : Tehard, 2006.

des risques de 7,3 % (1 femme sur 14) chez les actives et de 11,4 % (1 femme sur 9) chez les sédentaires, ce qui est plus parlant[2].

Que nous partions des risques annuels ou des risques sur trente ans, dans la population étudiée, les femmes faisant cinq heures ou plus d'activité physique vigoureuse par semaine ont un risque de cancer du sein plus faible que celles qui ne font pas d'activité physique vigoureuse du tout.

C'est ce qu'indiquent les données. Ce complément d'information a-t-il modifié votre interprétation du message de l'étude E3N ? Pour ma part, j'ai réalisé que le bénéfice est calculé par rapport à l'absence complète d'activité physique pendant les loisirs. Il sera moindre pour une personne déjà modérément active. Et je suis impressionné par l'ampleur de ce bénéfice : une réduction de plusieurs pour cent de risque de cancer du sein pour une femme qui maintiendrait l'équivalent d'une quarantaine de minutes d'activité physique par jour pendant trente ans, c'est considérable.

Je ne vais pas prendre les résultats d'une seule étude pour argent comptant. J'aimerais savoir si d'autres études comparatives de population montrent la même chose et s'il y a un mécanisme biologique pouvant expliquer un bénéfice d'une telle importance. Mais je vais garder les résultats de l'étude E3N à l'esprit et finirai peut-être par être convaincu que la relation est causale.

Bien sûr, je vais rencontrer des femmes actives qui ont eu un cancer du sein et des sédentaires qui n'en ont pas eu, mais cela ne prouve rien. Supposons qu'*une* femme active et *une* autre sédentaire aient toutes deux un cancer du sein, on ne peut tirer aucune conclusion sur l'effet de l'activité physique dans cette maladie. Il est besoin de comparer des groupes.

Le terme de « preuve » peut prêter à confusion, car il évoque la démonstration indubitable de la culpabilité. Ici, il signifie que les études comparatives de population produisent des résultats objectifs, qui font parfois l'objet d'interprétations conflictuelles, qui peuvent se révéler faux, mais qui, dans la discussion, ont un statut particulier car, contrairement aux opinions et croyances, ils peuvent être évalués et critiqués. On peut être d'accord ou non, mais il y a une base objective à partir de laquelle une discussion critique peut s'engager.

Les données du graphique 1.1 contribuent à la connaissance sur la prévention du cancer du sein. On pourra les comparer à celles d'autres études similaires, en rechercher une explication biologique (pourquoi l'activité physique se traduirait-elle par une baisse du risque de cancer du sein ?) ou en scruter la méthodologie.

L'information fournie par le graphique 1.1 est d'une autre nature que celle de l'article suivant sur les traitements naturels : « Les plantes qui soignent. Des plantes et des produits naturels permettent de traiter les petits maux de l'été. Si vos yeux sont fatigués, apposer sur chaque œil, durant dix à quinze minutes, des rondelles de concombre ou des sachets de thé usagés froids. Si le procédé peut sembler ridicule, l'effet n'est pas moins efficace. Il vous permettra de voir l'été d'un œil reposé. » (*Figaro Magazine*, 8 août 2009.)

Comment sait-on que les rondelles de concombre reposent « efficacement » les yeux fatigués ? L'information ne nous permet pas d'exclure qu'il s'agisse d'une croyance. A-t-on comparé l'effet de l'apposition des rondelles de concombre à celui de compresses de coton humide apposées pendant la même durée de temps chez un nombre suffisant de personnes ? C'est un point à clarifier, car, si la manœuvre a une efficacité démontrée, pourquoi pas ? Mais, sans préciser s'il y a eu étude comparative de population, on ne peut dire si nous avons affaire à une croyance ou à de la connaissance.

Effets spectaculaires
et moins spectaculaires de l'aspirine

J'entends déjà les commentaires ! « Je n'ai pas besoin d'études comparatives de population pour savoir que l'aspirine apaise la douleur. Je sais que, si j'ai mal, le comprimé va me soulager ! » Absolument d'accord. Il y a des traitements, peu nombreux, dont les effets sont spectaculaires. Ce sont souvent des traitements découverts avant l'avènement de la médecine scientifique moderne.

L'acide salicylique, qui est le principe actif contenu dans l'aspirine, peut être extrait de plantes. L'adjectif « salicylique » vient du latin *salix* qui signifie « saule ». Les Indiens d'Amérique et les pasteurs hottentots d'Afrique du Sud utilisaient traditionnellement les infusions d'écorce de saule pour calmer les douleurs.

L'histoire vaut la peine d'être contée. Le 14 avril 1876, Frederick Ensor, un médecin anglais pratiquant en Afrique du Sud, écrit une lettre à l'éditeur en chef du *Lancet* au sujet d'un article publié dans cette revue médicale britannique sur l'efficacité de l'aspirine dans le traitement de l'arthrite rhumatoïde, une maladie inflammatoire des articulations. La lettre décrit le cas d'une patiente sud-africaine souffrant d'une crise grave d'arthrite rhumatoïde qu'il a essayé de traiter sans succès au mercure, mais qui a été guérie par un « vieux pasteur hottentot à partir d'une décoction de pousses de saule que l'on trouve sur les berges de la rivière[3] ». Le pasteur hottentot a utilisé une forme naturelle de l'aspirine (efficace), et le médecin, du mercure (inefficace).

Objection acceptée, donc, pour l'effet antalgique de l'aspirine. Mais qu'en est-il de l'effet cardioprotecteur de l'aspirine[4] ? Quelques cliniciens futés ont suspecté que les consommateurs réguliers d'aspirine étaient moins sujets à l'infarctus du myocarde (crises cardiaques). Mais l'hypothèse fut surtout suggérée par l'observation en laboratoire des propriétés anticoagulantes de l'aspirine et par la découverte inattendue que les patients hospitalisés pour des crises cardiaques dans un hôpital de Boston consommaient moins d'aspirine que des patients semblables hospitalisés pour d'autres raisons[5]. Plusieurs études comparatives de population ont été nécessaires pour confirmer l'hypothèse.

Le modèle de ces études est le suivant : à chaque individu d'un grand groupe de personnes n'ayant jamais eu de crise cardiaque, on prescrit, par tirage au sort, soit de l'aspirine, soit un placebo. Le placebo est une pilule inactive qui ressemble à de l'aspirine, mais n'a pas ses effets. L'aspirine ou le placebo doivent être pris, quotidiennement, pendant quelques mois.

Plusieurs études de ce type ont été conduites. Collectivement, elles montrent que l'aspirine réduit le risque de maladie coronarienne[6] de 52 pour 10 000 hommes par an à 37 pour 10 000 hommes par an[7]. Trouvez-vous ces chiffres parlants ? J'en doute.

En prenant la différence (52 – 37 = 15), on trouve que l'aspirine peut éviter 15 crises cardiaques pour 10 000 personnes qui en prennent tous les jours pendant un an. Un bénéfice trop faible pour que la différence soit perceptible pour un individu, ou puisse être perçue par un médecin dans sa consultation.

Une règle de trois[8] permet de dire qu'il faut prescrire de l'aspirine pendant un an à 667 personnes pour éviter la survenue d'une seule crise cardiaque :

10 000 traités ➜ 15 crises cardiaques évitées
667 traités ➜ 1 crise cardiaque évitée.

Ainsi, 666 hommes auront pris de l'aspirine sans en bénéficier personnellement. L'enjeu en vaut-il la chandelle ? Au niveau individuel, à chacun d'apprécier[9]. Au niveau de la population, c'est une autre affaire. Si les 7 millions d'hommes français âgés de 60 ans ou plus prennent de l'aspirine quotidiennement, 10 500 crises cardiaques peuvent être prévenues annuellement[10].

La plupart des traitements, des facteurs préventifs et des tests de dépistage connus ont des effets d'un ordre de grandeur plus proche du discret effet cardioprotecteur de l'aspirine que de son spectaculaire effet antidouleur. Aussi, l'expression « pas d'étude comparative de population, pas de connaissance de santé » exprime la règle plutôt que l'exception.

Une science méconnue

Et, pourtant, la médecine a mis quatre mille ans pour découvrir les études comparatives de population.

La première étude comparative de population que nous connaissons – décrite dans le chapitre III – a eu lieu en 1748. Hier, pour l'humanité. La physique avait déjà plus de deux mille ans. Les grands médecins du passé, en Chine, aux Indes, en Afrique, en Amérique ou en Europe n'ont pas utilisé d'étude comparative de population. Mais, à partir du XVIIIe siècle, cela change : deux cent cinquante ans ont suffi pour que l'étude comparative de population devienne un mode majeur d'acquisition de la connaissance en médecine.

Aujourd'hui, les résultats d'études comparatives de population peuplent les rubriques santé des quotidiens et magazines à grand tirage. Voici quelques exemples glanés dans les médias francophones.

« Café et crises cardiaques » (*L'Hebdo*, 16 mars 2006).

« Étude INTERPHONE sur les risques de cancer avec le téléphone portable » (*La Croix*, 18 mai 2010).

« La fumée secondaire augmente le risque de cancer du sein » (*Le Journal de Montréal*, 13 mars 2011).

« La longévité, c'est inscrit dans les gènes » (*Paris-Match*, 2 juillet 2010).

« La vitamine D contre Alzheimer et Parkinson » (*Le Figaro*, 14 juillet 2010).

« L'antidiabétique Avandia jugé dangereux par des experts américains » (*Le Monde*, 14 juillet 2010).

« Les homéopathes sont-ils des charlatans ? » (*Marianne*, 14 mars 2010).

« Manger mieux pour vivre plus » (*Libération*, 9 janvier 2008).

« Ophtalmologie. Moins de cataractes chez les femmes qui mangent de façon saine » (*Le Point*, 15 juillet 2010).

« Prévention du sida : première réussite d'un gel microbicide pour les femmes » (*Le Nouvel Observateur*, 20 juillet 2010).

« Quel traitement pour la ménopause ? » (*Le Temps*, 6 janvier 2010).

« Trop de soda : risque de cancer du pancréas ? » (*Journal du dimanche*, 9 février 2010).

« Un antihistaminique efficace dans le traitement des cas légers d'Alzheimer (*The Lancet*) » (*Mediapart*, 18 juillet 2008).

« Vitamine C contre le cancer : polémique » (*La Tribune de Genève*, 8 avril 2009).

Tous ces articles ont en commun de commenter les résultats d'études comparatives de population.

Mais, me direz-vous, si l'épidémiologie est une science aussi importante, pourquoi reste-t-elle inconnue du grand public ? Comment se fait-il que peu de gens sachent ce qu'est l'épidémiologie et ce que font les épidémiologistes ?

UN RAISONNEMENT INHABITUEL

L'épidémiologie raisonne à partir de risques, et nous ne sommes pas habitués à penser ainsi.

En ce qui concerne notre santé, nous voulons des certitudes : « Si tu fumes, tu vas mourir de cancer du poumon. » L'affirmation est personnelle et définitive : je fume, je meurs de cancer du poumon ; je ne fume pas, je ne meurs pas de cancer du poumon. En pratique cependant, ces certitudes n'existent pas. C'est une question de risque. C'est là la difficulté. Si je fume, le plus probable est que je *ne* mourrai *pas* de cancer du poumon. C'est mon risque qui augmente. Presque nul si je ne fume pas, mon risque de mourir de cancer du poumon passe à plus de 10 % si je fume en moyenne deux paquets de cigarettes par jour.

Au niveau individuel, le risque est une abstraction. Je n'ai qu'une vie. En fin de compte, j'aurai ou n'aurai pas le cancer. Ce n'est que pour une population que le risque est une réalité concrète, objective, personnifiée : sur 100 fumeurs de 2 paquets de cigarettes par jour, 10 mourront de cancer du poumon. Nous ne pouvons pas prédire lesquels. Si je fumais 2 paquets de cigarettes par jour, je pourrais être l'un des 10 sur ces 100 qui mourront de cancer du poumon. Tel est mon risque.

Penser ainsi, au début, est pénible. Pourtant, ce n'est pas le seul domaine dans lequel les options s'expriment en termes de risques. Pensez à la Bourse ou à l'économie. Pas de certitudes dans ces domaines-là non plus. Mais l'incertitude semble moins tolérable pour la santé que pour le portefeuille.

Vous n'avez pas oublié le message sur les rondelles de concombre. Il passe mieux que celui sur l'activité physique et le cancer du sein, car il garantit la satisfaction. Apposez les rondelles de concombre, et vos yeux seront reposés ! L'étude comparative de population ne dit pas : « Faites cinq heures hebdomadaires d'activité physique vigoureuse et vous n'aurez pas de cancer du sein. » C'est frustrant, mais cela s'explique : la question que se pose l'individu (« l'activité physique va-t-elle m'éviter un cancer du sein ? ») et celle qui est étudiée dans la population (« l'activité physique prévient-elle le cancer du sein ? ») sont distinctes.

Il n'y a pas de réponse à la question : « L'activité physique va-t-elle m'éviter un cancer du sein ? » Si Sophie fait ses cinq heures hebdomadaires pendant trente ans et n'a pas de cancer du sein, on ne saura jamais si l'activité physique y est pour quelque chose.

En revanche, une étude comparative de population peut répondre à la question : « L'activité physique prévient-elle le cancer du sein ? » La réponse est positive si les cancers du sein sont moins fréquents chez les femmes actives que chez celles qui ne le sont pas.

Les résultats du graphique 1.1 indiquent aux femmes de 40-65 ans qu'en faisant de l'activité physique elles se mettent dans une *catégorie* de la population qui est à moindre risque de cancer du sein. Ce n'est pas compliqué. Il faut en avoir conscience.

UN NOM AMBIGU

Les disciplines médicales ont en général des noms qui indiquent ce sur quoi elles portent : la cardiologie s'occupe du cœur, la gastro-entérologie, de l'estomac et des intestins, la neurologie, du système nerveux, et ainsi de suite. De quoi s'occupe l'épidémiologie ?

Lorsque je me présente en disant que je suis épidémiologiste, il arrive que l'on me demande mon avis sur un problème de peau car mes interlocuteurs ont compris que j'étais un spécialiste de l'épiderme, un « épidermologiste » en quelque sorte. Plus fréquemment, on me dira : « Oh, vous étudiez le sida ? – Non, désolé, pas particulièrement. »

Littéralement, l'épidémio-logie devrait être la discipline qui s'occupe des épidémies de maladies infectieuses. D'ailleurs, l'épidémiologie a été la *science des épidémies* au XIXe siècle ! Les épidémies de choléra, la mort bleue, ont motivé la création de la première association professionnelle d'épidémiologistes, la Société épidémiologique de Londres, en 1850[11].

L'usage moderne de l'épidémiologie s'est élargi à toute question de santé quelle qu'elle soit et ne se borne plus à l'étude des maladies infectieuses épidémiques. L'épidémiologie sert à explorer les effets sur la santé humaine de nombreux aspects du mode de vie, dont le tabac, le manque d'exercice physique, l'excès calorique alimentaire, la contraception orale et l'alcool. Elle fournit également les méthodes pour évaluer l'efficacité et la sécurité des soins et des tests de dépistage.

Les titres des articles de la presse et des médias mentionnés plus haut donnent une idée de la variété des domaines au sein desquels l'épidémiologie contribue à la connaissance.

UNE ACTIVITÉ EN ARRIÈRE-PLAN

Pourquoi l'épidémiologie a-t-elle conservé un nom acquis au XIXe siècle qui ne correspond plus à son champ d'activité ? Peut-être parce que la discipline est de toute façon difficile à baptiser : l'épidémiologie est *une façon de faire de la recherche à partir d'études comparatives de population*. Elle n'est pas associée à un domaine particulier de la médecine ou de la santé publique.

Tous les domaines de la médecine et de la santé publique ont recours à l'épidémiologie. Dans la « guerre » contre le cancer, la « bataille » contre la polio, le « combat » contre l'obésité, la « lutte » contre l'alcoolisme, et ainsi de suite, l'épidémiologie fournit les stratèges, non les spécialistes. Les spécialistes viennent, respectivement, de la cancérologie, de la vaccinologie, de la nutrition et de l'alcoologie. L'épidémiologiste suggère les populations à comparer, la façon de récolter les données, de les organiser et de les interpréter.

L'épidémiologie a été jusqu'ici une science d'arrière-plan dont le rôle, bien que déterminant, n'est pas évident pour un esprit non préparé lorsque sont présentés les résultats des études. La découverte de l'efficacité d'un médicament anticholestérol à réduire le risque de crise cardiaque semble être un succès de la cardiologie ou de la lipidologie plutôt que de l'épidémiologie, bien que la planification et l'exécution de l'étude comparative de population soient épidémiologiques.

Les savoirs épidémiologiques

Un nom ambigu et une activité d'arrière-plan rendent la contribution de l'épidémiologie indétectable par le public. À quoi s'ajoute sa complexité théorique. La comparaison des groupes exige un savoir théorique et un savoir-faire qui sont propres à l'épidémiologiste. Il est besoin d'experts pour identifier des groupes suffisamment semblables pour être comparés. Ce n'est pas trivial.

Certaines études comparatives de population sont plus simples à planifier que d'autres. Dans l'exemple de la prévention de la maladie coronarienne par l'aspirine, l'attribution du traitement par tirage au sort a permis de former deux groupes si semblables qu'il est indifférent pour la mesure de l'effet du médicament de savoir lequel va recevoir l'aspirine et lequel le placebo. Ce plan d'étude, conceptuellement simple mais de facture délicate, est idéal pour évaluer si des traitements sont bénéfiques pour la santé.

Cependant, on ne peut pas procéder par essai clinique randomisé pour étudier des effets néfastes pour la santé. Concevriez-vous de prescrire quotidiennement à des non-fumeurs soit un paquet de cigarette de vrai tabac, soit un paquet de cigarettes sans nicotine ni goudron, afin de voir si la santé de ceux qui fument les vraies cigarettes se dégrade plus rapidement que celle des fumeurs de cigarettes factices ? L'étude des effets du tabac doit se faire avec des personnes qui ont choisi de fumer et d'autres qui ont choisi de ne pas fumer. Ces deux groupes de personnes diffèrent au-delà de l'habitude tabagique. Elles ne mènent pas les mêmes existences et n'ont pas la même motivation à participer à des études. Les études comparatives de population doivent dans ces situations faire preuve d'inventivité pour contrôler ou éviter les sources d'erreurs et produire des résultats valides.

Prenons l'exemple de l'effet du tabac sur le sein, un sujet sur lequel j'ai travaillé avec des collègues en Suisse. Nous avons été parmi les premiers à publier une étude comparative de population montrant que les femmes qui fumaient et celles exposées à la fumée passive avaient un risque accru de cancer du sein par rapport à des non-exposées ni activement ni passivement à la fumée de tabac[12]. Nous avons mesuré avec soins l'exposition active et passive au cours de la vie. Néanmoins, le fait que les fumeuses apparaissent à plus haut risque de développer un cancer du sein que les non-fumeuses ne signifie pas encore que le tabac est la cause de leur cancer du sein. Le risque de cancer du sein étant plus élevé chez les femmes n'ayant jamais eu d'enfants, il faut s'assurer que ce n'est pas parce ce qu'elles sont plus nombreuses à ne pas avoir d'enfants que les fumeuses ont plus de cancer du sein. Et ainsi de suite pour toutes les causes – multiples – connues ou hypothétiques du cancer du sein. Ce n'est qu'après avoir éliminé les autres explications possibles et les erreurs méthodologiques qui peuvent influencer les résultats que l'on peut conclure que la relation est causale. Dans le cas du tabac et du cancer du sein, certaines de ces questions restent encore ouvertes, et nous ne pouvons ni affirmer ni exclure pour l'instant que le tabac cause le cancer du sein[13].

La pratique professionnelle de l'épidémiologie requiert un savoir théorique, enseigné dans les écoles de santé publique[14], et un savoir-faire acquis par apprentissage. Vous ne trouverez *pas* de description de ces savoirs épidémiologiques dans ce livre.

Épidémiologie pour la vie quotidienne

Mon but est d'expliquer aux non-épidémiologistes à quoi *sert* l'épidémiologie et de leur permettre *d'utiliser* les résultats qu'elle contribue à produire et qui sont diffusés par les médias. J'aimerais promouvoir la distinction entre les croyances et la connaissance acquise au moyen d'études comparatives de population.

Ce livre n'est donc pas un manuel de vulgarisation des méthodes et concepts de l'épidémiologie, car ils ne sont pas indispensables pour les besoins de la vie quotidienne[15]. Les résultats d'études comparatives de population auxquels le public peut accéder ont déjà été expertisés. Leurs auteurs ont en principe convaincu la communauté scientifique que les résultats valaient la peine d'être publiés. À ce stade, les aspects techniques deviennent secondaires. Ce qui importe à l'utilisateur, c'est la pertinence de la comparaison et la grandeur des risques observés.

Il n'est même pas besoin de maths pour cela. Certes, les épidémiologistes recourent à des techniques statistiques, parfois pointues, pour analyser leurs données, mais la compréhension de ces techniques n'est pas indispensable à l'interprétation des résultats quand ils parviennent au public[16]. Les articles de presse n'en font jamais état en des termes techniques. Je n'ai pas le souvenir d'un article pour le grand public précisant si l'étude avait assez de participants pour détecter un effet, à supposer qu'il existât ; ou mentionnant la probabilité qu'aurait une autre étude du même genre de détecter un effet aussi extrême ou plus extrême que celui observé dans l'étude rapportée, à supposer que cet effet n'existât pas.

L'expertise épidémiologique et statistique est nécessaire dans la phase précédant la diffusion des résultats dans le public non spécialisé ; elle ne l'est plus après. J'espère vous convaincre que l'on peut s'en passer pour distinguer les croyances de la connaissance de santé.

CHAPITRE II

Le triomphe des épidémies

Quand l'épidémiologie est-elle apparue ? Quel est son plus vieil âge *possible* ? Puisque l'épidémiologie était, à l'origine, l'étude des épidémies, la discipline ne peut pas être plus ancienne que les épidémies elles-mêmes.

Mais qu'est-ce qu'une épidémie ? Prenons la grippe, ou ce que nous appelons communément la grippe, c'est-à-dire une combinaison de rhume, fièvre et fatigue, qui peuvent être provoqués par le virus de l'*influenza* (la grippe à proprement parler) mais aussi par d'autres virus. Nous savons que l'épidémie a commencé lorsqu'en l'espace de quelques jours, voire semaines, cette combinaison de symptômes devient plus fréquente dans notre entourage. Classiquement, les maladies épidémiques infectieuses reviennent, à intervalles réguliers, dans la même population, mais certaines épidémies – le sida – se déploient sur des décennies. Font également partie des « épidémies » les changements au cours du temps de maladies (par exemple, le cancer du poumon) causées par des agents non infectieux.

Mais de quand datent les premières épidémies ?

Avant les épidémies

Les chasseurs-cueilleurs préhistoriques, nos ancêtres humains d'avant la révolution agricole d'il y a environ dix mille ans, n'ont pas dû souffrir d'épidémies au sens où nous l'entendons aujourd'hui.

Leur subsistance, faite de cueillette de plantes, de ramassage de petits animaux, de chasse et de pêche, ne dépendait ni de l'agriculture ni de l'élevage[1]. Les ossements archéologiques révèlent que les chasseurs-cueilleurs souffraient de maladies infectieuses[2]. Les bactéries d'une blessure surinfectée pouvaient passer dans le sang et provoquer des abcès dans le squelette laissant des déformations caractéristiques des os longs et des vertèbres. En dépeçant le gibier, les chasseurs pouvaient être contaminés par des parasites de l'animal. Sous les tropiques, il y avait déjà la malaria, l'ankylostomiase, la bilharziose et la maladie du sommeil.

Les sociétés de chasseurs-cueilleurs ne peuvent pas avoir été victimes de la variole, de la rougeole, de la grippe ni de la peste. Ces maladies épidémiques requièrent une abondance d'hôtes pour se transmettre rapidement et se maintenir dans une population. Les clans de chasseurs-cueilleurs étaient trop petits pour cela. À supposer qu'un cas de maladie contagieuse se produise, sa transmission est limitée aux membres du clan, soit en général moins de cinquante personnes. Le clan peut être anéanti, mais il n'y a pas assez de personnes pour que survive le micro-organisme. En se déplaçant, les clans laissent leurs malades et leurs morts derrière eux, une manière efficace d'isoler l'infection.

Des douzaines de tribus de chasseurs-cueilleurs sont restées isolées jusqu'à récemment dans des déserts, des forêts d'Afrique ou d'Amazonie, ou autour du pôle Nord.

Elles ont été décimées par des épidémies lors du contact avec des populations modernes qui s'étaient, elles, adaptées à ces agents infectieux au cours de millénaires. Ce manque de défense immunitaire des chasseurs-cueilleurs contemporains contre les agents infectieux modernes est compatible avec l'absence d'épidémies au cours de la préhistoire[3].

Des premières plaies...

Vers dix mille ans avant notre ère, chasse, cueillette et pêche cessent progressivement d'être les sources principales de subsistance. Les communautés humaines deviennent sédentaires, stockent les ressources alimentaires, troquent, commercent, et communiquent entre elles. Elles vivent principalement de l'agriculture, de l'élevage ou des deux.

Deux caractéristiques créent les conditions propices à l'émergence des épidémies : la proximité étroite entre les êtres humains et les animaux domestiques ; et l'apparition de grandes concentrations humaines.

La domestication animale a permis l'adaptation aux êtres humains d'agents infectieux qui jusque-là n'infectaient que les animaux. Entre dix mille et environ trois mille ans avant notre ère, la rougeole, la tuberculose et la variole proviennent de la vache, la grippe, du porc et du canard, et la coqueluche, du porc et du chien.

Vers 2000 avant notre ère, la concentration croissante d'êtres humains et d'animaux domestiques est suffisante dans l'ancienne Sumer, correspondant à l'Irak actuel, pour y déclencher les premières épidémies connues[4]. La population, proche des 500 000 habitants, permet à certains agents infectieux de subsister indéfiniment. Le virus de la variole, par exemple, est assuré de rencontrer en permanence assez de personnes pouvant être nouvellement infectées, car n'ayant jamais été en contact avec lui.

Les textes anciens décrivent des épisodes suggestifs d'épidémies de maladies contagieuses à Babylone et en Égypte vers 2000 avant notre ère. On estime que les épidémies de l'Exode biblique – une ou deux des dix « plaies » d'Égypte – ont eu lieu entre 1000 et 500 avant notre ère.

L'absence d'épidémie en Mésoamérique (Amérique centrale) avant la conquête espagnole du XVIᵉ siècle confirme la nécessité de grandes populations *et* d'animaux domestiques pour qu'apparaissent les épidémies[5]. Les manuscrits aztèques avant la conquête espagnole ne mentionnent pas de maladie épidémique. Pourtant, le Mexique central a vraisemblablement une population de plus de 25 millions d'habitants en 1518, juste avant la conquête, dont 200 000 vivent dans la capitale des Aztèques, Tenochtitlan, située au sein de l'actuelle ville de Mexico. C'est une des plus grandes villes du monde, mais, à part le chien et la dinde, élevés pour être consommés, on n'y élève pas le porc, le bœuf ni le cheval.

L'apparition des épidémies de maladies infectieuses deux mille ans avant notre ère nous fournit un repère pour le plus vieil âge possible de l'épidémiologie : il ne peut pas y avoir eu d'épidémiologie avant cela. Si elle était apparue à Sumer, l'épidémiologie serait aussi ancienne que la médecine, mais il faudra encore plusieurs millénaires pour qu'une épidémiologie voie le jour.

… AUX PANDÉMIES

On connaît l'évolution géographique et chronologique des vagues d'épidémies infectieuses qui ont suivi leur apparition à Sumer.

En simplifiant beaucoup, on peut distinguer quatre grandes phases. Dans un premier temps, en gros de 2000 à 500 avant notre ère, les épidémies s'installent dans les grands centres de peuplement du Moyen-Orient, de la Chine, de l'Inde et du pourtour méditerranéen. La variole, la rougeole, la grippe, la typhoïde, la dysenterie et la dengue frappent cycliquement les mêmes populations, mais ne migrent pas vers d'autres populations. Dans un deuxième temps, entre 500 avant notre ère et 1400 de l'ère actuelle, le développement des échanges commerciaux permet aux épidémies de circuler entre ces régions du monde. Dès lors, des épidémies, telle la peste noire du XIVe siècle, se forment dans une région du globe puis s'étendent aux régions adjacentes sous la forme de pandémies.

Au cours de la troisième phase, entre 1400 et 1700, les échanges transocéaniques font confluer les centres de peuplement des deux mondes. La syphilis voyage d'ouest en est, mais les maladies infantiles du Vieux Monde provoquent des épidémies terribles lorsqu'elles parviennent sur le Nouveau Monde. La population d'Amérique centrale décline de 25 millions en 1518 à 700 000 un siècle plus tard. Au cours de la quatrième phase, à partir de 1700, les épidémies classiques vont s'atténuer en Europe. La peste disparaît à la fin du XVIIe siècle, la variole à partir du XVIIIe siècle. Par la suite, la tuberculose devient la maladie la plus meurtrière même si elle est moins terrifiante que le choléra, dont les pandémies vont rythmer le XIXe siècle[6].

L'Afrique a été apparemment épargnée par ces grandes vagues épidémiques. La densité démographique y est restée faible en raison de modes de subsistance fondés sur des formes relativement primitives et égalitaires d'agriculture. La traite occidentale et orientale des esclaves a fait de plus perdre à l'Afrique 40 à 60 millions de personnes entre les IXe et XIXe siècles[7]. Cette catastrophe humaine et démographique est survenue au cours d'une période où les épidémies augmentent en intensité et en fréquence en Asie, au Moyen-Orient et en Europe.

LA VIE EN CHINE IMPÉRIALE AU TEMPS DES ÉPIDÉMIES

La fréquence des épidémies a-t-elle changé au cours des siècles ? Le fardeau que les épidémies ont représenté dans la vie quotidienne est mal connu. Nous manquons de données car aucune société n'a tenu un registre complet des épidémies.

L'exception, c'est la Chine. Au cours des deux mille ans d'existence de l'Empire chinois, soit du premier empereur de Qin (Qin Shi Huangdi, de 221 à 206 avant notre ère) au dernier empereur de la dynastie manchoue ou Qing (1644 à 1911), les épisodes épidémiques sont consignés dans des gazetiers, qui sont des histoires locales, préfectorales ou provinciales. Chaque nouvelle dynastie impériale écrit à partir des gazetiers, selon la tradition, l'histoire de la dynastie qui l'a précédée. Les histoires dynastiques ont été ensuite compilées dans la grande encyclopédie impériale du XVIIIe siècle[8]. Un catalogue des épidémies « majeures » survenues au cours des deux mille ans d'existence de l'Empire chinois a été établi à partir des histoires dynastiques et de l'Encyclopédie impériale.

Le graphique 2.1 montre que la fréquence des épisodes épidémiques a connu trois périodes distinctes : 1) de 300 avant notre ère à 100 de notre ère, les épisodes sont rares ; 2) entre 100 et 1100 de notre ère, la fréquence des épisodes épidémiques se stabilise à environ 10 épisodes par siècle ; 3) après 1100, la fréquence s'accroît soudainement pour atteindre 80 épisodes par siècle vers 1800.

Que signifient ces données dans la vie quotidienne des Chinois ? Au Ier siècle, une famille chinoise peut vivre pendant des décennies sans être victime d'épidémies. Au VIe siècle, il y a environ une épidémie majeure par décennie. Au XVIe siècle, il y a une épidémie tous les deux ans. Il en est de même au XIXe siècle, mais les épidémies se manifestent simultanément dans plus de localités.

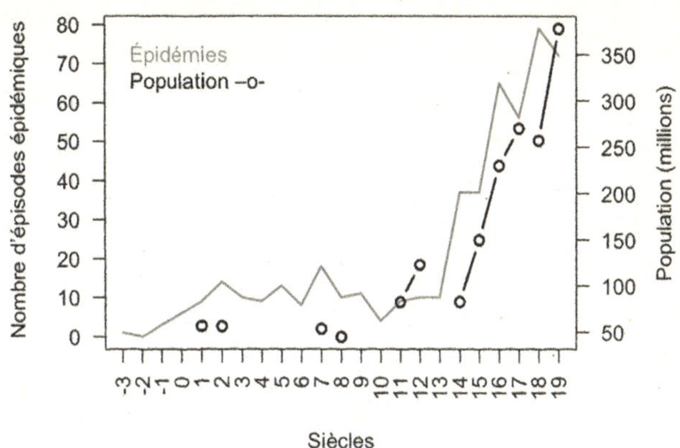

Graphique 2.1   Nombre d'épisodes épidémiques (ligne continue) et population (en millions, ligne entrecoupée de points), en Chine, entre 300 avant notre ère et 1911. *Source* : Morabia, 2009a.

SANS DÉFENSE

La population chinoise – dont on connaît l'évolution sur environ deux mille ans[9] – a connu une croissance soutenue à partir du XIe siècle, malgré deux échancrures dans la courbe aux XIVe et XVIIe siècles[10]. Sur le graphique 2.1, on voit que les courbes épidémiques et démographiques sont parallèles, indiquant que le fardeau épidémique a connu la même croissance que le nombre de gens.

N'est-ce pas contradictoire ? Les épidémies ne devraient-elles pas freiner la croissance démographique ? En fait, non à partir du moment où les principales victimes sont des enfants.

À la fin du Ier millénaire de notre ère, les populations de Chine semblent s'être adaptées à la variole et à la rougeole, en particulier dans la vallée du Yang-tsé et dans les régions plus méridionales. Ces maladies touchent dès lors surtout les enfants et n'empêchent plus les adultes immunisés de produire et de se reproduire. Des millions de travailleurs agricoles peuvent enfin coloniser et transformer en rizières de vastes espaces du centre et du sud de la Chine. Aux XIe et XIIe siècles, des espèces de riz précoces, permettant de faire deux récoltes par an, améliorent l'état de nutrition des Chinois. L'administration impériale laisse aussi une plus grande fraction de leur production aux paysans producteurs. Ces éléments convergent pour soutenir une croissance démographique continue sur plusieurs générations, chaque génération apportant son lot de personnes susceptibles indispensable à perpétuer la récurrence des cycles épidémiques.

La cohérence des évolutions démographiques et épidémiques en Chine s'explique. Il est raisonnable de penser que les autres grandes sociétés agraires d'Asie et d'Europe se sont adaptées de la même façon. Le développement d'une résistance aux maladies épidémiques telles que la rougeole, les oreillons, la varicelle et la variole s'observe aussi en Europe entre 1200 et 1500. Les adultes, exposés dans leur enfance, ont acquis une immunité durable. Les enfants deviennent les seuls hôtes possibles de nombreuses maladies épidémiques, limitant les dégâts économiques et sociaux qu'elles peuvent provoquer. Les données démographiques et de mortalité en Europe depuis le XVIIe siècle sont compatibles avec l'évolution observée en Chine.

Selon mon interprétation des données historiques, au cours des deux mille dernières années, dans l'Ancien Monde, la fréquence des épidémies de maladies infectieuses croît lentement avant le XIIe siècle, puis rapidement et de façon géographiquement synchronisée, jusqu'au XIXe siècle.

La conclusion est accablante ! *Les épidémies* ont *déferlé sur le monde civilisé pendant près de quatre mille ans sans rencontrer de résistance.* Les sociétés humaines – sur toute la

planète – ont été sans défense face à des épidémies triomphantes. La médecine a été incapable d'enrayer leur progression. Les médecins n'ont compris ni leurs causes ni la
façon de les prévenir. Penchons-nous sur l'origine de cet
échec.

La médecine holiste ancienne

Le terme de médecine « holiste » évoque, dans le
langage courant, une médecine qui, contrairement à la
médecine occidentale moderne, ne réduit pas l'individu
malade à sa plainte, à son organe malade ou à une maladie,
mais le considère comme un « tout ». *Holos*, en grec, signifie
« entier ».

« Holiste » qualifie aussi les principales formes de
médecine pratiquées pendant l'Antiquité, puis le Moyen
Âge, jusque vers la seconde moitié du XIXe siècle dans les
grands centres de civilisation, en Europe, en Asie et en
Mésoamérique.

Pendant quatre mille ans, la médecine holiste, que je
caractériserais d'« ancienne » pour la distinguer des formes
qui reviennent en vogue aujourd'hui, a en commun trois
traits : 1) la conception de la santé comme un état d'équilibre entre l'organisme humain et l'univers ; 2) le postulat
que chaque cas de maladie est distinct dans ses causes et
son traitement ; et 3) l'incompatibilité avec les études comparatives de population.

Même si le discours médical et les techniques de traitement diffèrent entre les médecines d'Europe et celles d'Asie,
elles partagent ces trois traits essentiels qui expliquent leur
incapacité commune à comprendre et à contrôler les épidémies pendant plusieurs millénaires.

LA SANTÉ COMME ÉTAT D'ÉQUILIBRE

Les médecines holistes anciennes ont en commun de considérer la santé comme un état d'équilibre, d'abord au sein de l'individu, ensuite entre l'individu et l'univers[11]. La maladie résulte d'une rupture de ces équilibres.

La typhoïde ou le choléra sont traités par acupuncture ou moxibustion – combustion d'armoise (*Artemisia vulgaris*) sur la peau du patient – par les médecins chinois, et par saignées, vomitif et laxatifs par les médecins européens. Mais le but est le même : aider le patient à recouvrer un équilibre intérieur. Saignées et purgatifs doivent éliminer les humeurs en excès, alors que les aiguilles et les moxas visent à rétablir l'équilibre du yin et du yang[12].

Les deux systèmes évoquent des règles semblables d'ordre et d'harmonie devant gouverner les structures de l'univers, de la société et du corps humain. Le canon interne de la médecine chinoise classique, attribué au mythique empereur Jaune du XXVIIe siècle avant notre ère, et compilé il y a environ deux mille ans, dit : « Un corps humain est construit à l'image d'un État (…). L'esprit [la vitalité gouvernant le corps, *shen*] en est le monarque ; le sang *xue* en représente les ministres ; le *qi* est comme le peuple. Nous savons donc que qui met de l'ordre dans son corps peut le mettre dans l'État. L'amour du peuple sécurise un État ; l'entretien du *qi* conserve l'intégrité du corps[13]. »

On retrouve des analogies de ce type en Occident. L'idée selon laquelle le corps humain est un univers à petite échelle, un « microcosme », image en miroir du « macrocosme », est courante dans la philosophie et dans la médecine occidentale prémoderne.

UN DIAGNOSTIC POUR CHAQUE PATIENT

Dans les médecines holistes anciennes, le diagnostic et le pronostic de chaque patient sont uniques. Le raisonnement médical est semblable dans toutes les sociétés civilisées, même si la terminologie et les concepts sont distincts.

Imaginons un médecin européen du XIVe siècle cherchant à expliquer des douleurs abdominales survenant au printemps chez un homme vigoureux et « bilieux » alors que souffle un vent du nord. Dans l'ancienne théorie physiologique européenne, un homme bilieux est mince et ambitieux, irascible et nerveux. Chez le bilieux, la « bile jaune » prédomine par rapport au sang, au mucus (ou flegme) et à la bile noire. Ces autres fluides corporels sont en excès, respectivement, dans les personnalités sanguine, flegmatique et mélancolique.

Le médecin pense que les douleurs abdominales correspondent à un diagnostic différent selon la saison, le quartier de lune, le tempérament du patient, la direction des vents et de nombreux autres facteurs connectant l'homme, la nature et l'univers. Le défi médical est de saisir la combinaison unique de facteurs responsable du déséquilibre qui a engendré la maladie chez cet individu, car de ce diagnostic dépendront le traitement et le pronostic.

Voici, *d'un point de vue moderne*, ce qui se passe dans la tête de ce médecin du XIVe siècle. Supposons qu'il ait examiné 100 patients souffrant de douleurs abdominales semblables à celles dont se plaint le patient de notre exemple au cours d'une année de pratique. Si elles sont survenues aussi fréquemment à chaque saison, sur 100 cas annuels, 25 – un quart – auront eu lieu au printemps. Ensuite, sur les 25 patients survenus au printemps, (25/4 =) 6 – un autre quart – auront subi l'influence du même quartier de lune. Ensuite, si un tiers de ces patients ont un tempérament bilieux, il ne reste plus que (6/3 =) 2 patients sur les 100 du départ partageant la même combinaison de causes associées à la saison, à la lune et au tempérament. Si, enfin, la direction des vents compte, en particulier s'ils soufflent du nord plutôt que d'un autre point cardinal, les deux derniers patients appartiendront à des catégories diagnostiques différentes.

Nous pourrions encore intégrer le régime alimentaire, le contexte héréditaire, et ainsi de suite, mais l'exercice avec quatre variables suffit pour montrer que la pensée médicale holiste est nécessairement une pensée individuelle :

100 patients, *dont*
25 au printemps, *dont*
6 entre la nouvelle lune et le premier quartier, *dont*
2 au tempérament bilieux, *dont*
1 survenu quand la bise fut venue.

Le raisonnement du médecin holiste, avec la prise en compte *simultanée* de plusieurs déterminants, finit par identifier une combinaison unique de causes pour chaque patient : un diagnostic différent pour chaque patient.

L'ABSENCE D'ÉTUDES COMPARATIVES DE POPULATION

Le troisième trait commun des médecines holistes anciennes est d'être incompatibles avec les études comparatives de population. Elles ne considèrent pas que des patients, même semblables, souffrent d'une même maladie. Cela n'a donc pas de sens de les grouper sous un même diagnostic, puis de les compter et de calculer des moyennes ou des proportions.

L'œuvre du médecin grec Hippocrate, ou du collectif de médecins qui ont écrit les traités hippocratiques, il y a environ deux mille cinq cents ans, appartient à la tradition holiste. Ces médecins ambulants, que les clients viennent consulter lorsqu'ils arrivent dans leur village, observent avec attention l'environnement naturel des localités dans lesquelles ils se rendent. Ils adaptent ainsi diagnostic, pronostic et traitement en fonction de la qualité de l'air, de la présence d'eau stagnante, du terrain, de la saison. Ces facteurs environnementaux étant partagés par tous les habitants d'une localité, le raisonnement hippocratique aurait pu déboucher sur des analyses de population, mais cela n'a pas été le cas. Les traités décrivent des séries de patients, l'un après l'autre, mais ces cas ne sont pas agrégés.

Dans ma lecture des traités, je n'ai jamais vu qu'Hippocrate dise que, sur tant de patients, telle proportion a guéri. Le fait qu'il existe un traité hippocratique intitulé *Épidémies* laisse à penser qu'Hippocrate utilisait le terme dans le même sens que nous, alors que, dans les traités, une épidémie est une catégorie au sein de laquelle sont décrits, un par un, des patients[14].

Les traités hippocratiques apparaissent plus modernes que d'autres traités de médecine holiste ancienne, car les déterminants de la maladie y sont strictement naturels. Il n'y a pas de place pour la magie, l'astrologie ou la religion, mais la médecine hippocratique n'a pas plus contribué à la compréhension des causes des épidémies et à leur contention que les autres médecines holistes anciennes.

UN OBSTACLE PHILOSOPHIQUE ET NON TECHNIQUE

L'obstacle rencontré par les sociétés agraires face à la progression triomphale des épidémies n'est pas technique, il est conceptuel. Une pratique médicale centrée sur le patient individuel ne perçoit pas que les victimes des épidémies sont dues à une même cause.

La prétention de connecter les éléments, les corps célestes, les signes cardinaux, les organes, les climats, les saisons, les couleurs, les goûts, les humeurs et des expressions comme le rire ou la douleur pour donner un sens aux plaintes de chacun est attrayante. Elle a cependant un handicap majeur. Centrée sur le patient individuel, elle ne peut pas appréhender ce qui se produit au niveau de la population.

Au cours d'une épidémie, la proportion de la population souffrant d'une maladie donnée s'accroît transitoirement[15]. L'émergence, le point culminant et la résolution d'une épidémie ne peuvent s'observer qu'au niveau d'une population. Isolez un patient dans la population, et l'épidémie devient invisible[16]. Certes, le médecin ressent l'impact de l'épidémie dans sa pratique. Il voit plus de cas semblables, mais il n'a pas les moyens d'établir ce qui peut les avoir provoqués ni, en règle générale, ce qui peut les soigner. L'examen de chaque patient ne permet pas de répondre à ces questions. Il faut pour cela une science des épidémies, dont il ne dispose pas.

La connaissance médicale en matière de prévention et de contrôle des épidémies a stagné pendant des milliers d'années au cours desquelles, pourtant, les sciences naturelles, la physiologie et les techniques ont considérablement progressé.

C'est pour cela que la découverte du Nouveau Monde en 1492 est à la fois une prouesse et une catastrophe. Christophe Colomb affronte l'Atlantique à bord de bateaux performants, y compris deux caravelles hautement manœuvrables, mais ses marins sont porteurs de la variole, de la rougeole et de la peste, pour ne citer que trois maladies qui tuent alors périodiquement des dizaines de milliers d'Européens et vont dévaster le Nouveau Monde.

Si elles avaient compris la nature contagieuse des épidémies, les sociétés agraires auraient-elles eu les moyens techniques d'y mettre un terme ou au moins d'en atténuer la violence ? C'est probable, car le contrôle de ces épidémies ne requiert pas de moyens techniques sophistiqués. Pour contrôler la peste, il faut réduire le contact des rats avec les êtres humains. Pour prévenir la typhoïde, la dysenterie, le choléra et les autres formes de diarrhées, il faut séparer l'eau potable du contenu des excréments des malades et la filtrer dans du sable. La prévention de ces épidémies passe par l'hygiène publique et par la propreté, telles qu'on les trouve dans la société aztèque.

Quand Hernán Cortés débarque sur les plages du Mexique en 1519, Tenochtitlan, la capitale des Aztèques et de leurs tribus alliées, est une grande et somptueuse cité couverte de canaux et de jardins botaniques, et formée d'îles artificielles, au milieu d'un grand lac de montagne. Tenochtitlan est éblouissante, mais, plus surprenant encore pour des Européens, Tenochtitlan est propre. Une armée de nettoyeurs a pour fonction de maintenir les rues immaculées.

Les sociétés agraires auraient également pu protéger leurs populations de la variole. La variolisation, qui consiste à inoculer le contenu de pustules varioliques à une personne en bonne santé afin que l'immunité obtenue la protège de la survenue d'une infection majeure, était pratiquée dans les sociétés agraires d'Asie, d'Arabie, d'Afrique du Nord, de Perse, aux Indes et en Turquie bien avant qu'elle ne soit introduite en Europe occidentale. Les Chinois, qui disaient tenir le procédé des Indes, inoculaient la variole par voie nasale. Quand, en 1718, lady Mary Wortley Montagu, femme de l'ambassadeur anglais en Turquie, fait découvrir la variolisation aux médecins anglais, elle est pratiquée par les Ottomans. Le principe du « vaccin », qui consiste à renforcer les défenses de l'organisme face à la maladie, est cohérent avec la philosophie holiste[17].

Puis vint Descartes

En 1637, le philosophe français René Descartes se fait le porte-parole de la rupture avec la pensée holiste[18]. Le « connaître évidemment[19] » de Descartes signifie, dans les sciences naturelles et la médecine, construire la connaissance à partir d'évidences, d'observations[20]. Ce premier précepte rend obsolètes les spéculations sur les grands équilibres entre le cosmos et l'organisme ou sur les causes astrales et, avec elles, le fonds de commerce de la médecine holiste ancienne. Le deuxième précepte cartésien enjoint les sciences à fragmenter les systèmes complexes et à identifier en leur sein des structures simples[21]. Il s'agit d'isoler une cause dans la constellation de causes considérées simultanément par le médecin holiste.

STRESS ET ULCÈRE DUODÉNAL

Revenons au cas du patient aux douleurs abdominales qui nous a servi à démontrer pourquoi la pensée holiste est nécessairement centrée sur l'individu. Des quatre causes de douleurs abdominales, le réductionnisme cartésien propose de n'en étudier qu'une à la fois. Isolons le tempérament et ignorons la saison, la lune ou le vent. Ce changement de perspective modifie la structure du raisonnement médical : plusieurs cas de la maladie peuvent avoir la même cause.

Nous ne nous soucions plus de savoir si les douleurs sont apparues à des saisons différentes, des quartiers de lune différents ou quand soufflaient des vents différents. Le tempérament bilieux devient le seul déterminant étudié des douleurs abdominales pour une population. Nous *pouvons* dès lors calculer le risque de survenue des douleurs abdominales chez une fraction des bilieux – disons, chez 10 bilieux sur 100, ou 10 %. Si le risque de douleurs abdominales est de 1 % parmi les autres tempéraments, nous avons là une éventuelle relation de cause à effet :

Douleurs abdominales :
tempéraments bilieux : 10 % ; tempéraments autres : 1 %.

Cette hétérogénéité de risque suggère que le tempérament bilieux est associé aux douleurs abdominales. Cette conclusion devient moderne si nous remplaçons douleurs abdominales par ulcère duodénal et tempérament bilieux par stress. L'association est plausible : l'ulcère duodénal est plus fréquent chez les individus stressés que chez ceux qui ne le sont pas.

Cette association entre stress et ulcère duodénal peut être évaluée en comparant un groupe d'individus stressés à un groupe d'individus non stressés[22]. Selon l'étude américaine, dont les résultats sont présentés dans le graphique 2.2, le risque sur treize ans de faire un ulcère duodénal est de 7 % chez les personnes stressées et de 4 % chez les personnes non stressées[23].

En revanche, l'association entre stress et ulcère duodénal ne peut pas être évaluée au niveau individuel. Prenons un individu stressé et un autre qui ne l'est pas. Ils peuvent, par hasard, tous deux souffrir d'ulcère, masquant le fait que l'ulcère duodénal est *plus fréquent* chez les stressés que chez ceux qui ne le sont pas.

Ainsi, le deuxième précepte cartésien rend possible la formation de groupes de patients, homogènes en ce sens qu'ils ont en commun une même caractéristique. Il rend aussi possibles les études comparatives de population qui sont indispensables pour déchiffrer le comportement des épidémies, en identifier les causes et mettre à l'épreuve des traitements[24].

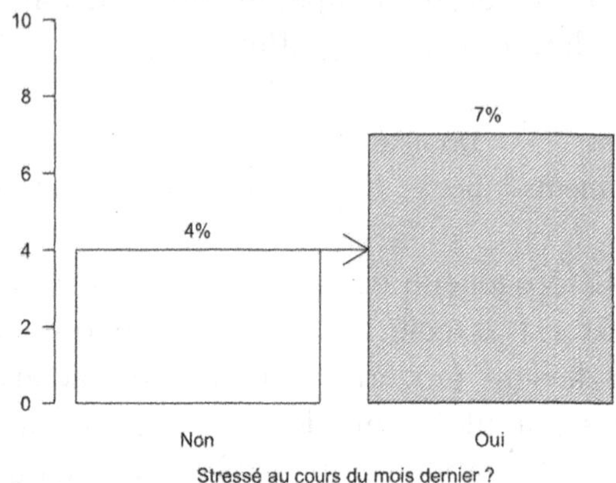

Graphique 2.2 Risque de développer un ulcère duodénal parmi 4 511 Américains suivis entre 1971 et 1984, selon qu'ils ont répondu positivement (« stressé ») ou négativement (« non stressé ») à la question : « Avez-vous été ou vous êtes-vous senti sous tension, stress ou pression au cours du mois dernier ? » *Source* : Anda, 1992.

IGNORER LES INTERACTIONS

Pourquoi la médecine occidentale a-t-elle abandonné la complexité holiste pour le réductionnisme cartésien ? Parce que l'holisme freinait le progrès. L'Europe du XVIIe siècle désire devenir aussi efficace en science et en médecine qu'elle l'est en technique. Or les scientifiques occidentaux sont débordés par une pensée qui intègre tout, du plus petit au plus grand, de l'atome aux galaxies. Par où commencer ? Quand intégrer une dimension supplémentaire ? Une vision du monde fournissant une explication différente à chaque événement de santé est paralysante. Elle est tenue en échec par les épidémies qui impliquent simultanément un grand nombre d'individus.

C'est ici qu'intervient le troisième précepte cartésien, le plus profond et le plus lourd en conséquence : ignorer les interactions entre causes. Lorsque plusieurs causes sont nécessaires à la survenue d'une maladie, Descartes suggère de considérer qu'elles s'assemblent simplement, comme les pièces d'un puzzle[25] (voir l'annexe 1 qui fournit une explication formelle de ce que sont les interactions).

Dans la médecine holiste, toutes les causes de maladie interagissent, car elles sont liées. En fonction de mon tempérament et *peut-être* de la saison, je réagirai différemment à la maladie. L'état de mon foie aura *peut-être* des répercussions sur mon état psychique, qui va *peut-être* modifier mon sommeil, *peut-être* affaiblir mes défenses immunitaires et *peut-être* me rendre plus vulnérable au virus qui menace... Chacun des *peut-être* est une nouvelle interaction : il débouche sur un nouveau profil de santé qui, au bout du compte, est unique à chaque patient et requiert une thérapie spécifique.

C'est le bon sens holiste : les parties du corps humain ne s'assemblent pas comme celles d'un puzzle. En cas de maladie, c'est l'individu dans sa totalité qui est concerné et non pas un de ses organes. Je ne peux pas être en bonne santé *sauf* que mon foie est malade. Mais le raisonnement est si compliqué que l'on ne sait prouver ni la justesse du diagnostic ni l'efficacité de la thérapie.

Face à la même situation, le cartésien dirait : traitons le foie, puis le psychisme, puis le sommeil, et ainsi de suite, comme s'il s'agissait de problèmes indépendants. Reconstituons la santé du patient pièce par pièce. C'est contraire au bon sens, mais l'efficacité de chacune de ces interventions peut être évaluée.

Radical, le troisième précepte cartésien touchait également le cœur de la médecine holiste : l'interaction entre le médecin et son patient. L'effet d'un traitement est indissociable du contexte dans lequel il est prescrit. Prenez l'ulcère duodénal. La simple prise en charge par un médecin empathique atténue les symptômes du patient. Dans les études de population du traitement de l'ulcère duodénal comparant un médicament à une pilule inactive ressemblant au médicament, appelée « placebo », un tiers des patients recevant la pilule *inactive* va mieux. C'est l'effet placebo. Grâce à cet effet placebo, la médecine holiste ancienne s'est soustraite à l'échec thérapeutique systématique en tirant sur ses propres lacets. En 1650, cela ne suffit plus.

CHAPITRE III

Peste et scorbut
L'épidémiologie entre en scène

En séparant artificiellement le corps et l'esprit, et en isolant l'organisme humain de son contexte global, la médecine occidentale s'est émancipée de la complexité de la médecine holiste. Elle a choisi d'ignorer ce qu'elle ne pouvait expliquer. C'était un aveu d'ignorance, intenable à la longue. Mais, dès le XVIIe siècle, cette naïveté assumée, ce « réductionnisme » devenu plus tard un terme péjoratif, a donné à la médecine la possibilité d'analyser les épidémies et d'évaluer l'efficacité des traitements. Cela a commencé avec la peste et le scorbut.

Statistique, comptabilité d'État

Au XVIIe siècle, l'Angleterre entame une nouvelle phase de son histoire. Renonçant aux territoires de l'Europe, elle se prépare à la conquête de ceux d'outre-mer. Elle unifie son territoire, son marché et emprunte auprès de sa population[1]. Elle a aussi besoin de connaître le nombre d'artisans, matelots, paysans et soldats dont elle peut disposer. Elle commence à récolter des chiffres sur le nombre de naissances et de décès et crée de la sorte les conditions matérielles de l'apparition d'une science des épidémies.

Cette mutation économique et politique de l'Angleterre s'est accompagnée d'un renouveau intellectuel stimulé par le philosophe Francis Bacon, l'érudit encyclopédique William Petty et un passionné d'analyse de données de population, John Graunt.

Bacon énonce un programme de recherche moderne sur la santé. L'objectif est de prolonger la vie humaine en comprenant le rôle de l'hérédité, la taille et le poids, la date de naissance, l'alimentation et les régimes, le comportement, l'activité physique, le logement et les traitements[2]. Il recommande d'ignorer les spéculations astrologiques ou horoscopiques. Seules les observations manifestes et compatibles avec le sens commun, ce que nous appellerions aujourd'hui les preuves, sont admises.

Dans son *Arithmétique politique* publiée en 1690, Petty recommande la récolte de données de qualité sur la population pour améliorer le système d'impôt. Ces données montreront, écrit Petty, que « le Peuple, et les Territoires du Roi d'Angleterre sont naturellement aussi riches et puissants que ceux de la France ». Il invente le terme « statistique », contraction de *state*, en anglais, « État », avec le suffixe « -istique », soit une récolte de données systématique pour l'État, une espèce de « comptabilité d'État[3] ».

Les dents de scie de la peste

Le troisième homme, Graunt, applique les idées de Bacon et de Petty à la santé. Son livre intitulé *Observations naturelles et politiques faites à partir des certificats de décès[4]* est la première manifestation connue d'une « science des épidémies », une « épidémiologie ». Graunt était un personnage surprenant, chapelier de son état et membre de la Société royale.

Pour étudier le comportement de la peste, un sérieux problème de santé publique, Graunt utilise les certificats de décès établis en Angleterre depuis 1603. Le graphique 3.1 montre que les épidémies de peste étaient récurrentes à Londres. Entre 1604 et 1661, en 57 ans, on compte 26 années de peste[5], soit en moyenne une année sur deux, dont une très meurtrière en 1625.

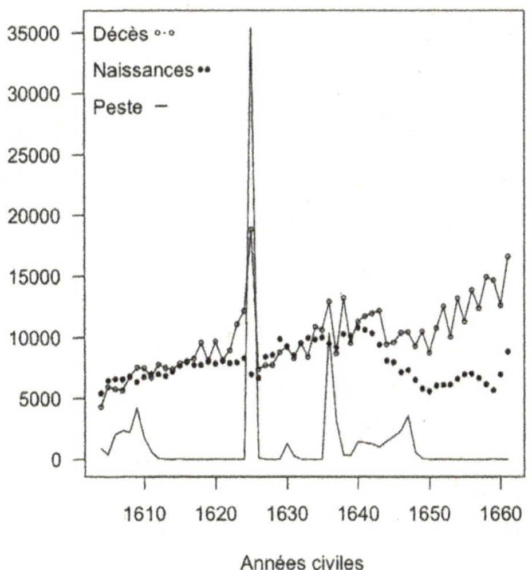

Graphique 3.1 Évolution des décès attribués à la peste (ligne continue), des décès d'autres causes que la peste (lignes entrecoupées de petits ronds) et des naissances (petits ronds), à Londres, entre 1604 et 1661. *Source* : Graunt, 1662.

En examinant les données du graphique 3.1, Graunt est frappé par la régularité avec laquelle évoluent dans le temps les décès dus à d'autres causes que la peste : ils s'enchaînent régulièrement d'une année à l'autre sans faire de grands sauts (sauf en 1625, mais Graunt explique que c'est parce que les services de l'État, débordés par l'épidémie, ont mal classé des cas de peste). Il en est de même des naissances dont la baisse depuis 1643 est, elle aussi, régulière. Si l'on connaît le nombre des naissances ou celui des décès, autres que ceux dus à la peste, au cours d'une année, on peut prédire le nombre qu'il y en aura l'année suivante.

En *comparaison*, les décès dus à la peste évoluent différemment : il y a des années épidémiques et d'autres où l'on enregistre peu ou pas de peste. En 1625, la peste a tué plus de gens que toutes les autres causes confondues. Dans une analyse plus détaillée, Graunt note que la mortalité peut faire des bonds soudains au cours d'une même année, passant de 100 décès une semaine à 1 000 décès la semaine suivante, puis se calmer à nouveau.

Pour Graunt, la cause de la peste doit être externe, car les décès évoluent en dents de scie. Elle doit être causée par un facteur environnemental qui se manifeste par intermittence : la peste « doit avec certitude être attribuée à des changements dans l'air plutôt qu'à la constitution des corps des hommes[6] ».

Cette description quantitative des épidémies de peste au cours du XVIIe siècle contredit les croyances dans ses causes météorologiques ou astrologiques. Le fait est que les autorités mettent plus sérieusement en quarantaine les bateaux provenant de régions pestiférées et déploient des cordons sanitaires sur la frontière orientale de l'Europe. On construit plus de maisons en briques qui séparent efficacement les hommes, des animaux et de la vermine (rats), que l'on nomme « *pest* » en anglais. On sait à présent que les puces du rat transportent la peste.

La *dernière* grande épidémie de peste de Londres a eu lieu en 1665, trois ans après la publication du livre de Graunt et trois cents ans après la peste noire. Coïncidence ?

Agrumes contre scorbut

Lorsque la peste disparaît des îles Britanniques, le scorbut devient le grand fléau qui tient en échec le projet de la Grande-Bretagne de conquérir de nouveaux territoires situés à des semaines de bateau de ses îles. Le scorbut peut faucher plus de la moitié des marins, pris d'une forme d'épuisement mortel. Il tue plus que les naufrages, les armées étrangères et les pirates.

La tragédie du commodore George Anson a traumatisé la Grande-Bretagne : la plus grande partie de son équipage de cinq navires, engagés dans un périple autour du globe, a été anéantie par le scorbut. Ce désastre maritime stimule la recherche sur ses causes et sur son traitement. Libérer la marine royale du joug du scorbut devient une question de sécurité nationale.

LE THÉ DE M. HUTCHINSON

L'obstacle sur la voie du contrôle du scorbut réside ici aussi dans la façon de concevoir la santé.

Prenons la réaction du marin anglais William Hutchinson en 1794 face au scorbut : « J'ai pris l'habitude de boire, si possible, deux tasses de thé par jour. Que les passionnés de thé se le disent, c'est un comportement tout à fait acceptable pour un marin (...). Grâce à cette habitude j'ai tenu le scorbut à distance pendant les voyages alors que mes compagnons de bord en mouraient (...) [et] j'ai depuis lors joui d'une extraordinairement bonne santé[7]. »

M. Hutchinson est convaincu de l'effet bénéfique du thé face au scorbut. Il a peut-être raison. Certains thés contiennent de la vitamine C et nous savons aujourd'hui que le scorbut est causé par une carence en vitamine C. Mais

M. Hutchinson peut-il prouver que ses deux thés quotidiens sont responsables de son excellent état de santé ?

S'il avait la faculté de remonter dans le temps, ce serait facile. Il embarquerait sur le même bateau, revivrait les mêmes expériences, mais, cette fois-ci, sans boire de thé. Si, au cours de cette seconde vie, il succombe au scorbut, toute autre chose étant identique, il aura prouvé que le thé l'a protégé du scorbut au cours de sa première vie. Mais vivre deux fois sa vie n'est pas une option.

M. Hutchinson a une anecdote séduisante au sujet du thé et du scorbut, mais ce n'est pas de la connaissance. Il est convaincu que le thé le protège, mais son expérience individuelle ne peut être généralisée à la population. M. Hutchinson a pu être protégé par la vitamine C contenue dans la feuille de thé, par autre chose n'ayant rien à voir avec le thé ou avoir eu de la chance. Nous ne le saurons pas. La conviction de M. Hutchinson est une croyance. Mais il est en bonne compagnie. Il est courant d'associer sans preuves des modifications de comportement avec des changements consécutifs de l'état de santé.

Si le cas individuel de M. Hutchinson n'est pas soluble, la question générale de savoir si le thé prévient le scorbut l'est. Imaginez une étude comparative de population dans laquelle des marins, de l'âge et de l'origine de M. Hutchinson, ne souffrant pas de scorbut, sont divisés en deux groupes. Les marins dans un groupe boivent deux tasses de thé par jour alors que ceux dans l'autre groupe ne boivent pas de thé. Imaginez aussi des groupes si semblables qu'il est indifférent d'attribuer les deux tasses de thé à l'un ou à l'autre groupe, car ils sont interchangeables. Si les marins appartenant au groupe auquel il a été prescrit de boire deux tasses de thé par jour succombent moins au scorbut que le groupe n'en buvant pas, nous serons enclins à conclure que le thé a un effet préventif au-delà de son effet anecdotique sur M. Hutchinson.

Une telle expérimentation demande que l'on adopte au moins deux principes incompatibles avec la médecine holiste ancienne : admettre que tous les malades sont atteints d'une même maladie et qu'un même traitement est potentiellement efficace pour tous les individus du groupe ; isoler le thé de l'ensemble des autres déterminants potentiels du scorbut pour en tester l'efficacité préventive séparément.

L'ÉTUDE DU *SALISBURY*

Ces conditions sont réunies en mai 1747, avec la première étude comparative de population connue à ce jour dont le but est d'évaluer l'effet d'un traitement.

Médecin à bord du vaisseau de Sa Majesté le *Salisbury*, l'Écossais James Lind sélectionne douze marins atteints de scorbut dont il fait six paires[8]. Il donne à tous les marins le même régime alimentaire, les place dans une seule pièce du bateau, mais donne à chaque paire un traitement différent. Une paire reçoit un litre de cidre par jour. À une autre paire Lind prescrit vingt-cinq gouttes de vitriol (acide sulfurique) trois fois par jour. Une troisième paire ingurgite deux cuillerées de vinaigre trois fois par jour. Ces « traitements » acides s'accordent avec la théorie en vogue selon laquelle le scorbut est dû à une alcalinisation du sang par l'air marin[9]. Deux autres marins boivent environ un demi-litre d'eau de mer par jour. Aucune théorie ici, mais quelle aubaine potentielle pour la marine royale ! La cinquième paire reçoit une potion contenant de l'ail, des graines de moutarde, des radis secs, du baume du Pérou et de la myrrhe en gomme. La sixième et dernière paire reçoit deux oranges et un citron par jour, pendant six jours consécutifs. C'était toute la réserve d'agrumes. Lind n'a pas de raison scientifique de prescrire des agrumes. Il s'agit d'une croyance, populaire parmi les marins, selon laquelle les citrons seraient utiles contre le scorbut[10].

Avec les oranges et les citrons, les deux marins ont été rétablis après six jours. Ceux qui ont reçu le cidre n'ont été mieux qu'après quatorze jours[11]. Les quatre autres traitements étaient inefficaces. Un camouflet au vitriol et à la médecine officielle !

Lind est convaincu d'avoir découvert un traitement efficace. Il ne considère pas, pour autant, qu'une carence en orange et en citron est *la* cause du scorbut. Il croit le scorbut causé à la fois par l'alimentation et par l'humidité de l'air marin. La chimie, science reine du XVIIIe siècle, suggère que les maladies sont causées par des réactions chimiques impliquant des gaz et des acides. La théorie est fausse, mais l'idée que le malade atteint de scorbut manque d'une substance acide n'est pas absurde. Nous savons aujourd'hui qu'une carence en *acide* ascorbique (vitamine C) est responsable du déséquilibre métabolique provoquant les signes et symptômes du scorbut. L'organisme humain n'a pas la capacité de synthétiser sa propre vitamine C. Cette substance abondante dans notre environnement naturel – les agrumes sont très riches en vitamine C, le cidre moins – devient rare sur un bateau lorsque tous les aliments frais ont été consommés.

L'amirauté britannique a été sensible à la découverte de Lind, mais en faisant bouillir les citrons pour obtenir un concentré moins encombrant et plus durable que les fruits frais, elle obtenait un jus de citron sans propriété antiscorbutique. La chaleur détruit la vitamine C. Il a fallu du temps pour trouver une formule efficace. Cinquante ans plus tard, la marine royale instaurera la prévention du scorbut par le jus de citron et en utilisera des milliers de tonnes. Le matelot anglais y acquerra le diminutif de *limey*, littéralement

« citronnet ». À Trafalgar, le scorbut, qui fait rage parmi les marins français mais pas parmi les Anglais, a peut-être contribué à la victoire de Nelson contre la flotte de Napoléon[12].

SCORBUT ET CONNAISSANCE

L'étude comparative de population de Lind est la première connue à avoir *agrégé* les patients en paires, *quantifié* la survenue d'une issue thérapeutique (le nombre de guérisons dans chaque paire) et *comparé des groupes* (six paires de marins). L'effet des agrumes est si spectaculaire que cette petite étude démontre que, toutes choses étant égales par ailleurs, les marins recevant les oranges et les citrons guérissent plus rapidement que les autres.

N'est-il pas déplacé d'associer le qualificatif de « population » à cette étude comparative qui ne porte que sur 12 marins ? Je ne le pense pas, car la logique de l'étude comparative de population est la même qu'il y ait 12 ou 12 000 marins. Vous conviendrez que, si l'un des deux marins traités aux oranges et aux citrons n'avait pas guéri, l'interprétation des résultats aurait été différente. Il s'agit bien d'une étude comparative de population, selon des conditions expérimentales aussi rigoureuses que le permettait sa réalisation sur le navire.

Lind et ses successeurs ne savent pas pourquoi les agrumes permettent de traiter le scorbut. Ils ne soupçonnent pas l'existence de substances que l'on dénommera au XXe siècle vitamines et qui sont absentes de l'alimentation des marins, composée de fromage, biscuits, bœuf salé, poisson séché, beurre, petits pois et haricots secs[13]. Pas de fruits ni de légumes frais, sources de vitamine C, le facteur protecteur contre le scorbut. Malgré cette ignorance du mécanisme d'action des agrumes, Lind résout avec une petite étude comparative de population un problème qui obsède la marine et le gouvernement britanniques. Il réussit avec 12 marins là où ont échoué des milliers d'essais et erreurs thérapeutiques sur des patients individuels effectués par des médecins pendant des décennies. Lind a produit une connaissance nouvelle, valable non seulement pour les marins du *Salisbury*, mais pour tous les êtres humains, y compris M. Hutchinson. Combien de traitements du XVIIIe siècle sont-ils encore considérés efficaces de nos jours ?

CHAPITRE IV

Le mystère de la mort bleue

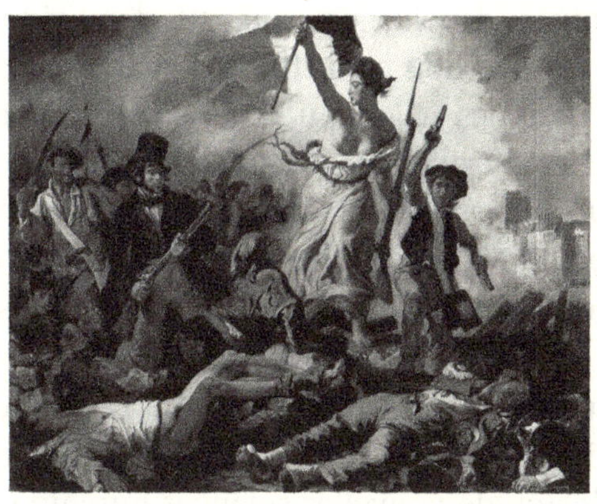

Eugène Delacroix, *Le 28 juillet. La Liberté guidant le peuple sur les barricades*, Paris, Louvre, 1830, Salon de 1831.

Delacroix, épidémiologiste ? Ce serait un scoop pour moi aussi. *La Liberté guidant le peuple sur les barricades* ouvre ce chapitre, car le tableau met en scène un concept qui est au cœur de l'épidémiologie. Vous connaissez bien cette jeune femme, le sein nu, coiffée du bonnet phrygien des révolutionnaires, portant un fusil et un drapeau français, qui mène par-dessus des barricades jonchées de cadavres une troupe, bigarrée et armée, de gavroches, bourgeois portant haut-de-forme et prolétaires des villes. Le lien avec l'épidémiologie vient de ce que l'on ne peut pas comprendre cette foule en considérant séparément, l'un après l'autre, chaque individu du tableau. Mais, collectivement, les gavroches, bourgeois et prolétaires représentent une entité sociologique et politique qui a renversé l'Ancien Régime, aristocratique et monarchique, et transformé la plupart des sociétés européennes et américaines en démocraties. Cette foule a une personnalité propre, une « individualité collective ».

Delacroix a dépeint un collectif d'individus se transformant en un individu collectif, une réalité de plus en plus perceptible dans les villes qui croissent vigoureusement au XIXᵉ siècle. Il y a 50 villes des États-Unis de plus de 2 500 habitants en 1800, mais près de 1 000 en 1880. Entre 1800 et 1900, la population de Paris passe de 500 000 à 3,3 millions d'habitants, celle de Londres, de 860 000 à 6,5 millions et celle de Manhattan, de 60 000 à 1,9 million.

Ces nouvelles masses urbaines vont bousculer les scientifiques et inspirer les artistes. Elles sont à l'origine de la grande explosion de nouvelles sciences humaines et sociales du XIXᵉ siècle : la démographie, l'économie politique, l'économie, la biologie darwinienne évolutionniste, la statistique. Ces sciences ont en commun d'étudier des populations et non des individus. L'épidémiologie appartient à ces disciplines scientifiques nouvelles. John Graunt sur la peste et James Lind sur le scorbut, décrits dans le chapitre précédent, sont des précurseurs des XVIIᵉ et XVIIIᵉ siècles, mais l'épidémiologie prend son essor véritable après 1830, dans la foulée de la découverte des individualités collectives et de l'émergence de la santé publique.

Les individualités collectives

Mettez-vous pour un instant, pour un instant seulement, dans la peau d'Adolphe Quetelet, savant belge.

Nous sommes en 1850 et vous avez la passion des données de population que vous collectionnez avidement. Vous avez obtenu des fournisseurs de vêtements militaires des listes de tailles et de circonférences thoraciques mesurées sur des recrues en Belgique, en France, en Écosse, en Italie, aux États-Unis. Dans des offices d'états civils, vous avez relevé des statistiques sur les mariages. Vous avez aussi mis la main sur des nombres annuels de cambriolages et de crimes dans certaines populations. Vous analysez vos données et vous constatez une impressionnante régularité.

Les tailles sont réparties symétriquement autour d'une valeur centrale, la moyenne ; leur distribution a une forme de cloche presque parfaite ; une taille est d'autant plus rare qu'elle est éloignée de la moyenne (voir le graphique 4.1).

Plus surprenant encore, le nombre de mariages et le nombre de crimes sont presque constants d'une année à l'autre. Si je vous dis combien il y a eu de crimes cette année, vous pouvez prédire combien il y en aura l'année prochaine. Vous expliquez-vous cela ? Ne vous attendez-vous pas plutôt à un comportement plus erratique des mariages et des crimes qui, en principe, résultent de décisions individuelles et non collectives ?

Ces questions sont passionnantes et difficiles. Elles n'ont pas de réponse unique, mais elles nous forcent à admettre l'existence d'individualités collectives : les populations se comportent à la manière d'individus collectifs,

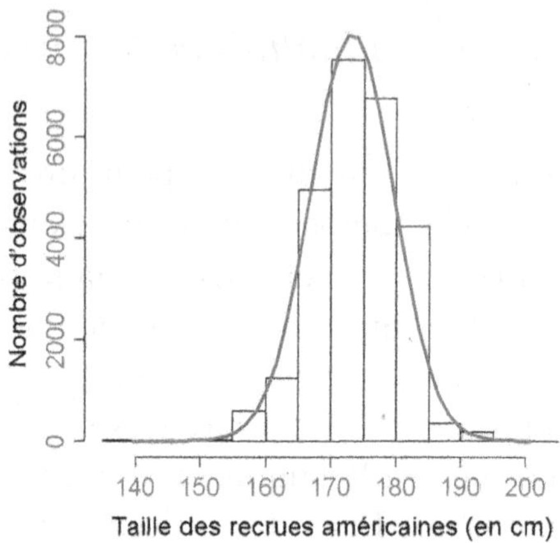

Graphique 4.1   Distribution de la taille de recrues américaines, mesurées vers 1850. *Source* : Quetelet, 1869.

hormis qu'elles sont régulières et prédictibles alors que les individus ne le sont pas.

Cette démarcation essentielle entre les caprices de l'individu et la régularité des populations alimente aussi les grandes théories qui voient le jour au XIXe siècle et dont nous sentons encore le souffle aujourd'hui. L'unité est la population, l'échelle est l'histoire.

Prenez la théorie darwinienne de l'évolution et de la sélection naturelle. Les individus qui, à un certain moment, acquièrent par hasard un avantage reproductif décisif forment de nouvelles populations, ou de nouvelles espèces, qui vont remplacer les anciennes populations ou espèces. Darwin en fait une loi qui permet de connecter tous les êtres vivants ayant existé sur terre.

Considérez encore la théorie marxiste selon laquelle les conflits entre classes sociales sont à l'origine de changements profonds de l'organisation de la société, du féodalisme au capitalisme et du capitalisme au socialisme. Les classes sociales sont des populations qui ont des individualités collectives : elles ont des intérêts communs au-delà de leur diversité individuelle. Elles se constituent, luttent et disparaissent. Pour Marx, c'est la loi qui gouverne l'évolution des sociétés humaines.

Enfin, les individualités collectives semblent donner corps au raisonnement dialectique selon lequel une population est plus qu'une somme d'individus, car les interactions entre individus donnent à une population des qualités nouvelles qui ne sont attribuables à aucun individu en particulier. Le concept marxiste de profit est l'un des plus célébrés produits de cette dialectique entre individu et population[1].

De ce bouillon intellectuel primordial vont émerger les études comparatives de population en tant que mode d'acquisition de connaissance en rapport avec la santé. Leur principe est simple : la cause d'une maladie ou l'efficacité d'un traitement ne peuvent pas être établies à partir de la comparaison de deux individus, mais elles peuvent l'être à partir de la comparaison de groupes et de leurs individualités collectives.

Santé publique

La santé publique, c'est l'intervention de l'État qui a pour *but* de protéger la santé de la population. Elle est aussi une création du XIXᵉ siècle.

Les États se sont investis depuis l'Antiquité dans la construction d'égouts, de latrines, dans l'approvisionnement d'eau potable. Ces travaux sont indispensables au développement de villes qui sont les centres névralgiques des civilisations. Les grandes concentrations humaines requièrent voirie, canalisations et routes pour ne pas se transformer en cloaques. Ces travaux publics ne sont pas spécifiquement destinés à prévenir les épidémies récurrentes de dysenterie ou autres affections du tractus gastro-intestinal, car on n'en soupçonne pas encore l'origine infectieuse.

Il en est de même des mesures contre la peste prises par les magistrats des villes du Moyen Âge[2]. Elles consistent à régler les enterrements, à interdire l'accès des malades aux villes, à emprisonner les intrus, à enfermer à mort les pestiférés et leurs proches dans leur logement. Ne se doutant pas que la peste est transmise par les rats, on massacre les chats et les chiens qui, ironie du sort, sont les seuls à pouvoir tenir les rats et leurs puces à distance. Il s'agit de mesures de police, répressives, souvent fondées sur des croyances, destinées à contenir l'avancée des épidémies. Ce ne sont pas des mesures de santé publique.

L'un des hygiénistes publics les plus célèbres du XVIIIe siècle, Johann Peter Frank, intitule d'ailleurs son ouvrage principal *Un système de police médicale globale*[3]. Frank voulait policer des domaines aussi divers que l'« hygiène conjugale », la protection de la femme employée dans des travaux manuels, l'éducation des enfants et l'hygiène scolaire. C'est lui tout de même qui va utiliser les termes *sanitas publica*, dans son ouvrage en latin intitulé *La Misère du peuple, mère des maladies*[4].

Les choses changent au XIXe siècle, lorsque les partisans de réformes sociales exigent des travaux publics, tels que voirie et égouts, pour éliminer les sources de pollution qui sèment la maladie et la mort dans les quartiers pauvres des villes. En Angleterre et aux États-Unis, ces réformistes se dénomment les « sanitariens[5] », du latin *sanitas* qui signifie « santé ». On retrouve dès lors l'adjectif « sanitaire » associé à de nombreuses activités de l'État ayant un lien direct avec la santé publique. Il y a des lois sanitaires, des mesures de précautions sanitaires, des cordons sanitaires, formés par des troupes placées de manière à empêcher les migrations depuis des régions atteintes d'une maladie contagieuse. C'est aussi au XIXe siècle que « sanitaires » devient synonyme de toilettes.

Les sanitariens obtiennent le renforcement et la professionnalisation des services de statistiques sociales et sanitaires, aux registres desquels vont puiser les épidémiologistes.

La mort bleue

Les épidémies de choléra du XIXe siècle constituent un nouveau défi pour la santé publique naissante. La révolution industrielle et l'intensification des échanges entre les populations des métropoles et celles des colonies ont facilité la dissémination mondiale de cette maladie qui n'avait, jusque-là, été qu'un fléau local, en particulier aux Indes. Une maladie terrifiante, qui tue ses victimes en quelques heures, leur faisant perdre toute l'eau de leur corps par dysenterie, fièvre et vomissements intempestifs. Les capillaires sanguins irriguant la peau se rompent, ils provoquent des petites hémorragies confluentes qui donnent aux malades un teint bleu et noir : c'est la mort bleue, morbleu ! L'épidémie mondiale, ou pandémie, de choléra de 1817-1823 se forme au Bengale indien, puis s'étend en Asie du Sud-Est, en Asie centrale, au Moyen-Orient avant d'atteindre l'Europe, tuant des dizaines de milliers de gens sur son passage.

LA CAUSE DU CHOLÉRA EST
DANS L'EAU, NON DANS L'AIR

Lorsque Bouvard rencontre Pécuchet sur le boulevard Bourdon et que leurs regards errent sur l'eau « hideuse » du canal Saint-Martin, Flaubert nous dit que « des miasmes d'égout s'exhalaient[6] ». Nous sommes déjà bien avant dans la seconde moitié du XIXe siècle, et la notion que la pollution de l'air transmet des maladies est encore bien vivante. Il est si naturel de penser qu'un air nauséabond nuit à la santé.

Dans la théorie dite « environnementaliste », dominante, les miasmes sont des particules provenant de la putréfaction de matières organiques telles que les excréments, les cadavres humains ou animaux et les détritus alimentaires. « Miasmes » vient du grec *miasma* (pluriel, *miasmata*) qui signifie « pollution ». Dans les milieux de santé publique, on croit à l'existence des miasmes et à leur pouvoir pathogène. En Angleterre, William Farr, directeur du bureau de statistique chargé de la récolte et de l'analyse des certificats de décès, et Edwin Chadwick, le réformateur social, y croient. En Allemagne, le pathologiste cellulaire allemand Rudolf Virchow y croit. Aux États-Unis, le statisticien et réformateur social Lemuel Shattuck y croit.

Pour les environnementalistes, l'existence de miasmes est compatible avec la distribution du choléra et d'autres maladies. Farr a observé que plus haut une localité se trouve au-dessus du niveau de la mer, moins on y meurt de choléra. N'est-ce pas parce que l'air y est plus pur et que les miasmes, lourds, n'ont pas tendance à s'élever ? Le succès des grandes réformes d'hygiène et de santé publiques mises en œuvre à partir des années 1830 en Europe et en Amérique semble aussi donner raison aux environnementalistes. Si le nettoyage des taudis, le drainage des marais, la construction de réseaux d'égouts et les systèmes de voirie ont permis de réduire la surmortalité criante observée dans les quartiers pauvres et ouvriers, n'est-ce pas parce que ces mesures ont supprimé des sources de miasmes ?

En réalité, ce n'est pas pour leur impact sur la qualité de l'air que ces réformes ont été efficaces, mais parce qu'elles ont réduit les risques de contagion. C'est ce qu'affirment les tenants de la théorie concurrente dite « contagionniste ». Ces contagionnistes croient que le choléra est causé par un « germe », qui est un organisme vivant et infectieux, si minuscule qu'il n'a pas pu encore être observé. En cas d'épidémie, ils prônent l'isolement des malades, la mise en quarantaine des bateaux transportant des malades et les cordons sanitaires pour contenir les populations migrantes. En pratique, cependant, de telles mesures semblent inefficaces, car elles n'empêchent généralement pas la propagation du choléra. Politiquement, elles n'ont la sympathie ni de la gauche ni de la droite. Pour les réformistes sociaux, à gauche, quarantaine et isolement ont le défaut de prétendre pouvoir éliminer les épidémies sans améliorer les conditions de vie des masses. Pour les commerçants et industriels, à droite, ces mesures entravent le bon fonctionnement de l'économie en gênant leurs importations et en paralysant les marchés. Les contagionnistes sont minoritaires.

L'histoire a tranché ce conflit d'idée en faveur des contagionnistes. Mais, avant que le germe du choléra ne soit observé, vers 1880, John Snow est une des rares personnes qui apporta plus que de la théorie dans ce débat.

QUESTION POUR UN CHAMPION

« Quel est ce médecin anglais du XIXe siècle, considéré aujourd'hui comme le fondateur de deux disciplines médicales : l'épidémiologie et l'anesthésiologie ? »

Déjà, vous avez écrasé le buzzer des deux mains et répondu « John Snow » à Julien Lepers. Fiction. Pourtant, John Snow devrait avoir une notoriété digne de *Questions pour un champion*. Anesthésiste de son état, il a développé les utilisations cliniques de l'éther et du chloroforme dans son cabinet de Soho, à Londres. La reine Victoria a eu recours à lui à deux reprises pour accoucher sous anesthésie.

Au cours de sa formation médicale, Snow, intrigué par les épidémies de choléra, se convainc qu'il s'agit d'une maladie contagieuse. Il rejoint la minorité contagionniste. Il croit en l'existence d'un germe du choléra – non encore identifié – qui se multiplie dans les intestins des malades. À partir d'excréments contaminés ayant souillé des mains, des aliments, des draps ou de l'eau, le germe est ingéré par des individus sains, colonise leurs intestins et poursuit son cycle.

En 1849, Snow formule sa théorie, s'appuyant sur observations, enquête et réflexion dans un livre intitulé *Sur le mode de communication du choléra*[7]. Des circonstances extraordinaires en 1853 et 1854 vont lui donner l'occasion de faire la preuve de sa théorie à partir d'une étude comparative de population.

Un article dans le *Rapport hebdomadaire sur les naissances et les décès*[8] du 26 novembre 1853 fait remarquer que la mortalité a été de 30 % plus élevée dans les districts entièrement fournis en eau par la Southwark & Vauxhall (94 décès de choléra pour 100 000 habitants) que dans ceux qu'elle fournit partiellement (61 décès de choléra pour 100 000 habitants). L'association entre compagnies d'eau et mortalité par choléra n'est cependant pas évidente dans tous les quartiers. De nombreux districts du sud de Londres sont approvisionnés simultanément par les deux compagnies qui se livrent une concurrence acharnée pour les clients. Dans ces quartiers, il arrive souvent qu'un pâté de maisons soit partiellement desservi à l'est par une compagnie et à l'ouest par l'autre. Chaque compagnie ayant ses propres canalisations, celles-ci s'enchevêtrent dans les mêmes artères et ruelles. Sur une carte, il est impossible de distinguer exactement les zones desservies par chaque compagnie.

On s'attend à une accalmie pendant les mois d'hiver, puis à un retour de la maladie au cours de l'été 1854. Pour les environnementalistes, Londres est à nouveau trop sale. Ils font purger les égouts et jeter à la Tamise le contenu des fosses d'aisance, les détritus, cadavres d'animaux et autres sources de miasmes. Ce faisant, ils infectent la Tamise, le fleuve de Londres...

Or c'est de la Tamise que des compagnies privées pompent l'eau pour l'acheminer sans l'avoir filtrée jusqu'aux domiciles de leurs clients par un réseau de canalisations qui longent les rues. Les principales compagnies d'eau ont leurs pompes au centre de Londres, où la Tamise est polluée par les égouts de la ville et par les immondices du port qui, à l'avantage de la marée, remontent jusque-là. En cas d'épidémie, elles sont, à leur insu, les grandes pourvoyeuses de choléra.

L'IDÉE GÉNIALE DE SNOW

Snow a l'idée géniale de faire le lien entre les différences de mortalité entre clients des compagnies, observées au cours de l'hiver 1853, et une décision récente du Parlement de Londres.

Une loi de 1849 a en effet enjoint les compagnies d'eau de déplacer leurs pompes au-delà d'un point géographique situé hors de Londres et considéré comme à l'abri des mouvements de la marée, et donc des saletés du port et de la ville. Elle fait suite aux plaintes des Londoniens concernant la puanteur de l'eau sortant de leurs robinets et les dépôts noirâtres se formant dans les carafes. Elle est sans rapport avec le choléra. Une des principales compagnies d'eau, la Lambeth, s'est exécutée et, à partir de 1852, a fourni de l'eau potable « propre » à ses clients. L'autre grande compagnie d'eau, la Southwark & Vauxhall, traîne les pieds et, en 1854, continue à livrer de l'eau souillée à ses clients.

Snow y voit une explication possible des différences de mortalité observées en hiver 1853. Le déplacement des pompes de la Lambeth hors de Londres peut lui donner l'occasion de tester si l'eau polluée transmet le choléra en temps d'épidémie. Les conditions d'une étude comparative de population sont réunies : à la prochaine épidémie de choléra, la Southwark & Vauxhall fournira de l'eau infectée à ses clients, mais pas la Lambeth. Encore faudra-t-il établir l'origine de l'eau dans chaque ménage où se produira un décès. Les certificats de décès auxquels Farr lui donne accès indiquent les noms et adresses des morts, mais pas le nom de la compagnie d'eau.

Quand l'épidémie de choléra reprend en juillet 1854, Snow entame sur-le-champ sa propre enquête de terrain. Il se rend à l'ancien domicile de personnes décédées de choléra et détermine sur place le nom de la compagnie d'eau desservant chaque domicile. Il obtient parfois cette information directement des survivants. Certains retrouvent des factures, mais nombreux sont ceux qui n'ont pas idée à qui ils achètent leur eau. Snow s'aide donc d'un test chimique pour analyser l'eau des robinets : l'ajout de nitrate d'argent produit dix fois plus de chlorure d'argent dans l'eau provenant de la Southwark & Vauxhall que dans celle de la Lambeth.

Au cours de sept semaines d'enquêtes, Snow pratique des anesthésies le matin et fait la tournée des domiciles des victimes du choléra l'après-midi. Il compte 1 263 décès chez les clients de la Southwark & Vauxhall et 98 chez ceux de la Lambeth (graphique 4.2).

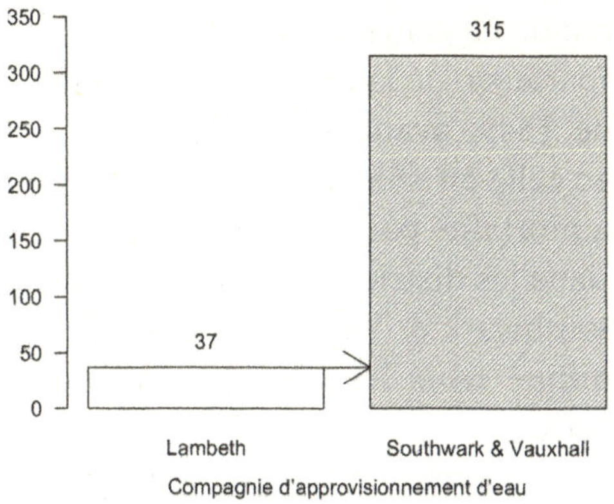

Graphique 4.2 Cas mortels de choléra pour 10 000 ménages vivant dans des quartiers de Londres, pendant l'épidémie de l'été 1854, selon que le fournisseur d'eau de la Tamise est la Lambeth Company, dont les pompes sont situées hors de Londres, ou la Southwark & Vauxhall, dont les pompes sont situées au centre de Londres. *Source* : Snow, 1855.

En divisant le nombre de décès par le nombre total de ménages desservis par chaque compagnie – une information qui est publique –, il estime un risque de 315 pour 10 000 ménages clients de la Southwark & Vauxhall, soit un risque 8,5 fois supérieur à celui des ménages clients de la Lambeth (37 décès pour 10 000 ménages).

Snow va fortement insister sur la comparabilité des groupes résultant de l'enchevêtrement des canalisations des deux compagnies dans certains quartiers. Pas moins de 300 000 personnes des deux sexes, de tous âges et de toutes professions, de tous rangs et niveaux, des plus riches aux plus pauvres, ont été divisées en deux groupes sans qu'elles le choisissent et, dans la plupart des cas, sans qu'elles en aient même conscience ; un groupe a reçu de l'eau polluée par les égouts de Londres contenant les déjections des malades du choléra, l'autre groupe a eu une eau relativement exempte de ce genre d'impureté[9].

La comparaison de la mortalité par choléra au cours de l'épidémie de 1849, avant que la Lambeth ne déplace ses pompes, avec celle en 1854 lui fournit un argument supplémentaire : la mortalité par choléra a été aussi élevée en 1854 qu'en 1849 dans les districts recevant uniquement l'eau polluée de la Southwark & Vauxhall alors qu'elle a considérablement diminué dans les districts entièrement desservis par la Lambeth.

Pour Snow, les miasmes ne peuvent expliquer ces résultats étant donné que l'environnement urbain des clients des deux compagnies est identique. L'eau polluée semble véhiculer la maladie contagieuse qu'est le choléra. La transmission du choléra par pollution de l'air est une fausse croyance.

Snow a eu raison bien avant la découverte du bacille du choléra. Son étude comparative de population a mis en évidence la façon dont le choléra se propage et, donc, d'en prévenir les irruptions. Des milliers de médecins de par le monde poursuivaient, sans succès, cette même quête par une succession d'essais et d'erreurs, patient par patient.

L'originalité du travail de Snow n'a pas été perçue par ses contemporains. Ceux qui croyaient aux miasmes n'ont pas changé d'avis[10]. Pour eux, Snow n'avait pas prouvé que les maisons des clients de la Southwark & Vauxhall n'étaient pas plus exposées aux miasmes du choléra que celles des clients de la Lambeth. Effectivement. La défaite totale des environnementalistes n'eut lieu que quarante ans plus tard, à Hambourg.

La preuve par Hambourg

Max von Pettenkofer est une personnalité haute en couleur de l'histoire de la santé publique. Il a été le premier professeur d'hygiène en Europe et le chef de l'Institut d'hygiène de Munich, capitale de la Bavière en Allemagne.

Chimiste médical de formation, mais aussi pharmacien et physiologiste, c'est un passionné des applications possibles du progrès technique à l'hygiène et à la santé publique. Après 1851, il s'efforce, avec beaucoup d'énergie et d'intelligence, de fonder une « science de l'hygiène », dont la chimie, la physiologie et l'économie médicale sont les disciplines fondamentales, mais qui ne se fait pas d'illusion : « Si nous devions vivre uniquement sur la base de ce qui a été établi scientifiquement, nous aurions tous, aussi nombreux que nous soyons, péris depuis belle lurette[11]. »

Pettenkofer a écrit de nombreux livres, brochures et articles sur les effets sur la santé de la qualité des vêtements, la literie, la ventilation des logements, le chauffage, l'éclairage, la composition géologique des sols et son rapport avec la qualité de l'air et de l'eau. Il a le style clair et didactique d'un grand communicateur[12].

Mettant sa connaissance encyclopédique au service de la santé publique et de la prévention des maladies épidémiques, Pettenkofer a fait de Munich, autrefois insalubre, un modèle de propreté et d'hygiène. Il est vers 1890, pour de bonnes raisons, un des experts de santé publique les plus respectés d'Europe.

LA THÉORIE DU NIVEAU DE L'EAU SOUTERRAINE

Dans le débat opposant environnementalistes et contagionnistes, Pettenkofer adopte une position intermédiaire :

le contagionnisme est trop simpliste et le miasmatisme trop alambiqué. Il y a, pense-t-il, du vrai dans les deux théories : il existe un germe du choléra transmissible, qui passe des bateaux à l'arrivage, au port et aux marchés, puis dans des localités situées plus à l'intérieur des terres. Mais pourquoi médecins, infirmières et autre personnel soignant des malades atteints de choléra n'en sont-ils pas toujours atteints ? Pourquoi certaines localités sont-elles plus touchées que d'autres par les épidémies de choléra ? Pourquoi les épidémies finissent-elles par s'éclipser ? Trois observations pour lesquelles les contagionnistes n'ont pas pu fournir de réponses satisfaisantes avant que l'on identifie le bacille du choléra. Pettenkofer a une solution. Le germe est inoffensif tant qu'il n'entre pas en contact avec un sol favorable à sa métamorphose en miasme.

Pettenkofer combine donc environnementalisme et contagionnisme en une seule théorie schématisée dans le graphique 4.3 : le germe du choléra présent dans les intestins du malade doit être transformé en miasme dans le sol avant de pouvoir provoquer la maladie.

La métamorphose nécessaire du germe dans le sol articule, selon Pettenkofer, les deux théories. Le germe, tel qu'on le trouve dans les intestins de malades, doit passer par une phase de putréfaction souterraine avant d'être libéré sous forme de gaz morbide, un miasme, dans l'atmosphère. Les gens prédisposés qui inhalent le gaz tombent malades. La transformation du germe en miasme ne se produit que si la qualité du sol s'y prête. Avec un clin d'œil à William Farr, qui croyait que les miasmes du choléra étaient plus concentrés au niveau de la mer qu'à la montagne, Pettenkofer explique que le sol friable et poreux des localités proches du niveau de la mer convient à la transformation du germe en miasme. Le sol dur et rocheux des localités de montagne ne convient pas.

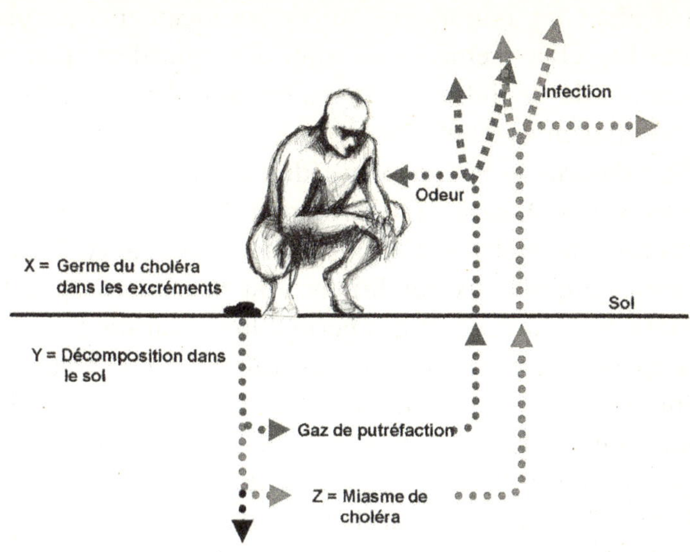

Graphique 4.3   Représentation de la théorie du niveau d'eau souterraine émise par Max von Pettenkofer : *x* (le germe du choléra) ou *y* (les caractéristiques du sol) ne peuvent pas causer de maladie, mais la combinaison de *x* et *y* ensemble produit *z* (le miasme du choléra), qui est responsable du syndrome clinique appelé choléra. Adapté de Morabia, 2007a.

La théorie de Pettenkofer associe géologie et médecine pour expliquer une épidémie dont la cause était alors inconnue. Elle peut expliquer plus de faits que ne le peuvent, à elles seules, la théorie contagionniste et celle environnementaliste. Elle fournit une explication plausible au fait que la progression du choléra suit les voies de migration humaine, car le germe est transporté dans les intestins humains, mais ne produit d'éruptions épidémiques que dans les localités où la qualité du sol est propice. La théorie a aussi des implications raisonnables en matière de politique sanitaire : afin d'éviter que le germe n'entre en contact avec un sol propice, il faut canaliser les égouts et isoler l'approvisionnement en eau destinée à la consommation et aux soins personnels ; il faut drainer les marais et équiper les logements de planchers. Et, effectivement, ce sont les quartiers pauvres, dépourvus de ces infrastructures, qui sont les plus touchés par les épidémies de choléra.

La théorie de Pettenkofer séduit aussi parce qu'elle est calquée sur la théorie de la fermentation de son contemporain, chimiste également, Louis Pasteur en France. Pasteur a démontré que deux conditions sont nécessaires à la fermentation – le processus qui permet la préparation de boissons alcoolisées : un milieu favorable et un organisme vivant. Du sirop de canne à sucre, préalablement bouilli (pasteurisé), ne fermente pas tant que l'on n'y ajoute pas des levures vivantes. Il en est de même dans la théorie de Pettenkofer : les gaz de putréfaction dégagés par des sols humides (le milieu) ne causent pas le choléra tant qu'ils ne sont pas contaminés par le germe du choléra (l'organisme vivant).

Cependant, la théorie de Pettenkofer peut amener les autorités de santé publique à prendre de mauvaises décisions. Pettenkofer est opposé à la filtration dans le sable de l'eau potable, à la mise en quarantaine des équipages de navires, à la fermeture des marchés ou à l'utilisation de cordons sanitaires militaires pour contenir les populations migrantes. Ces interventions sont, d'après lui, inutilement dispendieuses, car elles ne servent pas à prévenir le contact du germe et du sol. Pettenkofer approuve, au contraire, lorsque les populations des zones touchées par une épidémie fuient dans les collines et montagnes avoisinantes et que le commerce poursuit son cours habituel.

Pettenkofer a tort. La filtration de l'eau dans le sable est un moyen efficace de la purifier du bacille du choléra. La quarantaine, l'isolement des malades, les cordons sanitaires et la fermeture des marchés peuvent contribuer à ralentir la progression du choléra.

La théorie de Pettenkofer n'était qu'une théorie, une croyance. La démonstration en sera faite en été-automne 1892, à Hambourg.

HAMBOURG CONTRE ALTONA

En 1892, Hambourg et Altona sont deux villes mitoyennes du nord de l'Allemagne. Hambourg est une ville libre au sein de l'Empire allemand, avec son gouvernement et sa législation, alors qu'Altona est une ville de l'Empire, sous l'autorité du gouvernement dirigé alors par le chancelier Bismarck. Les deux villes constituent une seule zone urbaine avec une frontière administrative.

Hambourg et Altona pompent leur eau dans le même fleuve, l'Elbe, peu avant qu'il ne se jette dans la mer du Nord. Les deux villes n'appliquent pas la même politique en matière d'approvisionnement en eau potable. Altona, suivant la législation prussienne influencée par le bactériologiste Robert Koch, filtre l'eau dans du sable avant de la fournir aux consommateurs. Hambourg, selon les recommandations de Pettenkofer, laisse les matières solides décanter dans de grands réservoirs avant d'acheminer l'eau sans autre forme de traitement vers les robinets de la ville.

Lorsque l'épidémie de choléra de 1892 arrive à Hambourg et contamine les eaux de l'Elbe, il y a 8 606 morts à Hambourg et aucun à Altona. La frontière administrative a interrompu l'avancée de l'épidémie ! Les autorités sanitaires de Hambourg, proches de Pettenkofer, ferment les yeux sur l'ampleur du désastre, refusant d'isoler les malades, de mettre en quarantaine les migrants de l'Est venant embarquer sur la ligne navale Hambourg-New York ou de fermer les marchés. C'est une catastrophe : 1,3 % de la population de Hambourg périt. Après plusieurs semaines d'épidémie, le gouvernement prussien intervient, confie la charge des opérations au leader des contagionnistes et ennemi juré de

Pettenkofer : Koch vient à Hambourg et impose l'isolement des malades[13]. L'instauration ultérieure d'un système de filtration de l'eau de l'Elbe a libéré Hambourg des éruptions récurrentes de choléra.

LE TALON D'ACHILLE DE KOCH

La catastrophe de Hambourg a réduit les apôtres du miasmatisme au silence. Elle a terni la réputation de Pettenkofer. Koch renouvelle l'affront quelques semaines après Hambourg en imposant sa conception de la prévention par désinfection et isolement des cas dans la nouvelle loi sur les épidémies de l'Empire allemand en octobre 1892.

Le têtu Pettenkofer, refusant d'admettre la possibilité d'une contagion directe par le bacille du choléra, se défend comme un bougre, mais il est isolé et humilié. Il ne lui reste qu'une seule option, risquée cependant, de renverser la situation à son avantage : frapper le talon d'Achille de la position de Koch, selon laquelle la contamination par le bacille du choléra cause à elle seule tous les signes cliniques de la maladie.

Koch n'a jamais réussi à provoquer la maladie en inoculant le bacille à des animaux sains. Il a essayé avec des cochons d'Inde, des vaches, des poulets et des lapins, sans succès. C'est un problème pour Koch, car l'inoculation expérimentale de la maladie à l'animal est l'un des trois critères que lui-même juge nécessaires pour prouver la liaison causale entre un micro-organisme et une maladie. Pour Pettenkofer, c'est évident : il manque « y », la mise en contact du bacille avec un sol favorable. Koch, pour sa part, en est venu à croire que le choléra est une maladie propre à l'espèce humaine, à laquelle les animaux sont résistants. Pour le prouver il faudrait inoculer le choléra à des êtres humains, chose inconcevable.

C'est alors que Pettenkofer s'offre comme cobaye.

Le 9 octobre 1892, une semaine après sa seconde humiliation par Koch dans la préparation de la loi de l'Empire sur les épidémies, à l'âge de 74 ans, Pettenkofer ingère en public un bouillon de choléra que lui a fourni dans ce but un assistant de Koch. Pettenkofer veut prouver par ce geste que, sans transformation tellurique, le bacille est inefficace. Afin de prévenir la destruction du bacille dans son estomac, il neutralise au préalable l'acidité gastrique avec du bicarbonate de soude. Le bouillon de culture cause de la diarrhée, dont les analyses microscopiques montrent qu'elle contient une grande quantité de bacilles du choléra. Le plus important cependant est que Pettenkofer sort indemne de l'expérience.

L'ASSASSINAT MANQUÉ DE PETTENKOFER

L'ingestion de choléra est un acte héroïque qui, un instant, sème le doute, mais ne peut contrebalancer la preuve par Hambourg. Un coup de panache qui fait reculer de quelques mois la victoire totale des contagionnistes sur les environnementalistes.

On ne sait pourquoi Pettenkofer a aussi peu réagi à l'ingestion du bouillon de choléra. Avait-il développé une immunité au bacille au cours d'expositions passées ? La colère, si j'ose dire, et le stress ont peut-être suffisamment stimulé ses sécrétions d'acidité gastrique pour éliminer une partie des bacilles ingérés.

Karl Kisskalt, un des successeurs de Pettenkofer à la tête de l'Institut d'hygiène de Munich, a défendu l'idée que Georg Gaffky, l'assistant de Koch, convaincu qu'une culture de bacille normale pouvait tuer Pettenkofer, lui a envoyé un bacille « peu virulent » afin d'éviter le pire[14].

J'ai discuté de la thèse de Kisskalt avec des experts modernes du choléra et des historiens : elle est boiteuse. Et si Koch avait essayé d'éliminer Pettenkofer[15] ? En 1892,

Pettenkofer à Munich et Koch à Berlin sont engagés dans une lutte acharnée pour le contrôle de la politique hygiéniste de l'Empire. L'école de Berlin a gagné les deux premiers rounds : Hambourg et la loi impériale sur les épidémies. Quand Pettenkofer requiert la culture de choléra, il ajoute un troisième round – qu'il gagne ! – à ce combat académique. L'ingestion par Pettenkofer d'un centimètre cube de culture pure de choléra a consterné les scientifiques du monde entier, y compris Koch et Pasteur.

L'école de Berlin était-elle prête à perdre le troisième round pour sauver la vie de Pettenkofer ? Koch n'avait pas la réputation d'être enclin à la compassion. Des liens étroits unissaient Gaffky et Koch[16]. Pour Berlin, la mort de Pettenkofer aurait eu l'avantage supplémentaire de mettre un terme clair à la polémique. Elle aurait définitivement évité que les idées de Pettenkofer ne provoquent de nouveaux Hambourg. En envoyant un bouillon de choléra, Gaffky savait que Pettenkofer allait l'ingérer et donc qu'il avait une chance sur deux d'en mourir. Si Gaffky avait voulu éviter la mort de Pettenkofer, il aurait dû refuser de lui envoyer la culture, en expliquant que, pour son suicide, le vieux professeur devait trouver ailleurs l'arme du crime.

Kisskalt prétend que Gaffky pouvait prédire la concentration et la virulence du bacille après que celui-ci eut traversé dans un flacon les 590 kilomètres qui séparent Berlin de Munich. Ce n'est pas évident. Diluer la culture peut au contraire stimuler la prolifération bacillaire.

On ne peut exclure que la compassion ait guidé Gaffky, mais je trouve cette hypothèse peu compatible avec le contexte historique et ses protagonistes. Espérons que les historiens feront un jour la lumière sur cette affaire. Koch était-il prêt ou non à assassiner Pettenkofer au nom de la science ?

Les causes du choléra

Deux ans après la tragédie de Hambourg, à l'âge de 76 ans, Pettenkofer se retire de la vie professionnelle. En 1895, le choléra est inoculé avec succès à des animaux. Le 10 février 1901, Pettenkofer, déprimé, se tire une balle dans le crâne.

Pettenkofer a fait l'erreur de ne pas soumettre sa théorie à l'épreuve d'une étude comparative de population avant que l'histoire ne s'en charge à Hambourg-Altona. Telle est la véritable cause de sa perte.

L'originalité de sa pensée a été reconnue un siècle plus tard. La théorie du niveau de l'eau souterraine était fausse, mais il est vrai que le bacille seul ne suffit pas à provoquer des épidémies de choléra. Les pandémies de choléra au cours des XIXe et XXe siècles ont aussi une cause environnementale.

Depuis la découverte du bacille en 1883, il y a eu encore plusieurs pandémies de choléra. Rita Colwell, professeur à l'Université du Maryland, a établi que les épidémies de choléra sont en général précédées d'épisodes de pluies intenses dans le sous-continent indien qui modifient la température et la salinité des estuaires[17]. Les grandes quantités d'eau douce mobilisent suffisamment de planctons pour déclencher un cycle de croissance du bacille. Avec l'aide de petits crustacés, dénommés copépodes, le bacille passe dans l'intestin de crabes, coquillages et huîtres, à partir desquels il est ingéré par des êtres humains, qui en contaminent d'autres.

L'épidémie d'Haïti en 2010 illustre une nouvelle fois que l'irruption du choléra dans une population est le résultat de la confluence de facteurs environnementaux, bactériologiques et sociaux, une sorte d'interaction germe-environnement dont Pettenkofer a eu l'intuition correcte.

L'épidémiologie
au secours de la médecine

Dans ce chapitre, je brosse une série de tableaux décrivant la façon dont, à partir d'études comparatives de population, des croyances ont été remplacées par de la connaissance au cours du XIXe et du XXe siècle. Du traitement de la pneumonie à la prévention de la pellagre en passant par la typhoïde, la fièvre puerpérale et l'hygiène raciale, l'épidémiologie est venue au secours de la médecine en simplifiant les hypothèses, en groupant les individus et en comparant les groupes.

Grâce à un pharmacien new-yorkais nommé Horatio Bartley[1], nous disposons d'un document extraordinaire montrant que, vers 1830, la médecine est encore imprégnée de la tradition holiste ancienne.

Les comptes d'apothicaire
d'Horatio Bartley

La seconde pandémie de choléra, partie des Indes, arrive à New York en 1832. La ville compte environ 250 000 habitants, presque tous concentrés dans le sud de l'île de

Manhattan, au-dessous de ce qui est aujourd'hui la 14ᵉ Rue. Le choléra éclate dans le quartier pauvre de Five Points, situé au nord de la mairie de New York. Il y fait la plupart de ses 3 515 victimes. Il faut imaginer Five Points comme Martin Scorcese l'a reconstitué dans *Gangs of New York*. Les batailles entre Irlandais et « natifs » s'y déroulent une quinzaine d'années plus tard.

Bartley a décrit dans un opuscule l'épidémie de choléra de 1832 vue depuis un hôpital de Manhattan. Son travail ouvre une lucarne sur la façon dont les patients souffrant de choléra sont pris en charge. Cela se passe à New York, mais Bartley aurait observé la même chose à Paris, à Vienne ou à Londres. Sur les 410 malades hospitalisés pour choléra dans cet hôpital, 179 meurent, ce qui est compatible avec ce que nous savons de la maladie : sans traitement, le choléra tuait un malade sur deux.

Dans son opuscule, Bartley caricature au fusain le visage de certains patients et mentionne leur traitement et l'issue de leur maladie : J.G., 31 ans, hospitalisé en état de choc par déshydratation est traité avec du mercure, du soufre et un laxatif « analgésique ». Il meurt. P.S., 33 ans, « nègre », hospitalisé en état de choc, meurt immédiatement. E.W., 43 ans, Irlandais, admis en état de choc, reçoit du mercure et un grog chaud. Il meurt. H.W., 56 ans, originaire de la Barbade, est frictionné au camphre, huile douce, huile de menthe et ammoniaque. Il meurt. M.W., un New-Yorkais, reçoit du camphre, des « gouttes noires » et du mercure. Il survit ! Mais, lorsque le même traitement est prescrit à un autre patient, E.W., ce dernier meurt.

On a l'impression, en lisant Bartley, que les médecins procèdent par essai et erreur, un individu à la fois. Le choix du traitement doit se faire à partir de considérations théoriques. Chaque patient a reçu une combinaison de traitements différente.

Bartley, en bon apothicaire, nous fait le compte des centaines de malades hospitalisés au cours de l'épidémie de 1832. Il ne lui vient, cependant, pas à l'idée de les grouper et de comparer la proportion de décès selon que le traitement administré contient du mercure, du camphre ou de la menthe. Il aurait constaté une mortalité d'environ 50 % quel que soit le traitement reçu et établi ainsi qu'aucun d'entre eux n'était efficace.

Faute d'étude comparative de population, la médecine n'a rien appris en ce qui concerne la prise en charge du choléra au cours de l'épidémie de 1832 malgré le travail remarquable de Bartley.

Pneumonie et sangsues

Dans les années 1830 et 1840, la saignée consiste à sectionner une veine et à laisser s'écouler un demi-litre de sang ou plus. On la pratique aussi en plaçant dans la zone de l'organe malade plusieurs sangsues. Les sangsues sont utilisées de préférence pour les inflammations locales alors que la saignée par section de veine est pratiquée pour les inflammations généralisées, dans lesquelles le patient devient rougeaud, fiévreux, avec un pouls rapide et fort. Le nombre de sangsues utilisées à des fins médicales se compte par dizaines de millions en France et en Angleterre[2], par centaines de millions dans l'Europe entière[3].

Au lendemain de la Révolution française, François Joseph Victor Broussais est un influent médecin parisien. Jacobin ayant servi dans l'armée impériale, il enseigne que les fièvres sont la manifestation d'une inflammation d'organe que la saignée et les sangsues, accompagnées d'un régime alimentaire adéquat, peuvent soigner. Étant donné que rares sont alors les maladies qui ne se manifestent pas par de la fièvre, il n'est pas exagéré de dire que Broussais propose une panacée, un traitement universel applicable à toutes les maladies[4].

Pourtant, rien ne prouve que la saignée soit efficace.

LOUIS CONTRE BROUSSAIS

Jeune médecin, Louis a l'occasion de suivre le comte de Saint-Priest en Ukraine. Il pratique la médecine à Odessa, où il dit prendre conscience de la superficialité du savoir médical.

En 1820, il rentre à Paris et, pendant sept années, se consacre à l'examen et, le cas échéant, à l'autopsie des patients hospitalisés dans le service du docteur Chomel à l'hôpital de la Charité. Il note ses observations sur des fiches qui lui serviront à publier, dès 1825, une série d'ouvrages qui compteront dans l'histoire de la nosologie médicale, tels que ses *Recherches sur la phtisie* (1825[5]), basées sur 123 cas de ce que nous appelons aujourd'hui la tuberculose, et ses *Recherches sur la fièvre typhoïde* (1829[6]).

C'est surtout pour la « méthode numérique » que Louis est connu aujourd'hui. L'idée est que les études comparatives de population peuvent apporter des réponses à des questions médicales que l'examen clinique de patients individuels, si nombreux soient-ils, ne peut pas résoudre.

Ses convictions entraînent Louis dans une dispute scientifique avec le docteur Broussais. Louis effectue une étude comparative de population pour laquelle il sélectionne, dans sa collection de fiches médicales, 77 patients hospitalisés pour une forme de pneumonie ayant typiquement débuté par une poussée de fièvre accompagnée d'un énorme frisson les secouant tout entiers[7].

La pneumonie était une de ces « fièvres » attribuées à un excès de chaleur provenant d'un excès de sang. D'où l'idée de saigner les malades pour faire tomber la fièvre. Tous les patients de Louis avaient donc été saignés, mais à différents moments dans le cours de leur maladie. Certains l'avaient été immédiatement après l'apparition des premiers symptômes, d'autres au cours des jours qui suivirent.

Dans une des monographies critiques de Broussais, Louis énonce la démarche comparative fondatrice de la méthode numérique : « Que fallait-il faire pour savoir si la saignée avait une influence favorable sur la marche de la pneumonie, et connaître le degré de cette influence ? Évidemment rechercher si, toutes choses étant égales par ailleurs, les malades saignés le premier, le deuxième, le troisième, le quatrième jour de l'affection, guérissaient plus promptement et en plus grand nombre, que ceux qui avaient été saignés plus tard[8]. »

L'idée de Louis est de déterminer si une saignée précoce est plus bénéfique qu'une saignée tardive. Si la saignée est efficace contre la pneumonie, explique-t-il, elle doit l'être d'autant plus qu'elle est pratiquée rapidement après l'apparition des premiers symptômes. Son étude a consisté à comparer la proportion de décès parmi les sujets saignés entre le premier et le quatrième jour à celle des patients saignés du cinquième au neuvième jour.

La mortalité a été plus sévère (44 %) parmi les malades saignés précocement que parmi ceux saignés tardivement (25 %[9]). Ces résultats contredisent la théorie dominante. La saignée n'a pas eu l'effet protecteur escompté par Broussais, mais semble même péjorer l'évolution de la maladie. Pour Louis, il s'agit d'un « résultat effrayant, absurde en apparence[10] ».

La légende veut que Louis ait aboli l'usage médical de la saignée. En réalité, Louis a montré que la saignée n'était pas la panacée que Broussais croyait qu'elle était[11]. C'est déjà une révolution. Ce n'est que cinquante ans plus tard

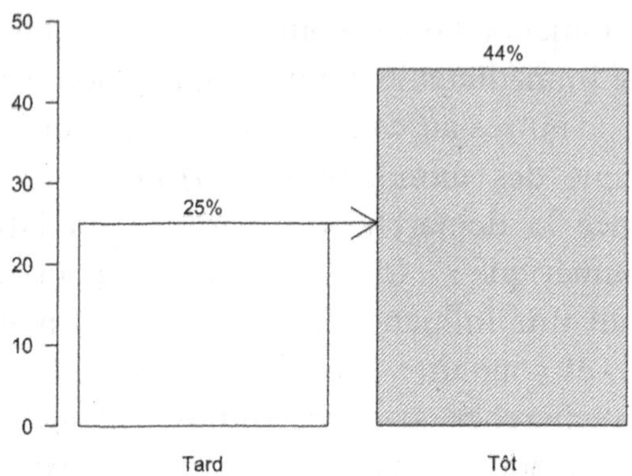

Graphique 5.1 Proportion de décès (en %) de patients souffrant de pneumonie selon qu'ils ont été saignés entre le premier et le quatrième jour après le début de la pneumonie (« Tôt ») ou entre le cinquième et le neuvième jour après le début de la pneumonie (« Tard »). *Source* : Louis, 1835.

que l'origine bactérienne du type de pneumonie dont souffraient les cas de Louis fut établie.

LA MÉTHODE NUMÉRIQUE

Louis a été précédé dans l'idée d'analyser des données récoltées dans les hôpitaux par des médecins britanniques de la fin du XVIIIe siècle[12].

Les hôpitaux sont une composante remarquable du système de santé britannique sous le règne de George III (1760-1820). Les registres de ces institutions médicales ont été à la médecine ce que les certificats de décès ont été à la santé publique : des données cliniques et pathologiques prêtes à être analysées statistiquement. L'information accumulée dans ces bases de données est plus vaste que celle qu'un praticien pouvait accumuler au cours de sa carrière.

Analyse arithmétique et médicale des maladies et décès de l'espèce humaine (Arithmetickal and Medical Analysis of the Diseases and Mortality of the Human Species) de William Black, publié en 1789, est une œuvre non conformiste qui promet le salut professionnel aux médecins qui le liront : « Même si elle est reléguée au statut d'hérésie innovatrice, je recommande vivement l'*Arithmétique médicale* comme guide et boussole dans le labyrinthe thérapeutique[13]. »

La contribution de Louis est mieux connue que celles de Black, car il a engrangé une belle victoire contre la saignée, un des piliers de la thérapeutique holiste ancienne[14]. Toutefois, l'originalité de l'œuvre de Louis réside moins dans les résultats de ses recherches sur la saignée que sur le fait qu'il a utilisé une étude comparative de population pour évaluer les dommages et bénéfices potentiels d'un traitement. Son approche a ouvert un champ considérable pour l'acquisition de connaissances médicales. Elle a rendu la connaissance possible là où l'approche individuelle, patient par patient, ne pouvait aboutir. La simple idée de grouper les patients était provocatrice en 1830. Mais Louis insista, pratiqua et diffusa ses idées. Son œuvre arrivait au bon moment pour contredire, à juste titre, les croyances médicales.

Louis a eu de nombreux disciples en Europe et aux États-Unis, où la plupart des personnes qui compteront dans le domaine de la santé publique au XIXe siècle se targueront d'avoir été ses élèves[15]. Depuis 2010 il y a à Saint-Malo une école doctorale Pierre-Louis de santé publique[16].

La fièvre des accouchées

La prévention de la fièvre puerpérale est un autre épisode exemplaire, même si tragique, de la bataille historique entre croyances et connaissance en médecine. Cette maladie dévastatrice touchait des femmes en bonne santé au cours des jours suivant un accouchement. L'état général de la jeune femme se détériorait rapidement, avec l'apparition de fortes douleurs abdominales, fièvre et épuisement.

Les premières épidémies hospitalières apparaissent vers la fin du XVIIIe siècle en France, en Angleterre et en Écosse. On les traite, puisqu'il s'agit de fièvre, souvent par saignée. On les explique par une combinaison de prédispositions individuelles et d'influences cosmiques, atmosphériques et environnementales.

Nous savons aujourd'hui que c'est l'introduction de l'anatomie pathologique, c'est-à-dire de l'enseignement de la médecine basé sur la dissection des cadavres, qui a créé les conditions à la survenue d'épidémies de fièvre puerpérale.

LES MAINS SOUILLÉES DES MÉDECINS

La démonstration que la fièvre puerpérale est une maladie infectieuse transmise par les mains des obstétriciens a été rendue possible après 1840, lorsque deux cliniques obstétricales sont formées à l'Hôpital général de Vienne[17]. Les médecins et étudiants en médecine pratiquent dans la première clinique les accouchements et, le cas échéant, les autopsies de mères décédées en couche. La seconde clinique est celle des sages-femmes, qui ne pratiquent que des accouchements. Sauf si elles requièrent une supervision médicale, les femmes enceintes sont dirigées vers l'une ou l'autre des deux cliniques selon le jour de la semaine au cours duquel elles se présentent à l'hôpital[18].

Vu le mode de répartitions des jeunes parturientes, il ne devait pas y avoir de différences majeures d'origine sociale ou d'état de santé entre les femmes accouchées par les médecins et celles accouchées par les sages-femmes. Il y avait en revanche une différence d'organisation des soins : dans la clinique médicale, salle d'accouchement et salles d'autopsie sont contiguës, les médecins passant de l'une à l'autre constamment. La clinique des sages-femmes n'a qu'une salle d'accouchement.

Ignaz Philip Semmelweis, un médecin hongrois responsable de la clinique médicalisée, analysant les statistiques de décès de l'hôpital, observe que la mortalité maternelle par fièvre puerpérale y est deux à quatre fois supérieure à celle de la clinique des sages-femmes. En 1846, la mortalité des jeunes mères a été de 11,4 % – plus d'une accouchée sur dix ! – pour les accouchements médicaux mais est restée stable à 2,7 % pour les accouchements maïeuticiens[19].

Un anatomopathologiste meurt alors d'un syndrome clinique ressemblant à une fièvre puerpérale après une blessure au scalpel au cours d'une autopsie. Semmelweis fait un lien entre la fièvre puerpérale et les autopsies pratiquées par les médecins avant d'aller examiner et accoucher les mères les attendant dans la clinique. Même lavées au savon, les mains des médecins dégagent une puanteur cadavérique lorsqu'ils officient en salle d'accouchement. Semmelweis imagine que l'odeur provient de « particules cadavériques » de la salle d'autopsie que les médecins transportent sur leurs mains et avec lesquelles ils contaminent les jeunes femmes. Son hypothèse est compatible avec les différences de mortalité entre les deux cliniques, étant donné que les sages-femmes ne pratiquent pas d'autopsies.

Fin mai 1847, Semmelweis contraint ses internes à se laver les mains avec une solution citronnée et chlorée avant d'examiner les parturientes[20]. Ses assistants se braquent, contestent, mais finissent par plier face à un Semmelweis intransigeant. Dans les semaines qui suivent, la mortalité par fièvre puerpérale dans la clinique des médecins chute à 1,27 %, soit une proportion similaire à celle observée dans la clinique des sages-femmes, comme le montre le graphique 5.2.

Quelque chose sur les mains des médecins était donc responsable de la surmortalité maternelle dans la clinique médicale. Il suffisait d'une femme contaminée pour que la maladie soit transmise aux autres femmes d'une chambrée par les médecins les examinant à tour de rôle.

L'évolution de la mortalité maternelle à l'Hôpital général de Vienne entre 1784, l'année où il fut inauguré, et 1858

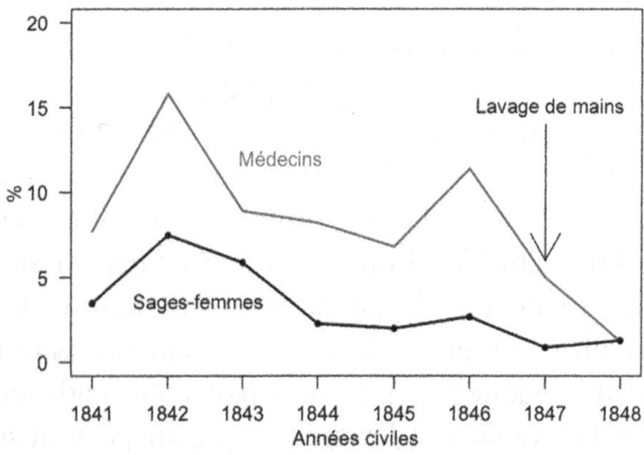

Graphique 5.2 Évolution de la proportion des accouchements suivis du décès de la mère par fièvre puerpérale dans la clinique des médecins et dans celle des sages-femmes de l'Hôpital général de Vienne, avant et après l'introduction du lavage des mains des médecins par Semmelweis en 1847. *Source* : Carter, 1983.

confirme la séquence chronologique[21]. Les épidémies dans la clinique médicale commencent en 1823, quand est introduite l'anatomie pathologique, et elles diminuent fortement en 1847, grâce aux mesures de désinfection imposées par Semmelweis. Il est choquant de constater qu'elles reprennent en 1850, après que Semmelweis, harassé par la direction du département de gynécologie, quitte Vienne pour retourner en Hongrie. L'Hôpital général, le plus moderne d'Europe, n'était pas acquis aux théories contagionnistes.

L'étude comparative de population de Semmelweis a testé une question causale simple : « Les mains souillées de particules cadavériques transmettent-elles la fièvre puerpérale ? » Elle a engendré plus de connaissance sur cette maladie épidémique que des centaines de milliers de prises en charge cliniques de patientes individuelles. Le refus des autorités médicales d'admettre la validité des conclusions de Semmelweis a entraîné des dizaines de milliers de morts inutiles et évitables. Entre 1861 et 1864, à la Maternité de Paris, lorsque la fièvre puerpérale sévit, près d'un accouchement sur cinq – je répète, un accouchement sur cinq – se termine par le décès de la mère[22].

ACCOUCHER DANS LA RUE

L'aveuglement des collègues de Semmelweis contraste avec la lucidité populaire. À Vienne, on se doute d'un lien entre la clinique médicale et la fièvre puerpérale.

De nombreuses femmes s'efforcent de retarder la date et l'heure de leur admission à l'hôpital afin d'être conduites dans la clinique des sages-femmes. Elles n'y arrivent pas toujours. Alors, lorsque la clinique médicale est de fonction, cinq ou six femmes par jour accouchent dans la rue ou dans un champ et viennent à l'hôpital avec leur enfant dans les bras pour ne pas courir le risque d'être accouchées par des médecins. Selon la loi autrichienne, elles conservent l'accès gratuit à des soins du post-partum et aux services d'assistance.

La validité de la conclusion de Semmelweis reposait sur la comparabilité des populations de femmes admises dans les deux cliniques. Il est raisonnable de penser que le mode d'allocation des admissions selon le jour de la semaine évitait une sélection particulière en faveur d'une des deux cliniques. Malgré tout, la clinique médicale recevait entre 400 et 500 cas de plus par an, et cela suffit à alimenter le scepticisme des collègues de Semmelweis, qui y voyaient une explication alternative de l'excès de fièvre puerpérale.

Les racines sociales de la tuberculose

C'est à partir d'une fausse prédiction que le démographe Thomas Malthus a offert au siècle naissant sa première grande peur.

En 1798, dans *Un essai sur le principe de population*[23], Malthus émet l'hypothèse que les sociétés occidentales vont imploser parce que le nombre des bouches à nourrir croît plus rapidement que la production d'aliments. Il prédit famine et misère si la croissance démographique n'est pas ramenée à un taux inférieur à celui des ressources alimentaires. La prédiction est chiffrée[24], mais les prémisses de Malthus sont fausses : il sous-estime la croissance des ressources alimentaires que l'industrialisation de l'agriculture va permettre. Les sociétés occidentales n'implosèrent pas.

Même dans l'erreur, Malthus a donné un coup de pouce décisif à la théorie de la sélection naturelle. Charles Darwin explique dans son autobiographie que c'est après avoir lu Malthus « pour le plaisir », en octobre 1838, qu'il a pris conscience de la façon dont la sélection devait fonctionner sur les espèces sauvages : lorsqu'une société animale est sur le point d'imploser à cause du manque de ressources, les individus d'une espèce les mieux adaptés au nouvel environnement ont un avantage : ils se multiplient plus rapidement que les moins adaptés et confèrent leurs nouvelles caractéristiques à l'espèce ou forment de nouvelles espèces[25].

EUGÉNISME ET HYGIÈNE RACIALE

La théorie darwinienne de la survie des mieux adaptés inspire à son tour, dans les sciences sociales et la santé publique, en Europe et aux États-Unis, des théories effroyables. Les sociaux-darwinistes spéculent que les progrès de la médecine allant de pair avec une amélioration de la protection sociale ont altéré les conditions naturelles de la lutte pour l'existence et de la survie des mieux adaptés. Ces nouvelles conditions permettent à des inadaptés, tels que certains malades, les criminels et les handicapés physiques et mentaux, de se reproduire et de mettre en danger la survie de la race humaine.

Le social-darwinisme débouche sur l'eugénisme en Europe et aux États-Unis. Le terme, inventé en 1883 par le statisticien anglais et demi-cousin de Charles Darwin Francis Galton, définit une théorie selon laquelle la vigueur et la qualité d'un groupe humain dépendent de la qualité de ses gènes. En pratique, les eugénistes étaient en faveur d'une politique active de défense de la qualité de la race humaine favorisant le mariage et la reproduction des individus porteurs de bons gènes et restreignant le droit des handicapés et des inadaptés sociaux d'avoir des enfants.

L'eugénisme repose sur la prémisse erronée que les mêmes lois de l'évolution gouvernent la société et la nature, mais il a trouvé des supporters de diverses opinions politiques. Pour les eugénistes, il y avait des êtres de qualité inférieure de la même couleur de peau et de la même nationalité qu'eux. L'eugénisme est un pot-pourri de préjugés et de croyances prévalant dans les sociétés occidentales entre 1880 et 1914[26].

En Allemagne, l'eugénisme est devenu l'hygiène raciale[27]. La Société d'hygiène raciale est créée en 1905[28]. Cinq ans plus tard, elle dispose d'une branche à Stuttgart, dirigée par Wilhelm Weinberg, un médecin qui, en 1889, a ouvert dans cette ville un cabinet de médecine générale[29].

LES ENFANTS DES TUBERCULEUX

La tuberculose est emblématique des craintes des eugénistes. C'était la maladie la plus fréquente. Au début du XIXe siècle, elle semblait consommer les malades qui, privés de muscles et de graisse, mouraient de maigreur extrême. En anglais, on disait aussi bien « tuberculose » que « consomption ». À la fin du XIXe siècle, le tableau clinique de la tuberculose change. De nombreux patients, mieux nourris, mieux lotis, en survivent, parfois après une période d'isolement dans des centres plus ou moins médicalisés, les sanatoriums. Les tuberculeux vivent une vie apparemment normale et ont des familles[30].

Weinberg publie en 1913 un livre intitulé *Les Enfants des tuberculeux*[31]. Il y décrit la méthodologie et les résultats d'une étude comparative de population de dimension sans précédent. Il s'agit du suivi pendant les vingt premières années de leur vie de 25 786 enfants, nés de 7 098 parents.

Il veut répondre à deux questions : les enfants de tuberculeux vivent-ils plus longtemps que ceux de non-tuberculeux ? Les tuberculeux ont-ils plus d'enfants que les non-tuberculeux ? Ces questions traduisent les craintes des hygiénistes raciaux de voir la tuberculose, grâce à une meilleure alimentation et à la médecine, étendre son emprise sur la population.

Malgré le contexte d'hygiène raciale, odieux aujourd'hui mais banal hier, l'œuvre de Weinberg est la plus grande étude comparative de population, en termes de nombre de personnes étudiées, effectuée avant la Seconde Guerre mondiale. Le lecteur non averti, que j'étais lorsque j'ai lu le livre, ne se rend compte que dans les dernières lignes de la conclusion que le travail est motivé par l'hygiène raciale. *Les Enfants des tuberculeux* est un ouvrage scientifique qui ne paraît pas guidé par une idéologie, encore moins par une idéologie raciste ou criminelle.

Weinberg avait un don pour la gestion de larges quantités de données. Rappelons qu'en 1900 les analyses se font avec du papier, des crayons et une indispensable gomme. Dans son livre, Weinberg décrit par le menu cet herculéen travail. Quel exploit que d'analyser seul, au cours de son temps libre, les données de 7 098 parents et de leurs 25 786 enfants, à partir de fiches et de tableaux dans les lesquels il élabore progressivement et méthodiquement ses résultats !

Appelons TB les enfants des parents décédés de tuberculose et non-TB les enfants de parents décédés d'autres causes que la tuberculose. Le plan de l'étude de Weinberg est le suivant[32] : le groupe TB est formé d'enfants de parents décédés de tuberculose, suivis de la naissance jusqu'à l'âge de 20 ans ; le groupe non-TB est constitué d'enfants de parents décédés de causes autres que la tuberculose et suivis de la naissance jusqu'à l'âge de 20 ans.

Weinberg observe que, par rapport aux enfants du groupe non-TB, ceux du groupe TB meurent plus, toutes causes confondues, au cours de leur première année de vie, et spécifiquement plus de tuberculose au cours des dix-neuf années suivantes. Le graphique 5.3 montre que la moitié des enfants du groupe TB meurent avant l'âge de 20 ans : le risque est de 48,1 %. Cela paraît énorme aujourd'hui, mais

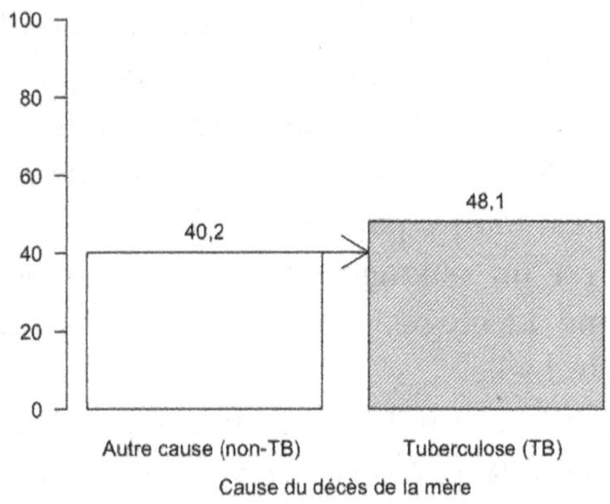

Graphique 5.3   Risque de décès de l'enfant avant l'âge de 20 ans (en %) selon que la mère est décédée de tuberculose (TB) ou d'autre cause que la tuberculose (non-TB) en Allemagne, vers 1900. *Sources* : Weinberg, 1913, et Morabia, 2007b.

40 % des enfants du groupe non-TB meurent aussi avant d'atteindre leur vingtième année. Telle est l'ampleur de la mortalité périnatale et infantile en Allemagne et dans d'autres pays en Europe[33].

Les enfants de tuberculeux vivaient donc moins longtemps que ceux des non-tuberculeux. Weinberg observe aussi que les parents du groupe TB avaient en moyenne 2,5 enfants alors que ceux du groupe non-TB en avaient en moyenne 4. À âge égal, les deux groupes de parents étaient aussi féconds, mais, les parents des enfants TB mourant plus jeunes, ils n'avaient pas le temps d'avoir une aussi grande progéniture.

Selon Weinberg, l'étude démontre « la forte dépendance sociale de la tuberculose » et son association avec le fait de vivre avec un parent tuberculeux. Il ne peut « pas totalement » exclure que la mortalité des enfants de tuberculeux soit aussi due à un facteur constitutionnel, mais précise que, « sur le plan de l'hygiène raciale, il est rassurant de constater que la fécondité des tuberculeux n'est pas excessive et devrait rester très inférieure à celle des non-tuberculeux[34] ».

La tuberculose ne représentait donc pas un danger pour la « race » humaine étant donné que les tuberculeux avaient moins d'enfants que les non-tuberculeux et que leurs enfants mouraient plus jeunes que ceux de parents non tuberculeux. Les hygiénistes raciaux pouvaient être rassurés. La tuberculose était destinée à disparaître.

Aux croyances de l'hygiène raciale, Weinberg a opposé une connaissance qui reste valable aujourd'hui : la tuberculose a une « forte dépendance sociale ». C'est par l'amélioration des conditions de vie des pauvres et non par leur extermination que la société a le pouvoir de contenir la progression de cette maladie.

Weinberg est mort pauvre en 1937, quatre ans après l'accession au pouvoir de Hitler, et ne semble pas avoir adhéré au parti ni à l'idéologie nazis[35]. Il avait effectué une étude comparative de population d'un type nouveau[36]. En épidémiologie, un groupe de personnes suivi dans le temps se nomme une cohorte. Weinberg a comparé une cohorte « exposée » (TB) composée d'enfants dont les parents étaient morts de tuberculose au cours d'une période déterminée avec une cohorte « non exposée » (non-TB). Il s'agissait donc d'une « étude de cohorte[37] ». Nous y reviendrons dans le chapitre suivant.

La culpabilité des huîtres

Vers 1900, les intoxications alimentaires mortelles préoccupent les autorités sanitaires d'Europe et des États-Unis. On sait que la tuberculose et la trichinose peuvent être transmises par des aliments et, depuis août 1885, qu'un contaminant alimentaire, connu aujourd'hui sous le nom de *Salmonella enteritidis*, peut causer des épidémies de gastro-entérites. En Grande-Bretagne, il y a eu 14 épisodes d'intoxication alimentaire entre 1878 et 1896, puis 79 en 1911 seulement. L'un d'entre eux a fait parler de lui pour avoir tué du beau monde.

TYPHOÏDE À WINCHESTER

Le 10 novembre 1902, un banquet de célébration de la fin de mandat du maire se tient à l'hôtel de ville de Winchester, célèbre pour son ancienne cathédrale. Parmi les 134 invités, il y a des membres passés et présents du conseil municipal, des anciens maires et des notables locaux, docteurs et avocats, des commerçants et des membres du clergé.

Il y a au menu une soupe claire de tortue, une soupe épaisse, du poisson et des fruits de mer (huîtres, turbot et sauce de homard et éperlans), de la viande (mouton bouilli et rôti, rosbif), de la charcuterie (jambon, langue, rognons et ris de veau), de la volaille (chapon et dinde), de la chasse (venaison, faisan et perdrix), des légumes (champignons et épinards), des desserts (gelée de groseilles ; pudding de sir Watkin Wynn, « charlotte russe » [en français dans le menu], gelée d'alcool, crème caramel, crème marasquin, meringue et glaces), du fromage, de la salade et de l'eau gazeuse.

Le banquet fait quatre morts, dont le docteur William England, chirurgien consultant du Royal Hampshire County Hospital, le révérend William Stephens, doyen de la cathédrale de Winchester et, plus humblement, le serveur.

Le décès de personnalités publiques donne à l'événement une importance nationale. La presse s'alarme. L'épisode n'est pas isolé. Plusieurs cas de fièvre typhoïde ont été rapportés dans la région. La presse médicale et les journaux portent leurs soupçons sur les huîtres, mais les ostréiculteurs et leur puissant syndicat s'en défendent. Il n'y a pas de preuves[38]. Plusieurs autres aliments du menu de Winchester, dont la soupe de tortue et les haricots verts, sont suspectés.

Les autorités, sous pression, envoient un fin limier, en la personne du docteur H. Timbrell Bulstrode, pour déterminer si les huîtres, ou un autre aliment, sont en cause dans l'épidémie de Winchester. Lorsqu'il est mis sur l'affaire, Bulstrode est un épidémiologiste chevronné, membre de la Société épidémiologique de Londres.

LE PREMIER QUESTIONNAIRE ALIMENTAIRE

Les faits étaient inquiétants. Bulstrode apprend qu'en plus des dix cas de fièvre entérique il y a eu de nombreuses gastro-entérites, plus ou moins sévères, parmi les invités du banquet[39].

Bulstrode a alors une idée nouvelle qui depuis lors a fait recette : envoyer à chacun des invités un exemplaire du menu en leur demandant d'indiquer les articles qu'ils ont consommés et de mentionner s'ils ont été malades ou indisposés peu après le banquet. Il leur demande aussi de préciser s'ils attribuent leur problème de santé à la nourriture du banquet[40]. Bulstrode utilise un même questionnaire pour tous, qui le renseigne à la fois sur l'exposition aux aliments et sur les symptômes développés le cas échéant. Il espère éliminer de la liste des aliments suspects ceux qui n'ont pas été consommés par *tous* les malades.

L'enquête n'a pas fait intervenir d'analyse bactériologique. On connaît le germe de la typhoïde, mais les gens de santé publique se méfient encore des analyses de laboratoire.

Cet épisode de l'histoire des épidémies d'origine alimentaire met en lumière la gravité du problème : 46 % des 134 invités tombent malades, 10 personnes (9 invités et

1 serveur) sont prises de fièvre typhoïde avec diarrhée sévère et forte température, et 40 % (4 sur 10) des fièvres typhoïdes décèdent[41].

Bulstrode analyse les réponses des 73 invités tombés plus ou moins gravement malades, y compris les 10 cas de fièvre typhoïde : les huîtres sont le seul aliment consommé par tous les malades. Il peut éliminer de la liste des suspects la soupe de tortue, car 23 malades légers et 5 cas de fièvre typhoïde n'en ont pas mangé, et une vieille casserole de cuivre qui a servi à préparer la soupe. Les huîtres sont coupables.

Il est difficile de déterminer l'impact de cette conclusion que Bulstrode publie quelques mois après les événements. Une chose est sûre : la presse populaire a abondamment couvert l'épidémie de Winchester. Après avoir résisté à toute forme de régulation et de législation concernant leur profession, les ostréiculteurs prirent des mesures en 1903 – un an après le banquet – pour prévenir la commercialisation d'huîtres provenant de parcs pollués. Les autorités de santé publique se firent plus regardantes sur les conditions hygiéniques des exploitations, et le public devint plus prudent[42].

Bulstrode a eu de la chance, car, dans cet épisode, seules les huîtres étaient contaminées. Il fallait en avoir mangé pour tomber malade. Le produit n'est pas nécessairement manipulé dans les cuisines et est servi cru. Si plusieurs aliments avaient été contaminés par un cuisinier porteur de *Salmonella typhi*, Bulstrode aurait dû procéder à une étude comparative de population. Il aurait dû comparer les proportions de consommateurs de chaque aliment parmi les malades et les non-malades : les aliments suspects auraient été ceux consommés *plus fréquemment* par les malades que par ceux qui sont sortis indemnes du banquet. Avec Anne Hardy, nous avons fait cette analyse qui a confirmé que les huîtres étaient le seul aliment consommé beaucoup plus souvent par les malades[43].

Pellagre et métayage

Au début du XXe siècle, Joseph Goldberger, un épidémiologiste américain, propose, à contre-courant, que la pellagre est une maladie résultant d'une carence nutritionnelle et le prouve à partir de ses propres études comparatives de population.

LA PELLAGRE

Les malades atteints de pellagre ressemblent à s'y méprendre à des lépreux à cause de leur peau épaisse qui desquame abondamment. Ils souffrent également de diarrhée, de démence, s'ils n'en décèdent pas. C'est le syndrome des 4 « d » : dermatite, diarrhée, démence et décès.

Il est établi depuis 1938 que la pellagre est causée par une carence en vitamine B3 ou niacine. Par définition, les vitamines sont des molécules que le corps humain n'a pas la capacité de synthétiser. Dans le cas de la pellagre, notre corps a besoin de trouver dans l'alimentation un acide aminé entrant dans la synthèse de niacine, le tryptophane. Le lait, les fromages, le poisson, la viande et les œufs sont riches en tryptophane directement utilisable par l'organisme humain. Les végétaux ne le sont pas.

La niacine est nécessaire au bon fonctionnement des cellules du corps humain ainsi qu'à la synthèse de certaines hormones. Le blocage métabolique provoqué par la carence se manifeste dans la peau, dont les cellules ont un cycle reproductif rapide. Les effets psychiatriques et gastro-intestinaux de la pellagre seraient, eux, plutôt dus à la carence de sérotonine, hormone synthétisée à partir de tryptophane, régulatrice de l'activité intestinale et de nombreuses fonctions cérébrales.

La pellagre a une turbulente histoire depuis son identification en Espagne au XVIIIe siècle. Elle a touché la France au XIXe siècle. Les Landes, région marécageuse se prêtant mal à l'agriculture et à l'élevage, étaient propices à la pellagre car le maïs, pauvre en tryptophane, y devenait la seule ressource alimentaire en période de disette. Edmond About, dans *Maître Pierre*, écrivait en 1858 : « Tant que la Lande sera lande, la pellagre te demande[44]. » Une croyance disait qu'elle était une maladie du mouton transmise à des bergers ayant une mauvaise constitution héréditaire lorsqu'ils revêtaient des peaux ni tannées ni lavées. La pellagre abandonne les Landes au début du XXe siècle avant que l'on ait élucidé sa cause. L'assèchement des marais, la culture de la patate, la diversification céréalière et l'intensification du commerce avec les régions agricoles du pays ont mis fin aux carences alimentaires.

JOSEPH GOLDBERGER

L'épidémie qui nous intéresse ici frappe les États-Unis dans la première moitié du XXe siècle. La pellagre y était une maladie rare avant 1907. Puis elle apparaît dans des asiles psychiatriques publics et dans des populations pauvres, surtout des États du Sud. On compte 25 000 cas entre 1907 et 1912, dont 43 % décèdent de leur maladie. Devant l'ampleur du phénomène et sa nouveauté, le Congrès américain demande une enquête du service public.

En 1914, le docteur Joseph Goldberger, officier dans le Service de santé publique des États-Unis, est chargé d'élucider ce que son patron dit qu'il est « sans aucun doute le plus emberlificoté et le plus urgent des problèmes auxquels le Service fait face à ce moment-là[45] ». Fils d'immigrés hongrois, Goldberger a obtenu un diplôme de médecine à New York, puis ouvert un cabinet en Pennsylvanie avant de rejoindre, en 1899, le service médical de la marine militaire américaine, où il obtient un grade d'officier[46].

En 1912, on croit que la pellagre est une maladie infectieuse dont on n'a pas encore identifié le micro-organisme responsable. Une commission gouvernementale, dite de Thompson-McFadden, d'après les noms de deux philanthropes, Thompson de New York et McFadden de Philadelphie, avait mené une enquête dans des domiciles de Caroline du Sud où s'étaient produits des cas de pellagre. Elle avait conclu, en 1914, que la maladie était « très probablement due à une maladie infectieuse particulière transmissible d'une personne à l'autre[47] ».

Moins de trois mois après le début de ses investigations, Goldberger est convaincu que la pellagre n'est pas une maladie contagieuse car elle ne touche jamais le personnel soignant[48]. Dans les hospices psychiatriques et les orphelinats, la maladie attaque les pensionnaires, jamais le personnel. De plus, c'est strictement une maladie des pauvres. Une maladie infectieuse ne choisirait pas ainsi ses victimes. Une cause alimentaire expliquerait mieux pourquoi la maladie touche les pauvres mais pas les riches, les malades pauvres et les orphelins internés dans des hospices publics mais pas les gardiens ou les soignants. Cela demande à être prouvé.

Goldberger a construit son argumentation étape par étape. Il cherche à exclure une cause infectieuse en montrant qu'une augmentation de la part de viande et de lentilles[49], dans l'alimentation de deux orphelinats de Jackson, une ville de l'État du Mississippi, fait cesser les attaques de pellagre. Près de la moitié de ces malheureux enfants de 6 à 12 ans souffraient chaque année de pellagre. Au cours des 12 mois au cours desquels ils sont mieux nourris, aucun cas ne se produit. Il obtient des résultats semblables dans un asile psychiatrique de l'État de Géorgie[50].

Goldberger est conscient qu'en changeant l'alimentation de *tous* les internés il ne peut pas se défendre contre la critique de ceux qui prétendent qu'il s'est agi d'une année sans pellagre. Il voulait mener des études comparatives de population en ne modifiant l'alimentation que de la moitié des internés, l'autre conservant l'alimentation habituelle, mais cela n'a pas été possible. Les institutions publiques n'étaient pas équipées ou organisées pour servir deux types de repas. Goldberger est cependant convaincu que la pellagre peut être « complètement évitée par l'alimentation » et que ses travaux n'ont produit aucune évidence en faveur de l'hypothèse infectieuse[51].

L'étape suivante consiste à provoquer la pellagre chez des volontaires sains en modifiant leur alimentation. Une telle étude serait impensable aujourd'hui parce que trop risquée pour les volontaires. Rappelons que près de la moitié des malades de la pellagre en décèdent. Goldberger soumet alors des détenus volontaires du pénitencier de l'État du Mississippi à un régime de maïs, typique de l'alimentation des pauvres du Sud. Six des onze prisonniers développent les signes typiques de la pellagre, dans de terribles souffrances, en contrepartie desquelles les portes du pénitencier se sont ouvertes, leur évitant d'y finir leur vie comme tant d'autres gars l'y avaient finie.

Résolu à démontrer que la pellagre n'est pas contagieuse, Goldberger se soumet ensuite lui-même, ainsi que sa femme et ses collaborateurs, à des expériences répugnantes comprenant des injections intramusculaires de sang, l'ingurgitation de boulettes composées de desquamations cutanée, de sécrétions nasales, d'urines et d'excréments de pellagreux mélangés à de la pâte à pain. Il répète ces expériences sept fois. Aucun d'entre eux ne développe de diarrhée, de nausée ou de signes de pellagre.

La confiance de Goldberger en son hypothèse va croissant, mais ses détracteurs n'en deviennent que plus agressifs, faisant feu de tout bois pour critiquer les résultats compromettant la politique sociale – ou plutôt l'absence de celle-ci – dans les États du Sud.

L'ÉTUDE DES FILATURES DE COTON

Pour convaincre, Goldberger doit démontrer que les épidémies récurrentes de pellagre frappent les familles ne s'alimentant que de maïs, de saindoux et de mélasse. Il doit passer d'études cliniques à des études comparatives de population et soumettre son hypothèse à un test dans la vie réelle, impliquant des familles vivant à la même époque, dans les mêmes conditions, hormis que certaines mangent de la viande et du lait, d'autres non.

Un défi de taille. Personne n'avait fait un travail de ce genre avant lui, pas même Weinberg qui avait travaillé à partir de données de registres. Il demande à Edgar Sydenstricker, un économiste et statisticien, ayant l'habitude des données de populations, de se joindre à lui. Ensemble, ils planifient et réalisent au printemps et en été 1916 une étude comparative de population, impressionnante de rigueur et d'originalité, auprès d'ouvriers agricoles de Caroline du Sud[52].

L'histoire de la pellagre aux États-Unis est inséparable de celle de l'industrie du coton. Les ouvriers agricoles employés dans les champs de coton entourant les filatures de textiles en sont les victimes. Après l'abolition de l'esclavage, les grandes exploitations du Sud utilisent des métayers à qui elles attribuent une parcelle de terrain devant servir à la fois à la production de coton et à la subsistance du métayer et de sa famille. La parcelle typique comprend une cabane misérable, quelques plants de maïs et un champ de coton luxuriant, mais non comestible. Afin de maximiser leur revenu, les métayers plantent le plus de coton possible sur le lopin, évitant de faire pousser des légumes ou d'élever des animaux par économie de place. La farine de maïs, la mélasse – un sirop de sucre de canne ou de betterave – et le saindoux achetés au magasin de la filature sont la base de l'alimentation du métayer et de sa famille pendant la saison consacrée à la cueillette du coton.

Golberger sélectionne sept villages typiques de ceux situés autour d'une filature. Il recense tous les habitants de ces villages, dont il échantillonne 750 familles, formées de 4 150 personnes, tous des Blancs d'origine anglo-saxonne[53].

Deux fois par semaine, des enquêteurs se rendent de maison en maison et comptent les nouveaux cas de pellagre présentant les lésions classiques de la maladie réparties symétriquement sur leur corps[54].

L'alimentation des ménages a été estimée entre le 16 avril et le 15 juin. Les enquêteurs ont obtenu des informations détaillées des ménages, de fermiers et vendeurs ambulants ainsi que du magasin de la filature. Les ménages très pauvres mangeaient plus de porc salé, de maïs, autant de haricots secs mais moins de légumes verts, de fruits frais et de viande fraîche que les ménages moins pauvres[55]. Le risque de pellagre se révèle d'autant plus grand que la famille est pauvre. On compte 12 fois plus de nouveaux cas de pellagre dans les familles aux revenus les plus bas que dans celles aux revenus les plus élevés.

La pellagre n'était pas une maladie infectieuse, mais était-ce parce qu'elles étaient pauvres ou était-ce parce qu'elles se nourrissaient mal que certaines familles étaient plus à risque de pellagre que d'autres ? L'alimentation et le revenu étaient difficiles à séparer.

Goldberger a alors l'idée de comparer les villages dont les risques moyens de pellagre sont différents. Ce risque est nul à Newry, mais très élevé (64,6 pour 1 000 personnes) à Inman Mills. Bien que tous deux très pauvres, Inman Mills a un revenu moyen supérieur à celui de Newry. La pauvreté ne peut donc pas expliquer les différences de risque de pellagre entre Newry et Inman Mills.

La comparaison montre que 58,1 % des familles de Newry, le village exempt de pellagre, achètent de la viande fraîche deux fois au moins par semaine. Cette proportion n'est que 8,5 % à Inman Mills, le village ravagé par la pellagre.

Le graphique 5.4 montre que la situation est encore plus contrastée lorsque Goldberger compare la consommation combinée de lait frais, de beurre, d'œufs, de légumes et de fruits frais, et de volaille : 83,3 % des ménages de Newry en ont consommé contre seulement 9 % à Inman Mills.

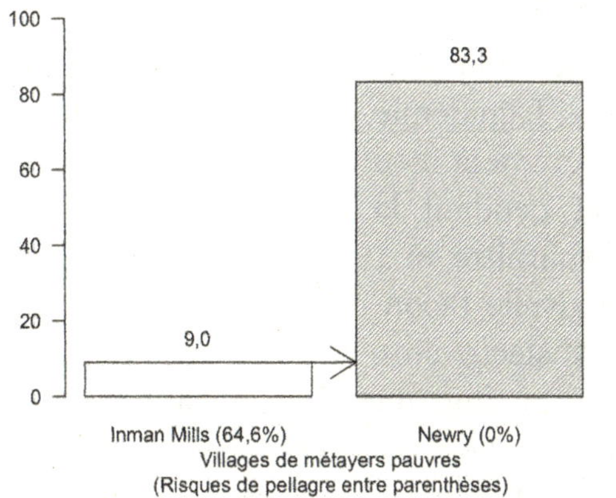

Graphique 5.4 Comparaison de la proportion de ménages consommant des produits alimentaires frais dans deux villages de métayers employés dans des filatures de coton de Caroline du Sud, aux États-Unis, en 1916. Les deux villages sont parmi les plus pauvres de l'étude, avec 41 % des ménages à Inman Mills et 26 % à Newry ayant un revenu moyen par homme adulte de moins de 6 dollars. Newry n'a pas de cas de pellagre, alors qu'Inman Mills a le risque le plus élevé observé dans l'étude. *Source* : Goldberger, 1920.

Voici la petite histoire. Newry, le village non pellagreux du comté d'Oconee, était situé dans une région d'agriculture et d'élevage. Son marché était approvisionné toute l'année de viande fraîche et de légumes. En revanche, Inman Mills se trouvait au milieu d'une région dominée par le coton, et ses habitants ne pouvaient s'approvisionner que dans le magasin de la filature, où la viande et le lait étaient trop chers pour leurs maigres revenus[56].

À partir de cette étude comparative de population un peu particulière, car elle comparait des villages et non des gens, Goldberger a pu montrer que l'alimentation est la cause directe de la pellagre. Les pauvres souffrent de pellagre, car ils ne peuvent pas s'approvisionner convenablement, étant privés de lait, de viande et de produits frais. La prévention de la pellagre passe par l'amélioration des conditions alimentaires des villages de métayers[57].

UN PRIX NOBEL MANQUÉ

L'histoire de la pellagre aux États-Unis a donné raison à Goldberger. L'épidémie, apparue soudainement en 1907, a été particulièrement meurtrière pendant la Première Guerre mondiale et pendant la grande récession de 1929-1933, avant de disparaître en 1940, aussi soudainement.

Une nouvelle façon de moudre le maïs, introduite au début du XXᵉ siècle, éliminait le « germe » ou embryon du noyau, riche en nutriments, et en appauvrissait la valeur nutritionnelle[58]. Les métayers comptaient vivre de maïs pour pouvoir obtenir un petit revenu du champ de coton, mais le maïs, à leur insu, ne les nourrissait plus.

À partir de 1941, l'industrie alimentaire a fortifié certains aliments de base avec des acides aminés et des vitamines, réintroduisant artificiellement dans le pain les nutriments que les moulins industriels avaient retirés du maïs. De plus, le métayage disparaît après la grande dépression de

1929, les grands fermiers du Sud ayant remplacé la monoculture du coton par le soja, l'arachide, les pois, les agrumes et autres fruits.

Contre l'opinion dominante selon laquelle la pellagre était une maladie contagieuse, Goldberger a soutenu que la maladie était causée par une carence en un nutriment non encore identifié qu'il a appelé « facteur préventif de la pellagre » ou facteur PP – d'autres scientifiques l'ont appelé facteur G, pour Goldberger. Ce facteur s'est révélé être une vitamine. C'est un scénario qui peut qualifier un chercheur pour l'obtention du prix Nobel de médecine.

Lorsque le comité du Nobel décide de consacrer le prix de 1929 à la découverte de maladies causées par des carences vitaminiques, Goldberger fait partie de la liste des lauréats potentiels. Malheureusement, il meurt en janvier 1929, quelques mois avant sa nomination[59].

Goldberger n'a pas vu régresser l'épidémie de pellagre aux États-Unis, mais, aujourd'hui, rares sont les médecins qui voient un cas de pellagre au cours de leur carrière.

CHAPITRE VI

Tabac et santé :
le grand chantier de l'épidémiologie

Au début du XXe siècle, la bactériologie semble générer suffisamment de connaissance pour permettre de diagnostiquer, de prévenir par des vaccins et bientôt de traiter de nombreux micro-organismes. Le choléra, la tuberculose, l'anthrax, la rougeole, la diphtérie, la coqueluche, la fièvre puerpérale et la typhoïde semblent bientôt maîtrisés. L'hygiène publique et personnelle, la filtration de l'eau et l'isolement des malades contagieux sont des stratégies préventives efficaces. À quoi vient s'ajouter dès 1867 l'asepsie, elle-même conséquence des découvertes bactériologiques, dont l'Anglais Joseph Lister montre qu'elle permet de réduire la mortalité en cours et à la suite d'interventions chirurgicales[1].

La Belle Époque de 1880-1914 l'a donc aussi été en médecine et en santé publique. De nouveaux fléaux apparaissent cependant par rapport auxquels la bactériologie, science de laboratoire, se retrouve impuissante.

La cigarette

Les populations du XXe siècle, en Europe et aux États-Unis d'abord, puis dans le monde entier, ont fait preuve d'un formidable engouement pour le tabac et sa fumée[2].

Il y a de nombreuses théories sur les raisons pour lesquelles, dans certaines sociétés, une majorité d'hommes et une fraction substantielle des femmes sont devenus fumeurs en quelques décennies. Les économistes invoquent la baisse du prix de la cigarette rendue possible par un mécanisme de fabrication industrielle vers 1900. Les psychologues mettent l'accent sur la dépendance qu'engendre la nicotine. Les toxicologues remarquent que la cigarette est un moyen idéal de doser la concentration de nicotine dans le sang. Le mode de vie se sédentarise rapidement grâce à la motorisation et l'électrification des transports, à l'électroménager. Or l'activité physique a aussi un effet psychotrope sédatif que la cigarette a peut-être remplacé. Il est donc probable que le succès de la cigarette est dû à une combinaison de ces différents facteurs, dont l'importance respective reste à élucider.

Quand la cigarette devient un produit de consommation de masse, l'opinion publique en Europe et aux États-Unis y est favorable. Les fumeurs, toujours plus nombreux, lui trouvent de multiples qualités, et en particulier celle de les détendre et les aider à se concentrer. Dans un article de 1936, l'éditeur du célèbre magazine *Scientific American*, Inghalls, affirme que les fumeurs sont conquis par les effets psychotropes du tabac : « Les effets les plus intéressants du tabac sont ceux qui surviennent dans le système nerveux central. Comme l'alcool, le tabac est souvent qualifié de "stimulant" – on dit qu'il vous requinque – mais en réalité, le tabac comme l'alcool est un sédatif. Le professeur Mendenhall signale qu'il a un effet similaire à celui de la détente et appelle un paquet de cigarettes un "paquet de détente". C'est probablement sur cela que repose l'habitude tabagique, bien que dans de nombreux cas, le sentiment de la cigarette, de la pipe ou du cigare dans la bouche a aussi sa part de responsabilité dans cette habitude. La source de "détente" dans le tabac est la nicotine qu'il contient[3]. »

La détente étant généralement salutaire, il faut conclure que le tabac est bon pour la santé.

Les producteurs de cigarettes, surpris par un marché dont l'ampleur a dépassé leurs plus optimistes attentes, utilisent les croyances sur les bénéfices potentiels pour la santé de la cigarette dans les campagnes publicitaires. Ils y associent des médecins. « Il y a plus de médecins qui fument des Camel que n'importe quelle autre marque de cigarettes » est le thème d'une de ces campagnes. Manifestation édifiante de l'attitude de la profession médicale face à la cigarette, un poster de l'Association américaine des médecins en 1945 illustre les progrès de la médecine en montrant qu'une prothèse de main permet à un mutilé de porter une allumette à la cigarette qu'il a au bec.

Des voix dissonantes suggèrent bien que la fumée de tabac peut abîmer la santé des fumeurs. Celles des intégristes religieux et moraux, pour qui la cigarette est un vice au même titre que l'alcool, mais celles aussi de chirurgiens thoraciques, qui soupçonnent rapidement un lien entre la cigarette et le cancer du poumon. Le cancer du poumon était une maladie très rare en 1900. Il était exceptionnel qu'un chirurgien opère un cas dans sa carrière. Puis le cancer du poumon devint moins rare. Les poumons réséqués étaient chargés de goudron.

En 1939, les chirurgiens Ochsner et DeBakey, de La Nouvelle-Orléans, en Louisiane, publient les caractéristiques de 79 cas d'ablation du poumon pour cancer, dont 7 par leurs soins. On opère plus de cancers du poumon, écrivent-ils en introduction, car la maladie est devenue plus fréquente. Parmi les causes possibles de ce phénomène, ils indiquent la grippe, une irritation des bronches par les gaz de combat ou ceux des échappements des voitures. Selon eux, cependant, « l'irritation chronique de la muqueuse du poumon » résultant de « l'inhalation répétée de fumée sur de longues périodes de temps[4] » est en cause.

Ochsner et DeBakey étaient sur la bonne piste, mais n'appuyaient leur opinion sur aucune donnée, pas même la proportion de fumeurs parmi les 79 cas opérés. Il n'y avait pas non plus de groupe de comparaison permettant d'établir si les cas de cancer du poumon fumaient plus qu'attendu dans la population générale.

Preuve que les croyances sont labiles, en 1947 les mêmes Ochsner et DeBakey, rejoints par Dixon, publient une série de 129 cas de pneumonectomie pour cancer du poumon, dont 75 % survenus chez des fumeurs. Il n'y a pas de groupe de comparaison non plus, mais les auteurs y affirment cette fois-ci que « l'habitude tabagique » ne semble pas être une cause du cancer du poumon[5] ! Ochsner, DeBakey et Dixon considèrent peut-être qu'une proportion de 75 % de fumeurs n'est pas très différente de celle attendue dans une population d'hommes américains en général. Ou peut-être jugent-ils que, si un quart des cas de cancer du poumon ne fument pas, le tabac ne peut plus être mis en cause.

Une autre voix dissonante des années 1930 est celle de l'Argentin Angel H. Roffo, directeur d'un institut consacré à l'étude du cancer à Buenos Aires. Roffo produisait des cancers de la peau en appliquant du goudron provenant de la distillation de fumée de tabac sur les muqueuses d'oreilles de lapins[6]. À partir de ses études sur l'animal, Roffo défend l'hypothèse que le tabac est la cause du cancer du poumon chez l'homme.

Et il y a un statisticien de l'école de santé publique de Johns Hopkins, Raymond Pearl, qui montre que les gros fumeurs ont une espérance de vie médiane de dix ans inférieure à celles des non-fumeurs[7].

Néanmoins, avant la Seconde Guerre mondiale, aux États-Unis, il y a plus de croyances que de connaissance sur les méfaits du tabac sur la santé humaine. Roffo publiait surtout en allemand et en espagnol, les résultats de Pearl n'étaient pas pris au sérieux[8], et les chirurgiens thoraciques hésitaient.

Le cancer du poumon

Suivant de quelques années l'essor de la cigarette, la fréquence du cancer de poumon croît dans les sociétés occidentales, entre 1920 et 1950. Le phénomène est évident, car c'est une maladie dont on meurt presque sûrement, en moyenne une année après son diagnostic clinique. L'accroissement du nombre de décès par cancer du poumon est d'ailleurs le changement le plus inquiétant en cours dans les statistiques de mortalité du siècle. En Grande-Bretagne, il y a quinze fois plus de décès par cancer du poumon en 1947 qu'en 1922. Bien que dans une moindre proportion, la tendance est la même en France, en Suisse, au Danemark, aux États-Unis et au Canada[9].

Les avis divergent cependant sur l'interprétation de l'ampleur du phénomène. Peut-être que le cancer du poumon ne devient pas plus fréquent, mais qu'on le diagnostique plus souvent grâce à l'utilisation devenue courante de la radiographie du thorax. Ou peut-être la population vieillissante meurt-elle plus de cancer du poumon.

Ceux qui pensent qu'une telle épidémie doit avoir pour origine une caractéristique de la vie moderne, contaminant l'air ambiant, évoquent trois causes potentielles : la voiture, la cigarette et la pollution industrielle. En remplaçant le cheval, la voiture a débarrassé les villes des monceaux de crottins qui recouvraient la voie publique. Elle a en revanche apporté les gaz émis sans vergogne par les moteurs à combustion et par le goudronnage des ponts et chaussées. Quant aux volutes de fumée des cigarettes, fumeurs et non-fumeurs les respirent à longueur de journée à domicile, au travail, en voiture, dans le bus ou le métro. Le médecin fume pendant sa consultation et l'enseignant pendant ses cours. Restaurants et bars sont constamment enfumés. Les films de cette période traduisent bien cette omniprésence de la cigarette. En plus du goudron et de la cigarette, l'air des villes modernes est pollué par les fumées de charbon émanant des cheminées des usines et des domiciles.

Les preuves *convaincantes* que la fumée de cigarette est la plus importante de ces causes proviennent de deux études américaines et d'une britannique comparant les habitudes tabagiques d'un groupe de cas de cancer du poumon à un groupe de témoins sans cancer du poumon, publiées toutes trois en 1950.

Ces trois études ont changé l'état d'esprit dans les milieux médicaux, tel qu'il s'exprime dans les colonnes des principaux journaux de médecine. En 1942, l'éditorial du journal des médecins britanniques émet encore des doutes sur l'existence d'une véritable épidémie[10]. Ce n'est plus le cas en 1952 : l'éditorial d'une autre grande revue médicale britannique déclare alors qu'il y a « peu de doutes » que l'épidémie est vraie et numériquement importante[11].

Les études cas-témoins américaines
de 1950

Levin et ses collègues du département de la santé de l'État de New York ont interrogé sur leur habitude tabagique 1 650 hommes au moment de leur hospitalisation au Roswell Park Memorial Institute de Buffalo entre 1938 et 1948[12]. Sur la base du diagnostic de sortie, ils observent que la proportion, à âge égal, de fumeurs de cigarettes est de 66,1 % parmi ceux qui quittent l'hôpital avec un diagnostic de cancer du poumon, les « cas », et de 44,1 % parmi les autres malades non cancéreux, les « témoins » (graphique 6.1, gauche). Ils y voient une association possible entre tabac et cancer du poumon.

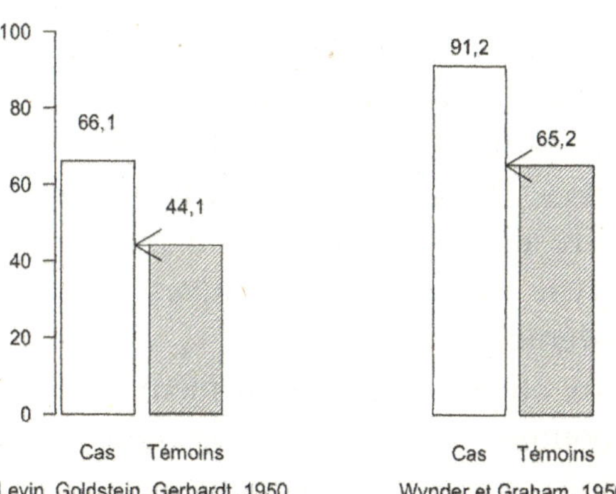

Graphique 6.1 Études cas-témoins nord-américaines comparant la proportion de fumeurs de cigarettes parmi des hommes ayant un cancer du poumon (les cas) à celle des hommes hospitalisés pour des affections non cancéreuses (les témoins), publiées dans le même numéro du *Journal de l'Association médicale américaine*. *Sources* : Levin, 1950 et Wynder, 1950.

Le second article est signé par Ernst L. Wynder, étudiant en médecine, et Ewarts Graham, chirurgien réputé, tous deux de Saint Louis. Il compare 630 cas de cancers du poumon (605 hommes et 25 femmes) à 1 332 témoins (780 hommes et 552 femmes) recrutés dans plusieurs hôpitaux et cabinets médicaux des États-Unis. Les cas de cancer ont un cancer du poumon de type épidermoïde, survenant en général dans les grosses bronches directement exposées à la fumée de tabac. Les témoins n'ont pas de cancer du poumon. La proportion d'hommes fumeurs est de 91,2 % parmi les « cas » et de 65,2 % parmi les « témoins » (graphique 6.1, droite). Un cas sur deux est un fumeur à la chaîne contre seulement un témoin sur cinq. Wynder et Graham concluent que « l'utilisation excessive et prolongée du tabac, en en particulier de cigarettes, semble être un facteur important capable d'induire le cancer du poumon[13] ».

Vous l'aurez remarqué, les deux études comparatives de population du graphique 6.1 sont d'un type différent de celles qui comparent des exposés à des non-exposés à la cause étudiée. La comparaison porte ici sur un groupe de personnes ayant le cancer du poumon, les « cas », et un groupe de personnes n'ayant pas le cancer des poumons, les « témoins ». Des deux groupes, les enquêteurs obtiennent l'histoire de la consommation passée de tabac. On appelle ce type d'études comparatives de population une « étude cas-témoins ».

Les deux études indiquent la même chose : les cas de cancer du poumon ont fumé plus de cigarettes par le passé que les témoins sans cancer du poumon :

CANCER DU POUMON ➔ (associé à la) FUMÉE DE CIGARETTE

Ces études cas-témoins ne répondent donc pas directement à la question causale : l'exposition à la fumée de cigarette cause-t-elle le cancer du poumon ?

FUMÉE DE CIGARETTE ➜ (cause le) CANCER DU POUMON

Bien sûr, si les cas ont fumé plus que les témoins (cancer du poumon ➜ exposition à la fumée de cigarette), il est raisonnable de s'attendre à ce que ce soit parce qu'elles ont plus fumé de cigarettes que certaines personnes sont devenues des cas (exposition à la fumée de cigarette ➜ cancer du poumon). C'est ce qu'a démontré une autre étude cas-témoins menée au Royaume-Uni en 1949 et publiée en 1950.

L'étude cas-témoins anglaise de 1950

Le chef du Medical Research Council (MRC, Conseil de la recherche médicale) demande en 1948 à Austin Bradford Hill d'étudier les causes du cancer du poumon[14]. Hill est l'épidémiologiste le plus respecté de sa génération, pionnier des essais cliniques randomisés et auteur *du* manuel de statistique médicale. Il engage Richard Doll pour réaliser l'étude.

En apparence, le plan de l'étude anglaise ressemble à celui des deux études américaines du graphique 6.1. Il y a 649 cas de cancer du poumon diagnostiqués en 1948 et 1949 dans vingt hôpitaux londoniens. Pour chaque cas de cancer est interrogé un témoin, qui est un patient sans cancer, du même sexe, du même groupe d'âge, admis dans le même hôpital, à la même date que le cas. Les questions identiques posées aux 649 cas et 649 témoins portent sur la durée du tabagisme, les dates de début et d'arrêt, et la quantité de cigarettes fumées.

Doll et Hill se préoccupent de définir ce qu'est un fumeur. Qu'est-ce qu'un fumeur d'après vous ? Incluriez-vous dans la catégorie des fumeurs quelqu'un ayant l'habitude de fumer une cigarette par an, après son repas d'anniversaire ? Ou une personne de 50 ans qui, au cours de son adolescence, a fumé quelques cigarettes pour essayer, avant de réaliser qu'elle n'aimait pas cela ? Une réponse positive à ces deux questions aurait fait de tous les participants à l'étude des fumeurs. Il fallait établir un seuil d'exposition distinguant fumeurs et non-fumeurs.

Doll et Hill décident qu'un « fumeur » doit avoir fumé au moins une cigarette par jour pendant au moins un an ou, pour les fumeurs de pipe, au moins 7 grammes de tabac par semaine. Êtes-vous « fumeur » ou « fumeuse » selon cette définition ? Afin de s'assurer que les réponses des participants aux questions sur le tabagisme étaient véridiques, Doll et Hill ont réinterrogé 50 témoins à six mois d'intervalle, et ont constaté avec satisfaction que les réponses obtenues étaient pratiquement identiques.

Dans cette étude, 98 % des participants étaient fumeurs. La comparaison n'est pas impressionnante : il y a 99,7 % de fumeurs parmi les cas et 95,8 % parmi les témoins. Qui conclurait à partir de ce résultat que le tabac est la cause du cancer du poumon ?

Comparer les proportions de fumeurs chez les cas et chez les témoins n'est pas équivalent à comparer les risques de cancer chez les fumeurs et chez les non-fumeurs. Par quelle opération calcule-t-on le risque de cancer du poumon des fumeurs ? En divisant le nombre de cas de cancer du poumon survenus chez les fumeurs (numérateur) par le nombre total de fumeurs (dénominateur), l'étude cas-témoins fournit le numérateur, le nombre de cas, mais pas de dénominateur, car on ne connaît pas le nombre total de fumeurs dans la population dont proviennent les cas.

Doll et Hill ont un atout : ils peuvent estimer le dénominateur du risque indirectement, car leurs témoins sont représentatifs de la population générale de Londres. Étant donné que 95,8 % des témoins fument, il est probable que 95,8 % des 4 millions de Londoniens fument : 95,8 % de 4 millions, voilà le dénominateur du risque de cancer du poumon chez les fumeurs !

Doll et Hill ont fait de même pour obtenir le risque de cancer du poumon chez les non-fumeurs : ils ont divisé les 2 cas de cancer du poumon qui étaient non-fumeurs par 4,2 % de 4 millions.

En extrapolant à la population du Grand Londres les proportions de fumeurs et non-fumeurs observées chez les témoins, Doll et Hill ont obtenu un risque de 164,7 par million pour les fumeurs et de 11,6 par million d'habitants pour les non-fumeurs. Le ratio de ces deux risques (164,7 divisé par 11,6) est 14,2, signifiant que les fumeurs avaient 14 fois plus de risques que les non-fumeurs d'avoir un cancer du poumon. Les ratios de risques étaient beaucoup plus élevés pour les gros fumeurs que pour les fumeurs modérés, comparés aux non-fumeurs.

J'admets que de passer d'une petite différence de proportions de fumeurs entre les cas et les témoins à un ratio de risque de 14, avec les mêmes données, ressemble à un tour de magie, mais cette transformation, de la probabilité d'avoir fumé si l'on a le cancer en un risque d'avoir le cancer si l'on a fumé, repose sur un théorème mathématique.

Le docteur Cornfield et le révérend Bayes

Pour calculer un ratio des risques à la manière de Doll et de Hill, il faut que les témoins soient représentatifs d'une population bien définie et énumérée. C'est rare. Ni Wynder et Graham ni Levin et ses collaborateurs n'auraient pu le faire.

Jerome Cornfield a été, successivement, président de la Société américaine des épidémiologistes et de l'Association américaine de statistique. En 1951, il démontre que l'on peut estimer le ratio des risques à partir des proportions d'exposés obtenues dans l'étude cas-témoins, de façon plus simple que ne l'ont fait Doll et Hill.

Il applique en fait un théorème de probabilités énoncé au XVIIIe siècle par le révérend Thomas Bayes. En appliquant l'idée de Cornfield aux résultats de l'étude cas-témoins de Doll et Hill, on observe que, grâce au théorème de Bayes, les proportions de fumeurs et de non-fumeurs, 99,7 % et 95,8 %, peuvent être transformées en un ratio des *odds* (99,7/0,3 divisé par 95,8/4,2) de 14 (voir annexe 2). Ce ratio des *odds* a la même valeur que le ratio des risques calculé par Doll et Hill.

C'est grâce à cette découverte de Cornfield que l'on peut interpréter les résultats d'une étude cas-témoins en termes de ratio des risques : 99,7 % des cas et 95,8 % des témoins étaient fumeurs, ce qui correspond à un risque de cancer du poumon 14 fois plus grand chez les fumeurs que chez les non-fumeurs.

Les études sur le cancer du poumon de la période nazie

Face à la montée de la cigarette, l'Allemagne nazie a réagi d'une manière différente de celle des sociétés démocratiques. La raison en est ici encore l'hygiène raciale (voir chapitre V).

Lorsqu'ils prennent le contrôle du mouvement pour l'hygiène raciale, les nazis en étendent les préoccupations à des maladies (tuberculose, malformations congénitales ou maladies psychiatriques) et à des facteurs environnementaux (le tabac à partir de 1938) et sociaux (les juifs, les Tziganes, les homosexuels, les communistes, les Noirs). Leur hygiène raciale est brutale et cruelle.

Plusieurs pistes tendent à incriminer le tabac. Les travaux de Roffo, provoquant des cancers chez le lapin à partir de goudron de tabac, sont publiés en allemand dans le journal de la recherche sur le cancer. Les résultats d'autopsies, pratiquées dans certains hôpitaux, indiquent que la proportion de décès dus au cancer du poumon est en progression chez les hommes plus que chez les femmes. À quoi est-ce que les hommes sont-ils plus exposés que les femmes ? Cela ne peut être ni la grippe de 1918 ni les gaz d'échappement. La cigarette !

Les nazis ne se soucient guère de santé publique. La campagne antitabac (1938-1942) doit augmenter l'identification au chef : Hitler ne fume pas. Mussolini et Franco non plus. Les ennemis, eux, Churchill, ainsi que Staline et Roosevelt, sont de gros fumeurs[15].

Les nazis prennent le pouvoir en 1933, entament leur guerre de conquête en 1938 et sont mis en déroute à partir de 1943. La propagande nazie a fait de la lutte contre le tabac un de ses chevaux de bataille idéologiques[16]. Elle associe le tabac, poison génétique, à la dépravation, à la décadence et aux stéréotypes raciaux et politiques habituels du nazisme : le juif et la femme communiste succombent aisément au tabagisme et contaminent autrui avec leur sordide toxicomanie[17].

LES PUBLICATIONS NAZIES

En 1939 et 1943 sont publiés deux articles décrivant l'association entre tabac et cancer du poumon[18]. Dans l'article de 1939, Mueller[19] décrit en détail 86 cas de cancer du poumon, certains vivants et d'autres morts. Ils sont comparés « au même nombre d'hommes en bonne santé du même âge ». C'est tout ce qui est dit au sujet du groupe de comparaison. La proportion de fumeurs est de 96,5 % chez les cas et de 83,7 % chez les hommes en bonne santé (graphique 6.2, gauche). Il trouve aussi plus de gros fumeurs parmi les cas de cancer du poumon que parmi les hommes en bonne santé. Dans la seconde étude, Schairer et Schoeniger[20] comparent 93 cas décédés de cancer du poumon, 226 cas décédés d'autres cancers (estomac, bouche, œsophage, côlon, prostate) et 270 « témoins », tous des hommes habitant Iéna. L'article dit des témoins qu'ils sont des hommes, « âgés de 53 et 54 ans » et que 270 des 700 témoins potentiels invités ont renvoyé un questionnaire rempli de façon satisfaisante. C'est tout. La proportion de fumeurs est de 96,8 % chez les cas et de 84,1 % chez les témoins (graphique 6.2, droite). Ils observent aussi plus de gros fumeurs parmi les cas. Le tabagisme

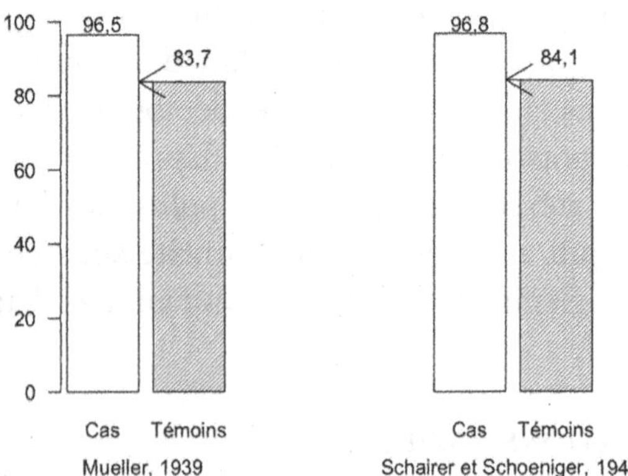

Graphique 6.2   Études comparant la proportion de fumeurs parmi des patients ayant un cancer du poumon (les cas) à celle des patients « en bonne santé » (les témoins), publiées en Allemagne nazie. *Sources* : Mueller, 1939b, et Schairer, 1943, dont il existe une traduction intégrale en anglais, Schairer, 2001.

des cas de cancer de l'estomac étant semblable à celui des hommes en bonne santé, ils concluent aussi que le tabac cause le cancer du poumon mais pas celui de l'estomac.

Notons qu'en arrondissant les proportions du graphique 6.2 les deux études trouvent 97 % de fumeurs chez les cas et 84 % de fumeurs chez les témoins. Des résultats superposables. Dans les études américaines et anglaises, les proportions de fumeurs chez les cas et chez les témoins varient d'une étude à l'autre.

Les deux études allemandes de la période nazie ont reproduit l'association déjà suspectée entre fumée de tabac et cancer du poumon dans des conditions particulières.

Le plan de ces deux études était médiocre, et bien en deçà de la qualité des études cas-témoins publiées en Grande-Bretagne et aux États-Unis[21]. En 1939, il était devenu conventionnel dans la littérature épidémiologique de décrire en détail la méthode de sélection des cas et des témoins, mais les études allemandes ne le font pas[22].

Aucune des deux études allemandes n'a respecté la logique de l'étude cas-témoins qui est de comparer la consommation passée de tabac entre un groupe de personnes ayant développé un cancer du poumon et un groupe de témoins constitué de personnes *provenant de la même population que les cas* mais n'ayant pas développé de cancer du poumon. Elles utilisent la distribution de la consommation de tabac dans le groupe de sujets « en bonne santé » pour Mueller, dans le groupe de sujets « normaux » pour Schairer et Schoeniger. Que sont censés représenter les « hommes en bonne santé » ou « normaux » ? Que signifie être normal dans une société dans laquelle prévaut une politique d'hygiène raciale active et radicale ?

Cela n'est pas un détail. Supposons – ce qui est probable – que les cas viennent de la population générale, mais que les témoins ont été recrutés parmi des cols blancs, aryens, abstinents par conviction nazie ou obligés de restreindre leur consommation de tabac sur leur lieu de travail lorsque fumer y est interdit. Ces témoins sont issus d'un sous-groupe de la population qui fume peu. Ils ne sont pas comparables aux cas. Ils ne nous renseignent pas sur la consommation de tabac de personnes semblables au cas, mais qui n'ont pas développé de cancer. L'erreur extrême aurait été de ne recruter des témoins que parmi des non-fumeurs. La comparaison des groupes est faussée. La différence observée provient de ce que les témoins fument moins que la population générale, non de ce que les cas fument plus.

Pour convaincre un public critique, les auteurs auraient dû donner plus de détails sur le mode de recrutement des témoins, décrire les caractéristiques des cas et témoins qui pouvaient fausser la comparaison et faire un effort de recrutement pour obtenir une meilleure participation : dans l'étude de Schairer et Schoeniger, l'information sur le tabagisme n'est disponible que pour 39 % des témoins et pour 50 % à 60 % des cas, selon la localisation du cancer.

L'étude de Schairer et Schoeniger avait l'avantage sur celle de Mueller de comparer les cas de cancer de poumon à d'autres cas de cancer. La sélection et la récolte de l'information étaient donc plus comparables entre groupes cancéreux qu'avec les « témoins » normaux. Le problème est que le cancer gastrique n'est pas un bon groupe de comparaison pour la liaison étudiée car les problèmes gastriques précédant le diagnostic de cancer poussent les patients à restreindre leur consommation de tabac. La conclusion de Schairer et Schoeniger selon laquelle le cancer gastrique n'est pas associé au tabac s'est révélée ultérieurement erronée[23].

La mauvaise qualité des études allemandes n'est pas la conséquence d'un retard historique de l'épidémiologie allemande. Au contraire, l'Allemagne est un des berceaux de l'épidémiologie. L'étude de Weinberg sur la survie des enfants de tuberculeux, publiée en 1913, est une publication épidémiologique phare de la période 1900 à 1945.

Le manque de rigueur méthodologique des comparaisons donne l'impression que les auteurs prêchaient des convaincus. Le pouvoir souhaitait voir incriminer le tabac. Leurs auteurs étaient politiquement proches des nazis. Mueller était membre du parti et de l'armée nazis[24]. Schairer et Schoeniger travaillaient à l'Institut de recherche sur les dangers du tabac, dirigé par le SS Karl Astel, pour qui l'opposition au tabac était « un devoir national-socialiste ». L'Institut était financé directement par la chancellerie de Hitler, et ses employés devaient être non-fumeurs. Ces travaux apportaient de l'eau au moulin de la propagande nazie[25], au point qu'il est difficile de faire la part de la science et celle de la propagande[26]. Ils paraissent à des moments où la propagande de Goebbels cherche à mobiliser les Allemands, en 1939, pour la victoire et en 1943, pour la défaite annoncée.

Le public allemand ne s'y est apparemment pas trompé puisque la consommation de tabac a doublé entre 1935 et 1940, après la prise du pouvoir par les nazis[27]. Elle chute après 1942, avec le rationnement lié à la guerre[28].

LA RÉSISTANCE DES DÉMOCRATIES

La situation était différente dans les sociétés qui avaient conservé des institutions démocratiques et des gouvernements périodiquement éligibles[29]. Le tabac y était populaire et le lobby industriel, puissant. L'opposition au tabac, moralisante, n'était pas sans rappeler celle, vilipendée, contre l'alcool du temps de la Prohibition. Jusqu'à la fin de la Seconde Guerre mondiale, il y eut peu de motivation pour étudier les méfaits potentiels du tabac.

L'histoire des difficultés rencontrées par Levin, Goldstein & Gerhardt, et Wynder & Graham, aux États-Unis, et par Doll & Hill en Angleterre est, à ce titre, instructive.

Levin a soumis son article au *Journal de l'Association des médecins américains* – connu sous son abréviation *JAMA* – qui l'a refusé. Le statisticien du journal doutait que l'on puisse classer des individus en fumeurs et non-fumeurs étant donné qu'une personne pouvait en permanence passer d'une catégorie à l'autre. Levin va voir l'éditeur en chef du *JAMA*, à Chicago, et le convainc, d'une part, d'accepter son papier et, d'autre part, de ne pas refuser un autre article, celui de Wynder et Graham, qui venait d'être soumis, et qui aboutissait à la même conclusion sur le même sujet[30]. C'est ainsi qu'au lieu de rejeter les deux articles *JAMA* les publie conjointement en mai 1950[31].

En automne 1949, Hill et Doll aboutissent avant Levin, Goldstein & Gerhardt et Wynder & Graham à la même conclusion qu'eux, mais l'autorisation de publier leur est refusée par le Conseil de la recherche médicale. Les résultats sont trop provocateurs. On demande à Hill de recruter des cas et témoins en dehors de Londres pour exclure que les résultats ne soient dus au fait de résider à Londres[32]. Hill accepte. Quelques mois plus tard, cependant, le *JAMA* publie les études cas-témoins américaines. Hill et Doll sont donc autorisés à publier leurs résultats, qui ne paraissent qu'en septembre 1950[33].

Malgré la qualité supérieure de ces études par rapport à celles effectuées en Allemagne nazie, il a fallu ensuite plus de dix ans de controverse avant que le rôle causal du tabac dans le cancer du poumon ne soit reconnu par les milieux scientifiques et politiques britanniques.

L'Étude des médecins britanniques

En 1951, de nombreuses études cas-témoins du cancer du poumon, à part celles que nous avons mentionnées, avaient été effectuées. Des travaux supplémentaires du même type ne contribueraient pas à lever les doutes persistant dans la communauté scientifique sur la nature causale de la relation entre la fumée de tabac et le cancer du poumon. Il fallait utiliser une démarche différente, plus directe que celle de l'étude cas-témoins.

Hill propose d'interroger un grand nombre de personnes sur leur habitude tabagique, de les suivre dans le temps et de déterminer si les fumeurs développent un cancer du poumon plus fréquemment que les non-fumeurs :

[Cohorte exposée] Fumeurs ➜ Suivi ➜ Cancer du poumon
[Cohorte non exposée] Non-fumeurs ➜ Suivi ➜ Cancer du poumon

Mais suivre pendant des années des milliers de personnes pose des problèmes techniques et organisationnels. Dans les années 1950, avant l'invention des ordinateurs, au papier, aux crayons et à la correspondance postale ne sont venues s'ajouter que les cartes perforées de Hollerith.

Bradford Hill a l'idée de minimiser ces difficultés en menant ce nouveau type d'étude parmi les médecins anglais : ils appartiennent tous à une même association professionnelle, sont instruits et motivés. Un registre des médecins tenu régulièrement à jour en fournit la liste et enregistre les départs hors du pays et les décès : des conditions idéales pour suivre un grand nombre de personnes sur une longue période et pour énumérer les décès et leurs causes.

L'Étude des médecins britanniques est une étude de cohorte au même titre que celle qu'a conduite Weinberg en Allemagne cinquante ans auparavant (voir chapitre V). La différence est que les médecins britanniques ont rempli un questionnaire et ont été suivis au cours de leur vie, alors que Weinberg a travaillé à partir d'informations archivées dans des registres.

Hill fait une fois de plus équipe avec Doll, et leur nouveau projet est connu aujourd'hui sous le nom de l'Étude des médecins britanniques, une étude culte, si je puis dire, qui a produit l'essentiel de ce que nous savons des effets à long terme du tabac sur la santé, ainsi que sur les bénéfices de l'arrêt du tabagisme.

Fin octobre 1951, Doll et Hill envoient un questionnaire court et simple aux 59 600 hommes et femmes appartenant au Registre médical britannique et résidant en Grande-Bretagne. À part nom, adresse et âge, ils leur demandent s'ils fument du tabac, s'ils en ont fumé dans le passé mais ont cessé, ou s'ils n'ont jamais fumé régulièrement de cigarette, de cigare ou de pipe. Les fumeurs actuels et ex-fumeurs précisaient la chronologie et la quantité. Vous trouverez reproduit ci-après le questionnaire dans son *intégralité*. Je vous suggère d'y répondre.

Deux médecins britanniques sur trois ont complété la section 1, alors que vous avez plutôt rempli, selon votre âge et votre sexe, les sections 2 ou 3.

Doll et Hill ont reçu 40 637 réponses utilisables de 34 445 hommes et de 6 192 femmes. Autrement dit, 69 % des docteurs et 60 % des doctoresses du pays ont participé à l'étude[34].

Pour mettre en relation le tabagisme avec différentes causes de mortalité, Doll et Hill classent les médecins selon leurs réponses au questionnaire de 1951. Certains médecins ont modifié leurs habitudes après le 1er novembre 1951.

Êtes-vous fumeur ?

NB : Pour cette enquête, un fumeur est une personne qui a fumé au moins une cigarette par jour pendant au moins un an au cours de son existence

Section 1 : FUMEURS ACTUELS

(a) J'ai commencé à fumer régulièrement à l'âge de . . . .

(b) Actuellement ma consommation de tabac est environ de :

. . . . cigarettes par jour

. . . . grammes de tabac par semaine en cigarettes roulées

. . . . grammes de tabac pipé

(c) À mon dernier anniversaire j'ai atteint l'âge de. . . . .

OU

Section 2 : EX-FUMEURS

(a) J'ai commencé à fumer régulièrement à l'âge de . . . .

(b) La dernière fois que j'ai cessé j'étais âgé de . . . .

Ma consommation de tabac au moment où j'ai cessé de fumer pour la dernière fois était d'environ :

. . . . cigarettes par jour

. . . . grammes de tabac par semaine en cigarettes roulées

. . . . grammes de tabac pipé

(c) À mon dernier anniversaire j'ai atteint l'âge de. . . . .

OU

Section 3 : NON-FUMEURS

(a) Cochez SVP l'affirmation appropriée

   Je n'ai jamais fumé du tout

   J'ai fumé occasionnellement

(b) À mon dernier anniversaire j'ai atteint l'âge de. . . . .

Nombreux sont ceux qui ont cessé de fumer. Ces changements ne sont cependant pas pris en considération une fois qu'a commencé le compte des nouveaux cas de maladies ou des décès. Un principe fondamental de l'étude de cohorte est en effet que la période au cours de laquelle l'exposition est mesurée doit être distincte de celle au cours de laquelle les nouveaux cas de maladies ou les décès sont énumérés. Cette distinction a pour but de garantir que l'exposition à la cause postulée a précédé la survenue de son effet.

L'Étude des médecins britanniques a évalué l'impact de la consommation de tabac sur la mortalité par cancer du poumon, obtenue à partir du certificat de décès. Rares sont les décès qui ont échappé aux enquêteurs. Dix ans plus tard, 4 597 décès étaient survenus, parmi lesquels le certificat mentionnait un cancer du poumon pour 212 hommes et 6 femmes. Le graphique 6.3 montre le résultat des analyses pour les fumeurs et pour les jamais fumeurs de cigarettes.

**Risque annuel de décéder par cancer du poumon
pour 100 000 médecins**

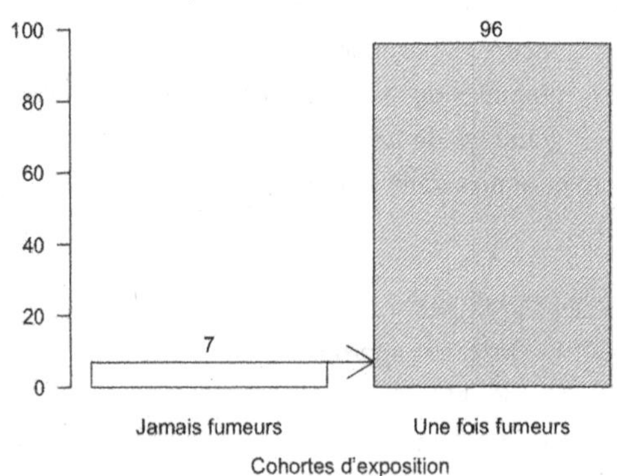

Graphique 6.3 Étude de médecins britanniques comparant les taux de mortalité par cancer du poumon (par 100 000 médecins et par an). L'exposition au tabac est déterminée en 1951 : 5 439 médecins n'avaient jamais fumé et 18 060 médecins étaient fumeurs actuels ou ex-fumeurs de cigarettes (« Une fois fumeurs »). Après dix années de suivi, on dénombre, dans la cohorte des jamais fumeurs, 3 cas de cancer du poumon pour 42 860 personnes-années, et dans la cohorte des fumeurs 143 cas pour 149 000 personnes-années. *Source* : Doll, 1964.

LE VRAI RISQUE DES FUMEURS

En divisant le nombre de cancers du poumon par le nombre de personnes-années, Doll et Hill ont obtenu des taux de mortalité *par an*[35]. Le cancer du poumon était rare chez les non-fumeurs, où l'on pouvait s'attendre à diagnostiquer 7 cas sur 100 000 personnes suivies pendant une année. La maladie était moins rare chez les fumeurs en général, mais avec un taux de mortalité s'approchant des 100 pour 100 000 par an.

À partir de ces deux taux, quel est le ratio des taux de mortalité ? Les deux taux sont exprimés de la même façon, par 100 000 personnes et par an. Le ratio est donc égal à 100 divisé par 7 = 14,3 ! 14 ! Est-ce que ce chiffre vous rappelle quelque chose ? C'était aussi la valeur du ratio des risques obtenu à partir de l'étude cas-témoins des mêmes Doll et Hill. Les deux ratios indiquent que les fumeurs sont 14 fois plus à risque de développer un cancer du poumon que les non-fumeurs.

Cela ne vous impressionne-t-il pas que deux démarches, en apparence aussi différentes que la comparaison de cas de cancer du poumon avec des témoins sans cancer du poumon, ou le suivi sur dix ans de fumeurs et de non-fumeurs, aboutissent au même résultat (voir, en annexe 3, pourquoi cette identité est attendue si l'étude de cohorte et l'étude cas-témoins ont été conduites selon les règles de la science) ?

Chez les fumeurs de plus de 25 cigarettes par jour, le taux de mortalité annuel montait à 227 pour 100 000. Cela est un taux de mortalité moyen par année. Les taux annuels cumulés sur une période de temps forment un risque. À supposer que l'on puisse extrapoler ce taux moyen sur quarante-cinq ans, le risque est de (45 × 0,00007 =) 3,2 pour 1 000 jamais fumeurs, mais de (45 × 0,00227 =) 10,2 pour 100 fumeurs de plus de 25 cigarettes par jour. D'où la notion qu'un fumeur de plus d'un paquet par jour a 10 % de risque d'avoir un cancer du poumon au cours de son existence.

Les résultats de l'étude restent valables. La mortalité par cancer du poumon augmente avec le nombre de cigarettes fumées. Il n'y a pas de seuil au-dessous duquel l'exposition à la fumée de cigarette ne s'accompagne pas d'un excès de cas de cancer du poumon. Il suffit d'une cigarette par jour pour accroître le risque. Chez les gros fumeurs, l'association est si forte qu'il est difficilement explicable par une autre cause que le contenu de la fumée de cigarette[36]. Plus convaincant encore, le risque de cancer du poumon diminue après l'arrêt du tabagisme. Vingt ans après avoir cessé de fumer, le risque de cancer du poumon de l'ex-fumeur revient au niveau de celui du jamais fumeur.

LA LONGÉVITÉ DES FUMEURS

L'Étude des médecins britanniques a été une source durable de connaissance sur les effets du tabac. Le suivi des médecins fut un succès. Vingt ans après, des 34 440 médecins au départ, seuls 103 avaient été perdus de vue, soit 0,3 %. Des analyses ont été publiées tous les dix ans. La dernière publication portait sur cinquante années de suivi, 1951 à 2001. L'attention s'est déplacée de la mortalité par cancer du poumon, qui n'avait plus besoin d'être démontrée, à la survie générale.

Combien de temps vivent les fumeurs et les non-fumeurs ? Ce sont des résultats impressionnants de l'Étude des médecins britanniques : la moitié des fumeurs de 25 cigarettes ou plus par jour sont morts avant l'âge de 70 ans, contre seulement 20 % des non-fumeurs. Moins de 1 gros fumeur sur 10 a atteint l'âge de 85 ans, alors que ce fut le cas de 1 non-fumeur sur 3.

Bonne nouvelle, les hommes qui ont arrêté de fumer avant 35 ans et ont fumé pendant 10 ans en moyenne avant cela ont une espérance de vie identique à celle des jamais fumeurs. Même ceux qui arrêtent de fumer entre 65 et 74 ans améliorent leur espérance de vie.

La polémique

Certains scientifiques n'ont pas été convaincus par les résultats des études comparatives de population indiquant que le tabac causait le cancer du poumon. Parmi eux, Ronald A. Fisher, le grand statisticien de Cambridge[37].

LE GÈNE DU FUMEUR

Fisher critique d'abord Doll et Hill pour n'avoir pas pris en considération ce qui est d'après lui la véritable cause de l'association entre tabac et cancer du poumon : le gène du fumeur. Fisher prétend que les fumeurs ont une constitution génétique qui les attire vers le tabac.

Il apporte à l'appui de son hypothèse des données provenant de jumeaux, dont certains sont de « vrais » jumeaux monozygotes et d'autres de « faux » jumeaux hétérozygotes. Les vrais jumeaux, dont la constitution génétique est presque identique, fumaient plus souvent de la même façon que ce n'était le cas pour les faux jumeaux. Dans les trois quarts des 51 paires de vrais jumeaux, les jumeaux étaient soit tous deux fumeurs, soit tous deux non fumeurs. Ce n'était le cas que pour la moitié des 31 paires de faux jumeaux. Pour Fisher, cela montrait que le gène faisait le fumeur.

La seconde composante de l'argument de Fisher est que le cancer est lui aussi causé par une dysfonction génétique. Pour lui, l'association que Doll et Hill croient observer entre tabac et cancer du poumon est en réalité indirecte : tabagisme et cancer sont connectés par la constitution génétique du sujet.

Doll et Hill voient l'association suivante :

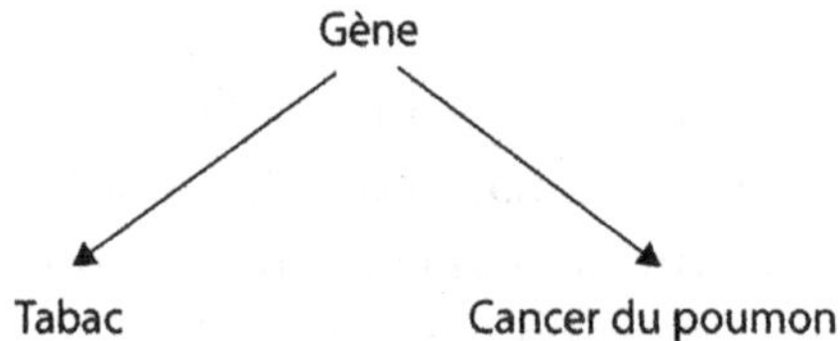

Fisher prétend que la réalité est la suivante

D'après Fisher, Doll et Hill se sont mépris de cause en négligeant le facteur génétique. Telle est sa théorie.

Doll et Hill ont beau jeu de faire remarquer à Fisher qu'une cause génétique ne peut pas expliquer la croissance de 22 % du taux de mortalité par cancer du poumon parmi les hommes anglais âgés de 25 ans et plus entre 1952 et 1962, car la constitution génétique humaine change lentement. Ni le fait qu'au cours de la même période la mortalité par cancer du poumon a diminué parmi les médecins britanniques. Quel est ce gène du fumeur qui augmente le tabagisme et le cancer dans la population générale, mais les diminue chez les médecins ?

Fisher est mort en 1962. On dit qu'au cours des dernières années de sa vie il a reconnu la vacuité de ses critiques.

QUAND INHALER LA FUMÉE DE TABAC PROTÈGE

Fisher a aussi tiqué sur une incohérence des résultats de l'étude cas-témoins de Doll et Hill : les cas disaient inhaler la fumée de la cigarette dans une moindre proportion que les témoins : 62 % contre 67 %. Inhaler la fumée semblait protéger du cancer du poumon !

Fisher s'est empressé de calculer que l'on pourrait prévenir 10 % des cas de cancer du poumon si les fumeurs inhalaient plus souvent, concluant avec sarcasme : « Les fumeurs qui inhalent peuvent se féliciter de réduire l'incidence du cancer de 10 % en recourant à une méthode préventive très simple, et même plaisante[38]. »

Doll et Hill s'expliquaient mal ce résultat paradoxal. Était-ce la présence parmi les témoins de patients souffrant de bronchite chronique et d'emphysème ? La rescousse est venue d'une étude française signée par Schwartz, Flamant, Lellouch et Denoix. Publiée en 1961[39], elle confirmait les résultats de l'étude anglaise à part que les cas de cancer du poumon y inhalaient la fumée plus souvent que les témoins[40].

L'impact scientifique et social

Vers le milieu des années 1960, après dix ans de polémiques sur les effets du tabac sur la santé, les gouvernements britanniques et américains ont jugé que le temps était venu d'adopter une position officielle sur le sujet. La cigarette cause-t-elle le cancer ? Le Collège royal des médecins anglais l'affirme en 1962. Les Américains suivent en 1964, mais d'une façon qui a fait date dans l'histoire de la santé publique.

LES CRITÈRES DE CAUSALITÉ

En 1963, le Surgeon General, correspondant au Directeur général de la santé en France, Luther Terry, met en place son célèbre Comité consultatif, composé de dix membres agréés par le gouvernement et par les représentants des producteurs de cigarettes[41]. Sur les dix membres, il n'y a qu'un seul épidémiologiste, Leonard M. Schuman, de l'Université du Minnesota, gros fumeur lui-même[42].

Après treize mois d'examen direct, à huis clos, des publications existantes sur la question, le Comité conclut à l'unanimité qu'il y a un lien de cause à effet entre l'exposition à la fumée de cigarette et la survenue du cancer du poumon chez les hommes. Trop peu de cas de cancer du poumon avaient été étudiés chez la femme pour tirer des conclusions définitives. L'épidémiologiste Schuman a écrit la version finale du chapitre 9 du rapport, consacrée au cancer, la partie la plus importante du document[43].

Le Comité consultatif a la tâche compliquée : établir s'il y a une relation causale entre tabac et cancer alors que seuls 10 % des gros fumeurs développent un cancer du poumon. Les 90 % restants échappent au cancer. Les données d'études de population indiquent que les fumeurs meurent plus de cancer que les non-fumeurs. C'était une question de risque. Le tabac n'est pas la strychnine. Il semble contenir un poison, certes, mais qui ne tue qu'une minorité de ceux qui l'inhalent. Peut-être le coupable n'est-il pas le tabac mais une autre caractéristique des fumeurs ? N'est-on pas en train de retourner aux théories miasmatiques du XIXᵉ siècle en accusant une fumée de causer une maladie ?

Le Comité consultatif soumet donc l'hypothèse selon laquelle le tabac cause le cancer du poumon à des épreuves logiques[44]. Il note que le risque de cancer du poumon est vingt à trente fois supérieur chez les gros fumeurs que chez les non-fumeurs ; que le cancer du poumon est rare chez les non-fumeurs ; que le risque des fumeurs augmente avec la quantité fumée ; que les résultats des études épidémiologiques effectuées dans de nombreuses régions du monde vont dans le même sens : les 29 études cas-témoins, dont une française[45], confirmaient l'association sauf une, petite, chez la femme.

Finalement, en janvier 1964, le Surgeon General Terry annonce la conclusion de son Comité consultatif : « *Cigarette smoking is causally related to lung cancer in men* » (« Fumer la cigarette est en lien causal avec le cancer du poumon chez l'homme »).

L'ALLIANCE DU DROIT ET DE L'ÉPIDÉMIOLOGIE

Entre les études cas-témoins de 1950 et le rapport du Surgeon General de 1964, c'est le temps qu'il a fallu pour que le lien causal entre la cigarette et le cancer soit admis par le public. Ses conséquences pratiques ont été limitées. Les ventes de cigarettes plongent en 1964, mais reprennent ensuite. Le succès de Phillip Morris, qui, de petite compagnie de cigarettes devient la plus grande compagnie au monde au moment même où la cigarette est mise sur la sellette, symbolise la résilience de l'industrie du tabac.

La reconnaissance de l'effet carcinogène du tabac a éveillé les soupçons des non-fumeurs. Dans les pièces enfumées, les non-fumeurs ne respirent-ils pas la même fumée cancérigène que les fumeurs inhalent ? La fumée passive augmente-t-elle aussi le risque de cancer ? Certaines études montrent une augmentation du risque de 30 % (ratio des risques = 1,3).

Ces soupçons provoquent alors une levée de boucliers générale contre la cigarette sans commune mesure avec celle qui avait accompagné les révélations sur les risques de la fumée « active ». L'industrie de la cigarette avait pu atténuer les mesures légales prises par le Congrès dans la foulée du rapport du Surgeon General. L'argument était qu'on ne pouvait pas interdire à un adulte un comportement qui ne nuisait qu'à soi. L'argument tombe si le fumeur met en péril la santé de sa femme, de ses enfants et de son entourage non fumeur. Il y a matière à procès.

Une campagne épique réunit alors une coalition hétérogène de militants antitabac, d'avocats, de politiciens, de procureurs d'État. Un procès célèbre débute en 1992. Il débouche sur la reconnaissance que la fumée de tabac peut aussi faire des victimes innocentes.

Des hôtesses de l'air américaines, non fumeuses, ayant travaillé pendant des années dans les cabines enfumées des avions d'American Airlines avaient été atteintes de cancer du poumon. Elles font un procès collectif à Philip Morris qui, en octobre 1997, accepte de verser 300 millions de dollars pour financer un institut de recherche sur les effets du tabac sur la santé.

D'autres procès de masse, appelés aux États-Unis *class actions*, ont été menés par la suite, au cours desquels plusieurs États coordonnent leurs plaintes. Ils aboutissent chaque fois à des arrangements à l'amiable dans lesquels l'industrie accepte de verser des centaines de millions de dollars. En déboursant, l'industrie évite ce qu'elle craint le plus : une loi antitabac.

L'histoire des procès de masse contre l'industrie du tabac est captivante, car elle montre que les avocats américains n'ont pas tardé à comprendre le rôle de l'épidémiologie. Les procès se gagnent avec des preuves. En matière de santé, ces preuves proviennent d'études comparatives de population. L'industrie peut prétendre que le tabac n'est pas dangereux pour la santé. Le juge, fumeur lui-même, connaissant de nombreux fumeurs ayant atteint un âge canonique sans développer de cancer, ne croit pas à la culpabilité du tabac. Mais voici les preuves : la comparaison de milliers de fumeurs et de non-fumeurs ou celle de cas de cancer et de témoins indique que le tabac augmente le risque de cancer.

Les procès ont été gagnés, et la fumée de tabac a été interdite sur les lieux de travail, dans les lieux publics, les

**Cigarettes par jour (de 1905 à 2005)
et décès par cancer du poumon (de 1950 à 2007) en France**

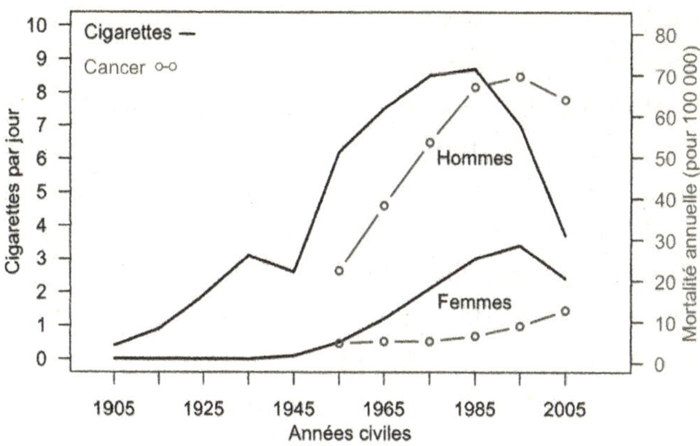

Graphique 6.4 Nombre de cigarettes vendues par personnes entre 1900 et 2005 en France, selon le sexe (lignes continues). Taux de mortalité annuel par cancer du poumon en France entre 1950 et 2007 selon le sexe (lignes discontinues). Adapté de Hill, 2010.

bars et les restaurants, puis dans des immeubles résidentiels et des parcs publics, aux États-Unis, puis ailleurs[46].

TRAVAUX EN COURS

Le graphique 6.4 montre l'évolution des ventes de cigarettes en France entre 1900 et 2005. Notez la forme presque symétrique de la courbe continue chez les hommes. On vend presque autant de cigarette par jour aux hommes français en 2005 qu'en 1935. La progression du cancer du poumon, en discontinu, suit d'environ dix ans celle des ventes de tabac. Chez les Français, le pic des ventes est atteint en 1985 et celui du cancer, en 1995. Chez les femmes, les ventes culminent en 1995, mais l'épidémie de cancer du poumon croît encore.

Le graphique 6.4 indique aussi que la prévention du tabagisme reste d'actualité. En 2005, on vendait encore en moyenne plus de 3 cigarettes par jour aux Français et plus de 2 aux Françaises. On ne peut pas garantir que la consommation continuera à baisser.

Tout de même, la consommation de cigarettes dans les sociétés riches n'est plus ce qu'elle était il y a quarante ou cinquante ans. La rencontre, aux États-Unis, de l'épidémiologie et du droit a interrompu le grand engouement pour la cigarette qui a caractérisé la première moitié du XXᵉ siècle. Le label « La fumée de cigarette tue » est la traduction légale de l'observation épidémiologique selon laquelle les fumeurs meurent plus jeunes que les non-fumeurs. Le label « Fumer cause des maladies du cœur, le cancer du poumon et l'emphysème » est la traduction légale de l'observation épidémiologique selon laquelle le risque de maladies du cœur, de cancer du poumon et d'emphysème est plus élevé chez les fumeurs que chez les non-fumeurs. Ces observations épidémiologiques sont basées sur des études comparatives de population, étude cas-témoins et étude de cohorte, qui furent mises au point dans le but d'étudier les effets du tabac sur la santé.

La polémique et la bataille autour des effets du tabac sur la santé humaine ont été le grand chantier de l'épidémiologie. L'épidémiologie est devenue une discipline scientifique à part entière, avec sa théorie, des journaux, ses départements universitaires et ses manuels[47].

CHAPITRE VII

Les questions de santé auxquelles l'épidémiologie permet de répondre

Dans ce chapitre, nous allons voir l'utilité de l'épidémiologie pour répondre à cinq questions en rapport avec la prévention, les soins et le dépistage : Ce traitement est-il dangereux ? Ce traitement est-il efficace ? Y a-t-il un risque pour la santé ? Y a-t-il un bénéfice pour la santé ? Ce test de dépistage est-il utile ?

Ce traitement est-il dangereux pour la santé ?

C'est la capacité de l'épidémiologie à identifier les risques associés à des traitements, que le clinicien n'a pu suspecter à partir de sa pratique quotidienne, qui a attiré l'attention de la médecine sur l'épidémiologie. Les épisodes de cette tragique histoire semblent appartenir à un passé lointain et pourtant ils se déroulèrent il n'y a guère plus de cinquante ans. Il est important de les rappeler ici.

LES MALADIES DU PROGRÈS MÉDICAL

Avant 1950, les médecins disposent de quelques médicaments efficaces. Après 1950, de nombreux nouveaux médicaments sont commercialisés. On s'aperçoit qu'ils peuvent avoir des effets secondaires considérables. Ceux de la streptomycine, premier médicament efficace contre la tuberculose, contraignent le romancier anglais George Orwell à interrompre son traitement précocement. Il a fait la description lucide et poignante de son expérience dans son *dernier* carnet de notes[1].

Le calvaire d'Orwell n'est pas isolé. De nombreux médicaments, tests diagnostics et interventions chirurgicales, introduits dans la pratique médicale après la Seconde Guerre mondiale, mettent en danger la santé des patients. La streptomycine est efficace, mais certains nouveaux soins ne le sont même pas.

Alors qu'il est chef du département de médecine d'un petit hôpital militaire américain en Autriche, Robert H. Moser raconte avoir vu au cours d'une visite clinique trois patients à la suite souffrant de symptômes compatibles avec des effets secondaires dus à leurs traitements. En fouillant la littérature médicale, il trouve suffisamment d'autres exemples pour publier en septembre 1956 un article remarqué[2]. À force d'accumuler les exemples, l'article devient un livre : *Les Maladies du progrès médical*[3], dont la troisième édition en 1969 comprendra 800 pages de « maladies iatrogènes », du grec *iatros* qui veut dire « médecin », c'est-à-dire des maladies causées par la prescription médicale de médicaments, la chirurgie ou les procédures diagnostiques[4].

Alvan Feinstein est un pionnier moderne des études comparatives de population en médecine, qu'il appelle « épidémiologie clinique ». En 1967, il note dans son livre *Jugement clinique*[5] que l'absence d'évaluation a amené des médecins à prescrire des traitements dangereux et inutiles à partir de croyances et en l'absence de preuves d'efficacité ou d'innocuité. Il y a l'ablation de l'utérus pour soigner les maux de tête, la ligature de l'estomac ou du rein à la paroi abdominale ou au diaphragme pour traiter la descente de ses viscères au-dessous de leur position anatomique physiologique, l'extraction totale des dents pour traiter la fièvre rhumatismale, les transfusions de sang entre sujets non compatibles, la radiothérapie pour soigner l'acné. Ces procédures thérapeutiques malheureuses, écrit Feinstein, ont été pratiquées par des « médecins bien intentionnés, honnêtes, dévoués, apparemment clairvoyants, travaillant avec les méthodes diagnostiques et les techniques thérapeutiques de la médecine moderne[6] ».

AMÉLIE ET THALIDOMIDE

Un désastre iatrogène de la fin des années 1950 a handicapé 40 000 adultes et déformé sévèrement entre 8 000 et 12 000 enfants, dont près de la moitié sont décédés au cours de leur première année de vie[7].

D'après l'embryologue Stephens et l'historien Brynner, ces crimes furent perpétrés de sang-froid par un ex-officier de santé de l'armée nazie secondé par un ex-sergent de la même armée qui, après la guerre, s'étaient recyclés dans l'industrie pharmaceutique. Ils attribuent l'affaire de la thalidomide à la persistance de poches de culture médicale du IIIe Reich dans l'Allemagne postnazie[8].

Des antivomitifs, calmants légers et somnifères à base de thalidomide, ont été mis sur le marché à partir de 1957 sans que leur toxicité potentielle sur l'être humain ait été testée. Ils ont eu un succès considérable, se vendant, littéralement, comme de l'aspirine[9]. Pris cependant par des femmes enceintes, ils provoquent parfois des troubles graves du développement embryonnaire de leur enfant tels que des amélies, c'est-à-dire l'absence de bras ou de jambes, ou la phocomélie, littéralement les membres de phoques, caractérisant les bébés nés avec des mains et des pieds émergeant du tronc sans bras ni jambes. En Allemagne seulement, 3 000 enfants nés entre 1959 et 1961 ont souffert de malformations de ce type. Le public est sous le choc.

La responsabilité de la thalidomide est suspectée dès 1961[10]. Il n'y a pas eu besoin d'étude comparative de population formelle pour cela. Un obstétricien australien, William G. McBride, qui a abondamment prescrit un médicament à base de thalidomide pour calmer les nausées matinales des premiers mois de la grossesse, convaincu par un délégué médical que c'était un bon médicament, écrit le 16 janvier 1961 dans *The Lancet* la lettre suivante : « Des anomalies congénitales se voient chez approximativement 1,5 % des bébés. Au cours des derniers mois j'ai observé l'apparition d'anomalies multiples et graves chez 20 % des bébés de femmes à qui l'on a prescrit un médicament contenant de la thalidomide (le "Distaval") au cours de la grossesse en tant qu'antivomitif ou calmant[11]. »

La comparaison est implicite. Les malformations congénitales associées à la prise de médicaments étant rares, l'épidémie en soi suggère une liaison causale. Un pédiatre allemand, Widukind Lenz, fait les mêmes constatations que McBride. Malgré cela, l'entreprise pharmaceutique Gruenenthal, principal producteur de médicaments à base de thalidomide, ne bronche pas. Ce n'est que lorsque l'affaire, reprise par la presse populaire, devient un scandale national que Gruenenthal retire ses produits du marché allemand, tout en continuant à les promouvoir dans le reste du monde.

Il s'en est fallu de peu que la thalidomide ne fasse des ravages aux États-Unis. La demande d'autorisation parvient à l'administration fédérale au moment même où le scandale éclate en Europe. La France, qui n'avait pas encore commercialisé de médicaments à base de thalidomide, a été épargnée.

La thalidomide n'est pas le seul médicament à avoir des effets secondaires inattendus, mais elle a entraîné le désastre qui a modifié la pratique des administrations publiques, les amenant à exiger des preuves d'innocuité chez l'être humain avant d'autoriser la commercialisation d'un médicament.

STÉRILET DALKON SHIELD ET MYCOSES

Puis, en 1976, les instruments médicaux tombent à leur tour sous le contrôle des autorités publiques pour une affaire de stérilet. Le stérilet est un moyen de contraception mécanique. C'est un corps étranger placé dans l'utérus qui prévient l'implantation de l'ovule fécondé.

La survenue de décès chez des femmes utilisant un stérilet de type Dalkon Shield, littéralement « bouclier de Dalkon », attire l'attention du Congrès américain. En juin 1974, 2,8 millions d'unités de ce stérilet, mis sur le marché en janvier 1971, ont déjà été vendues aux États-Unis. Sa forme particulière en complique le retrait. Des mycoses – infections à base de champignons – semblent survenir au cours de la grossesse qui suit le retrait du dispositif. En 1980, le producteur du stérilet conseille aux médecins de les retirer de chez leurs patientes, même en l'absence de symptômes de mycose.

En 1983, une étude cas-témoins compare des femmes ayant eu des infections génitales (les cas) et d'autres n'en ayant pas eu (les témoins) afin de déterminer s'il y a une différence d'utilisation passée du Dalkon Shield dans les deux groupes. Le graphique 7.1 montre que seuls 5,6 % des cas ont utilisé le Dalkon Shield, mais c'est quand même neuf fois plus que les témoins. Les différences sont moins impressionnantes pour les stérilets d'autres marques : 24 %

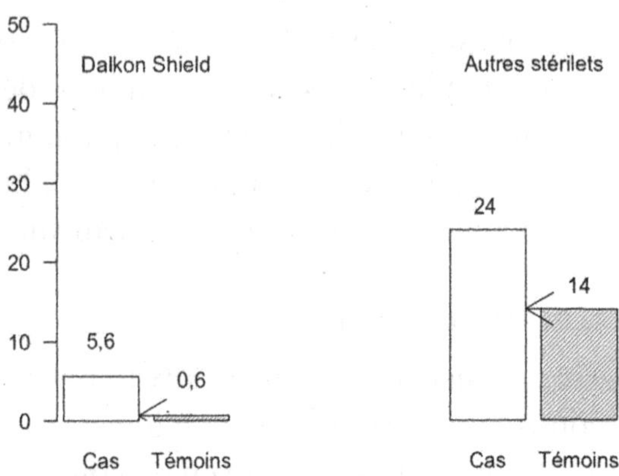

Graphique 7.1   Étude cas-témoins américaine comparant l'utilisation au moment de l'hospitalisation du stérilet Dalkon Shield ou d'autres modèles de stérilets auprès de 622 femmes souffrant de maladies infectieuses ou inflammatoires des organes génitaux (les cas) et 2 369 femmes n'ayant pas eu d'infection des organes génitaux (les témoins). *Source* : Lee, 1983.

des cas et 14 % des témoins. Il a donc été recommandé de retirer les Dalkon Shield du marché.

EFFETS SECONDAIRES INATTENDUS

Les affaires de la thalidomide et du stérilet Dalkon Shield ont révélé que les études comparatives de population non randomisées – études de cohorte et études cas-témoins – pouvaient être utiles pour détecter l'effet *inattendu* d'un médicament ou d'un traitement[12].

Lorsque le médecin ne soupçonne pas l'effet indésirable, la prescription du médicament ou du soin n'est pas influencée par les caractéristiques des patients. Si l'on observe un effet inattendu, il ne peut être dû à la prescription préférentielle du médicament à des patients ayant des traits particuliers. Les patients qui ont reçu le traitement sont comparables à ceux qui ne l'ont pas reçu.

C'est ainsi que l'on a prouvé qu'une hormone, le diethylstilbesterol (DES), utilisée dans les années 1970 pour éviter des fausses couches, cause un cancer du vagin chez les filles exposées *in utero* ; que la pilule contraceptive cause des thromboses veineuses profondes chez les femmes porteuses de la mutation du facteur V de Leiden et, chez les fumeuses, des infarctus du myocarde ; que l'aspirine provoque le syndrome de Reye – un coma mortel – lorsque prescrite pour atténuer un syndrome grippal chez l'enfant ; que les œstrogènes de substitution au cours de la ménopause causent le cancer du sein ; et ainsi de suite. Tous ces effets inattendus sont rares, mais plus fréquents chez les personnes traitées.

Ce traitement est-il efficace contre la maladie ?

Parfois, l'effet du traitement est si spectaculaire que point n'est besoin d'une étude comparative de population pour le confirmer. Ces situations sont peu communes[13]. Hormis l'effet de l'aspirine sur les douleurs ou sur le rhumatisme articulaire aigu, il y a le traitement de la syphilis par des dérivés de l'arsenic, de la fièvre puerpérale par des sulfamidés, ou de la méningite tuberculeuse par la streptomycine.

Quand l'effet du traitement n'est pas spectaculaire, le médecin ne peut pas se fonder sur son expérience personnelle. Des études de laboratoire peuvent identifier le mécanisme d'action du médicament et le tester chez l'animal, mais ces travaux ne suffisent pas à démontrer l'efficacité du médicament chez l'homme. La médecine doit recourir aux études comparatives de population.

ESSAIS CLINIQUES RANDOMISÉS

L'originalité de l'essai clinique randomisé n'est pas d'être une étude comparative de population évaluant l'efficacité d'un traitement. Nous avons vu que Lind a effectué une étude de ce type en 1747 déjà. Ce qui distingue l'essai clinique randomisé des autres études comparatives de population est que le traitement testé – le traitement expérimental – est attribué par *tirage au sort* à certains individus, le reste de la population étudiée recevant un autre traitement ou pas de traitement.

Le terme « essai » est synonyme d'expérimentation – on parle d'« essais » en laboratoire –, mais, ici, il s'agit d'expérimentation humaine hors laboratoire[14]. L'adjectif « clinique » provient de ce que ce type d'étude a d'abord été utilisé pour tester l'efficacité de traitements dans des populations de patients. « Randomiser » signifie tirer au sort et provient du mot anglais *random* qui veut dire « fait au hasard[15] ».

Dans sa plus simple expression, l'essai clinique randomisé consiste à tirer à pile ou face l'attribution du traitement expérimental. Disons que 100 personnes aient donné leur accord pour participer à un tel essai clinique. On lance la pièce pour chacune des 100 personnes. Si c'est pile, la personne reçoit le traitement expérimental ; si c'est face, elle reçoit le traitement de comparaison. Grâce à cette procédure de tirage au sort, 50 personnes environ recevront le traitement expérimental. Plus important encore, si l'on examine les caractéristiques de ces 50 personnes, par exemple l'âge moyen, la proportion de femmes, le poids moyen, nous nous apercevrons qu'elles sont identiques à celles des 50 personnes à qui on a attribué le traitement de comparaison.

C'est la magie du hasard, mais c'est plus que cela. C'est une manifestation de la théorie des probabilités. Une théorie objective, reproductible, vérifiable par tous. Lorsque le traitement est attribué au hasard à un nombre suffisant de personnes, la randomisation produit des groupes *interchangeables*. La seule différence est qu'un seul d'entre eux reçoit le traitement expérimental dont on souhaite évaluer l'efficacité.

Avec l'invention de l'essai clinique randomisé, la médecine dispose enfin d'une technique d'étude comparative de population qui, mieux qu'une autre, garantit la comparabilité des groupes : à randomisation bien conduite, groupes comparables.

Premiers essais

Il a fallu près d'un demi-siècle pour mettre au point la pratique des essais cliniques et de la randomisation. En 1898, des chercheurs danois testent l'efficacité d'un sérum riche en anticorps dans le traitement de la diphtérie. Johannes Fibiger et ses collègues commettent cependant l'erreur d'exclure des patients de l'étude après qu'ils ont été randomisés[16]. Une modification de la composition des groupes après randomisation met en péril leur comparabilité.

Un essai clinique randomisé ultérieur, des années 1930, compare le traitement de la pneumonie par sérum de cheval ou par le repos[17]. Les deux traitements ont été attribués alternativement selon l'ordre d'admission à l'hôpital : le premier patient recevant le sérum, le second le repos, et ainsi de suite. Le sérum semble réduire la mortalité chez les patients âgés de 20 à 40 ans, mais les chercheurs réalisent après coup que l'allocation « alternée » – un patient oui, un patient non – du traitement expérimental a un défaut majeur : les médecins peuvent deviner l'ordre d'attribution du sérum. Ils peuvent donc modifier l'ordre d'allocation et réserver le sérum à des patients plus jeunes avec un meilleur pronostic. Le bénéfice de la randomisation est perdu, et les groupes ne sont peut-être plus comparables.

Pour protéger la randomisation, un essai sur l'efficacité d'un vaccin contre la coqueluche de 1938 opte de « dissimuler » la procédure d'allocation du traitement de façon telle que l'on ne puisse deviner l'ordre d'attribution du traitement expérimental et du traitement de comparaison[18]. Elle utilise pour cela une table de nombres aléatoires[19].

Cet essai clinique randomisé a été conduit par Joseph A. Bell sous le patronage du Service de santé publique des États-Unis[20]. Un millier d'enfants ont reçu deux doses de vaccin à quatre semaines d'intervalle. Les mille vaccinés ont été comparés à un autre millier d'enfants non vaccinés. Il n'y a eu que 51 cas de coqueluche parmi les petits vaccinés contre 150 parmi les non-vaccinés. Le vaccin était efficace.

Bien que la coqueluche ait été alors une cause majeure de mortalité enfantine, supérieure à la diphtérie, à la scarlatine et à la rougeole, cet essai clinique randomisé ne semble pas avoir eu de retombées cliniques immédiates. Ce n'est que vers la fin des années 1950 – 1959 en France – que la vaccination anticoquelucheuse a été introduite à grande échelle.

Streptomycine et tuberculose

C'est, cependant, la démonstration de l'efficacité de la streptomycine dans le traitement de la tuberculose qui consacre l'importance des essais cliniques randomisés.

La tuberculose est *la* maladie du XXe siècle dans les pays occidentaux. Ni les cancers ni les maladies cardio-vasculaires n'ont tué précocement autant de personnes qu'elle. Bien que la mortalité par tuberculose ait été en déclin de 1850 à 1948, elle est au départ beaucoup plus élevée que celle d'autres maladies. En 1900, en Europe, les taux de mortalité annuels par tuberculose sont souvent supérieurs à 1 pour 1 000[21]. La prise en charge de tuberculeux fait partie de la pratique quotidienne du clinicien. La découverte d'un traitement efficace impressionne.

La streptomycine, un antibiotique produit par un champignon, comme la pénicilline qui l'a précédée, est efficace contre le bacille de Koch, la bactérie responsable de la tuberculose, en éprouvette, puis sur des cochons d'Inde tuberculeux. Elle est cependant onéreuse à produire. D'où l'idée d'en tester l'efficacité avant de la mettre à disposition des cliniciens.

En 1948, un essai clinique évalue l'efficacité de la streptomycine dans le traitement de « la tuberculose pulmonaire aiguë bilatérale et progressive, probablement d'origine récente ». Les patients, randomisés, reçoivent soit la streptomycine, soit un traitement de repos au lit. L'ordre d'allocation est établi selon une procédure revenant à mélanger un jeu de cartes et à prescrire la streptomycine lorsque les cartes, tirées successivement depuis le haut de la pile, sont rouges, et le repos au lit, lorsque les cartes sont noires. Cette information est placée dans des enveloppes opaques et numérotées. Le centre de gestion de l'essai clinique ouvre les enveloppes dans l'ordre d'admission de nouveaux patients dans l'étude et transmet leur contenu aux médecins en charge des patients. Il y a à la fois randomisation du traitement et dissimulation de l'ordre dans lequel la streptomycine est allouée.

La streptomycine s'est révélée efficace (graphique 7.2). Au cours des six premiers mois de suivi, il y a eu 4 décès parmi les 55 patients (7,3 %) sous streptomycine contre 14 parmi les 52 patients (27 %) alités sans streptomycine.

L'essai clinique de 1948 a fait date en tant que victoire thérapeutique contre l'ennemi numéro un de la santé publique[22].

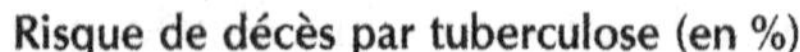

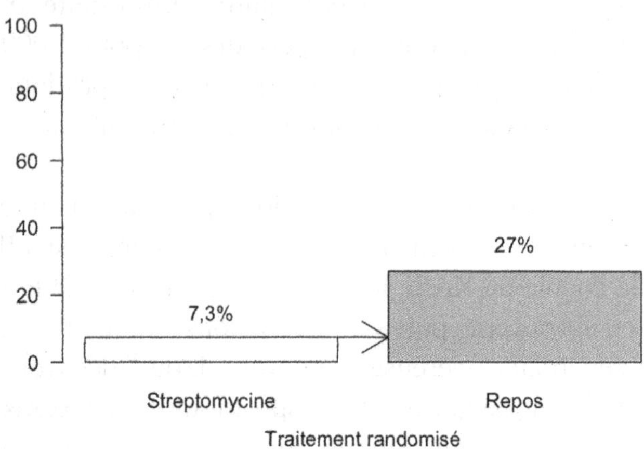

Graphique 7.2   Risque de décès par tuberculose sur six mois (en %) dans l'essai clinique randomisé sur le traitement de la tuberculose au moyen de la streptomycine, effectué en Angleterre en 1948. *Source* : Medical Research Council, 1948.

L'effet placebo

La pratique des essais cliniques randomisés se heurte au fait que l'impact d'un traitement ne provient pas seulement de la substance active qu'il contient. Le soin en tant que tel, la prise en charge médicale, la relation soignant-malade et le geste solidaire du soignant ont des effets bénéfiques sur la santé du patient. L'effet placebo est un motif supplémentaire d'effectuer des études comparatives de population pour évaluer l'efficacité des traitements.

Le terme placebo est en latin la première personne du futur du verbe *placere* qui signifie « plaire ». Des prières récitées par des prêtres lors de funérailles au Moyen Âge commençaient ainsi, avec le terme « je plairai ». Ces prières en coûtaient aux pauvres gens sans être forcément utiles aux morts, si bien qu'un placebo devint synonyme d'une action inutile. C'est dans ce sens que ce terme est entré dans le jargon des essais cliniques randomisés : le placebo est – la plupart du temps, mais pas seulement – une substance inactive confectionnée de façon identique au médicament. Dans un essai clinique randomisé, les participants donnent leur consentement au fait de ne pas savoir s'ils reçoivent le placebo ou la substance active, mais tous ont le même sentiment d'être pris en charge médicalement.

Voici quelques exemples d'effets placebo[23].

Dans les années 1950, on a émis l'hypothèse qu'en ligaturant les artères mammaires passant derrière le sternum on pouvait augmenter l'oxygénation du muscle cardiaque de patients souffrant d'un type de douleurs à l'effort que l'on appelle encore du nom vieillot d'« angine de poitrine ». Si surprenant que cela puisse paraître, ces chirurgiens imaginaient que le système vasculaire se comportait comme un réseau de tuyaux rigides connectés entre eux. En interrompant le flux dans un tuyau, on augmentait la pression dans les autres tuyaux. En ligaturant les artères mammaires, ils souhaitaient augmenter la pression dans les artères perfusant le cœur, dites coronaires, et prévenir les crises de douleurs angineuses survenant à l'effort. Une étude a consisté à comparer la ligature des artères mammaires à une opération placebo, au cours de laquelle le chirurgien pratiquait uniquement l'incision cutanée, sans toucher aux artères mammaires. Les deux groupes de patients se réveillaient donc avec la même cicatrice sur le buste. Interrogés sur leurs douleurs angineuses ultérieures, tous les patients ayant subi la chirurgie placebo ont déclaré aller mieux contre seulement les trois quarts des patients dont on avait ligaturé les artères mammaires. La chirurgie placebo avait mieux marché que la ligature artérielle.

Dans une autre évaluation de l'effet placebo, on a randomisé le message donné aux patients à la suite d'une consultation médicale. À une moitié des patients, l'assistante médicale déclare que le médecin sait ce qu'ils ont et qu'ils iront mieux sous peu. À l'autre moitié, l'assistante annonce que le médecin n'a malheureusement pas pu établir ce qui n'allait pas. Le choix du message ayant été tiré au sort, les deux groupes sont comparables. Les deux tiers (64 %) des patients ayant reçu le message positif ont été mieux contre seulement 39 % de ceux ayant reçu le message dubitatif.

Ces exemples illustrent la réalité de l'effet placebo dans le traitement de la douleur, ou lorsque l'effet mesuré est subjectif – « aller mieux » –, même si nous n'en comprenons pas le mécanisme biologique[24]. L'effet placebo peut représenter plus de 50 % de l'effet total observé avec le traitement expérimental. Selon une synthèse de 38 essais cliniques randomisés du traitement médicamenteux de la dépression, le placebo seul provoque une amélioration de l'état dépressif de l'ordre de 75 % de celle du médicament. Si le groupe sous traitement expérimental a un score moyen, sur une échelle de symptômes dépressifs, de 10, le score moyen dans le groupe placebo est entre 7 et 8[25].

La convention est donc de mener des essais cliniques comparant un traitement expérimental potentiellement actif à un placebo ou à un autre traitement. Les participants sont avertis de ce qu'ils recevront soit l'un, soit l'autre mais que la nature de ce qu'ils ont reçu ne leur sera révélée qu'à la fin de l'étude.

Limites des essais cliniques

Les essais cliniques randomisés sont en théorie l'étude comparative de population idéale, car le mode d'attribution du traitement est susceptible de produire des groupes interchangeables. C'est aussi un type d'étude délicat à réaliser dans de bonnes conditions. Leurs deux principales limites sont la difficulté de conserver des groupes interchangeables et la sélection extrême des participants.

Il est difficile de conserver, au cours de la phase d'observation suivant la randomisation, la composition des groupes telle qu'issue de la randomisation. Lorsque des patients sont perdus de vue ou souhaitent sortir de l'étude après la randomisation, il n'est plus possible de considérer que les groupes sont interchangeables. Ce n'est pas par « hasard » que certains patients quittent une étude. Ceux qui sortent sont différents de ceux qui restent. La comparabilité des groupes résultant de la randomisation peut en souffrir.

Pour préserver la comparabilité des groupes, malgré les pertes et les sorties de participants, on analyse les résultats d'un essai clinique en classant les patients selon le traitement que l'investigateur avait *l'intention* de leur attribuer, même s'ils ne l'ont pas reçu en pratique. Un principe qui n'est pas toujours évident à admettre, comme dans l'essai clinique randomisé Concorde qui a eu lieu entre 1988 et 1992 en France, en Angleterre et en Irlande[26].

Concorde a comparé l'azidothymidine (abrégée AZT), alors un nouveau médicament contre le virus de l'immunodéficience humaine (VIH), à un placebo. Tous les patients de Concorde étaient infectés par le VIH mais n'avaient pas le syndrome d'immunodéficience acquise (sida). Un groupe a reçu de l'AZT immédiatement alors que l'autre a reçu un placebo à remplacer par de l'AZT dès l'apparition de signes cliniques annonciateurs du sida. Les patients recevant le placebo pouvaient s'en douter car ils ne souffraient pas des effets secondaires de l'AZT sur les cellules sanguines et le tractus digestif, ou encore de maux de tête et de malaises. Certains d'entre eux (37 %) se sont fait prescrire de l'AZT plus tôt que ne le prévoyait le protocole initial. Dans l'analyse finale de l'essai clinique, l'AZT ne semblait pas retarder l'apparition du sida : le risque était de 18 % dans les deux groupes (voir le graphique 7.3). Un effet de l'AZT aurait pu être atténué car une forte proportion des patients dans les *deux* groupes avait en fin de compte pris de l'AZT. Il restait aux chercheurs la possibilité d'analyser les données en groupant les patients selon qu'ils avaient pris ou non de l'AZT, dans ou hors protocole, mais cette analyse-là aurait défait la randomisation et n'aurait peut-être plus été fondée sur des groupes interchangeables. Le bénéfice attendu de la randomisation aurait été perdu.

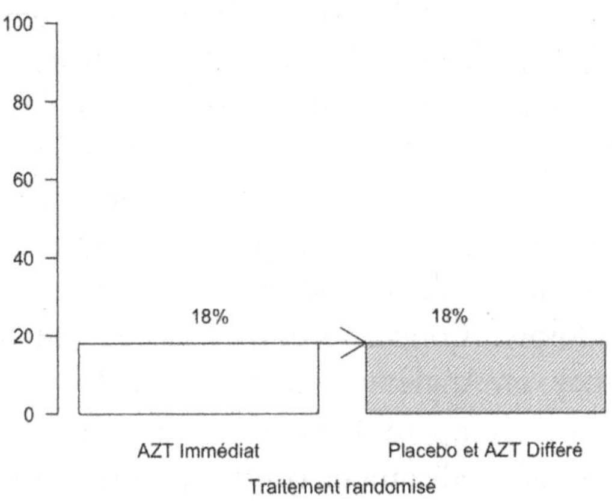

Graphique 7.3 Risque de progression du sida sur trois ans selon un régime d'AZT immédiat ou placebo suivi d'AZT dans l'essai clinique randomisé Concorde. *Source* : Concorde Coordinating Committee, 1994.

En fin de compte, malgré ses limites, Concorde avait à juste titre conclu que l'AZT seul ne freinait pas la progression clinique vers le sida. Mais, en 1994, dans le contexte socialement et politiquement tendu entourant la question du traitement du sida, ces résultats furent accueillis avec plus de scepticisme qu'ils ne le méritaient, en raison des problèmes que j'ai mentionnés. Cet épisode montre combien le succès d'un essai clinique randomisé est dépendant des conditions techniques de sa réalisation. En particulier, le maintien de la composition des groupes issus de la randomisation pour toute la durée de l'expérimentation est théoriquement essentiel, mais difficile à assurer.

Cette difficulté à conserver la composition des groupes tels qu'issus de la randomisation est à l'origine d'une autre limite commune aux essais cliniques randomisés : la sélection extrême des participants.

Les participants à un essai clinique randomisé sont souvent différents du patient typique auquel le traitement testé est destiné. On exclut *a priori* les patients dont les symptômes sont atypiques, ceux dont le pronostic est mauvais ou le suivi, difficile, et ceux qui ont peu de chance de prendre régulièrement les doses prescrites.

Prenez l'exemple de la Women's Health Initiative, cet essai clinique randomisé sur la santé des femmes, dont nous parlerons plus en détail plus loin : des 373 092 femmes éligibles, seules 16 608 femmes, soit 4,4 % des éligibles, ont été randomisées pour recevoir soit une substitution hormonale composée d'œstrogènes et de progestérone, soit un placebo[27]. En moyenne, ces femmes étaient déjà ménopausées depuis environ dix ans, alors qu'en pratique les hormones sont typiquement prescrites en début de ménopause.

Malgré ses limites, l'essai clinique randomisé fournit à la médecine une technique rigoureuse d'évaluation de l'efficacité des traitements basée sur des groupes constitués pour être comparables.

L'ANALYSE DÉCISIONNELLE CLINIQUE

Au cours des années 1970, un petit groupe de cliniciens, principalement aux États-Unis, utilise des données tirées d'études de population de patients pour guider la décision médicale et accroître son efficacité. C'est l'« analyse décisionnelle ». La description détaillée de cette discipline assez technique n'a pas sa place dans ce livre[28]. J'aimerais tout de même vous faire percevoir pourquoi elle a été une étape importante de la convergence de la médecine clinique et de l'épidémiologie.

Imaginez un clinicien qui, dans les années 1960, suspecte une embolie pulmonaire chez son patient. Un embole est une balle de fibrine et de cellules sanguines qui peut boucher les vaisseaux sanguins perfusant une région des poumons. Privé d'oxygène, le tissu pulmonaire ne respire plus et meurt. C'est l'embolie. Selon la surface pulmonaire endommagée, le malade peut se plaindre de douleur et de souffle court, ou brutalement mourir asphyxié. C'est un diagnostic difficile à établir car plusieurs maladies du cœur, des intestins ou du pancréas ont des signes cliniques semblables. Il est, toutefois, urgent de poser le bon diagnostic, car le clinicien peut perdre le patient, soit à trop attendre, soit à le traiter inutilement.

Notre médecin d'il y a un demi-siècle demande pour son patient un examen nouvellement disponible, l'angiographie, qui consiste à injecter un produit qui absorbe fortement les rayons X. Lorsqu'il passe dans les vaisseaux sanguins irriguant le poumon, ce produit forme sur la radiographie une moulure de l'arbre vasculaire, blanche sur fond noir. L'arbre est complet pour les vaisseaux dans lesquels le sang circule librement. En revanche, les vaisseaux obstrués par l'embole donnent typiquement l'impression d'avoir été amputés.

Notre médecin ne se doute pas que l'angiographie va provoquer l'hémorragie mortelle dont décède son patient. Tirant la leçon de cette expérience, il décide de ne plus recourir à l'angiographie et de traiter immédiatement avec des médicaments le prochain patient se présentant avec une suspicion d'embolie pulmonaire. Il est conscient qu'il peut ainsi traiter inutilement le patient si le diagnostic d'embolie pulmonaire est posé à tort, mais au moins il ne prend pas le risque de lui faire subir une angiographie. Les médicaments utilisés dans le traitement de l'embolie pulmonaire bloquent les processus de coagulation qui sont à l'origine de la formation des emboles. Ces « anticoagulants » doivent être prescrits pendant plusieurs semaines.

Malheureusement, le patient anticoagulé a un accident de voiture et meurt d'hémorragie. Une fois de plus, tirant leçon de cette expérience et, jurant qu'on ne l'y prendrait plus, le clinicien décide que le prochain patient comparable chez qui il suspecte une embolie pulmonaire n'aura ni anticoagulants d'emblée ni angiographie. Décision risquée aussi car, non traitée, une embolie pulmonaire sur trois est mortelle.

Inutile de préciser ici ce qu'il est advenu du troisième patient. Je crois qu'il a survécu. L'important est de noter que l'information que le médecin peut obtenir de l'examen d'un patient individuel chez lequel il suspecte la présence d'une embolie pulmonaire est insuffisante pour lui permettre de préférer une attitude plutôt qu'une autre. En revanche, les risques associés à l'angiographie, au traitement anticoagulant ou à l'absence de traitement, les proportions de tests faussement positifs ou faussement négatifs, sont mesurables dans des populations de patients. Ces informations peuvent être utilisées dans l'analyse décisionnelle pour aider le praticien à identifier la « décision » optimale pour un patient en choisissant entre trois options : prescrire l'anticoagulation immédiatement ; obtenir l'angiographie et ne prescrire les anticoagulants que si elle confirme le diagnostic d'embolie pulmonaire ; ou ne rien faire, ni angiographie ni anticoagulation.

Il n'y a pas de garantie que la décision optimale sauvera un patient particulier ; elle est simplement l'option qui a le plus de chance de le faire si les données utilisées dans l'analyse sont appropriées[29].

L'analyse décisionnelle a plus agité les milieux universitaires qu'elle n'a modifié la pratique clinique[30]. Elle manque de souplesse. Il faut plusieurs jours, voire semaines, pour effectuer une analyse documentée. Le patient ne peut pas attendre aussi longtemps ! Les résultats d'une analyse décisionnelle peuvent servir pour une situation analogue future, ou permettre une évaluation critique d'une décision passée.

Mais, en s'efforçant de concilier jugement clinique, résultats d'essais cliniques et autres données chiffrées de la littérature médicale dans une stratégie décisionnelle explicite et intelligible[31], l'analyse décisionnelle a eu recours à l'épidémiologie. Elle a ainsi contribué à familiariser les praticiens à l'épidémiologie et posé la couche de fond culturelle sur laquelle a pris l'*evidence-based medicine* (EBM) ou, dans sa traduction française moins usitée, la « médecine fondée sur les preuves ».

L'*EVIDENCE-BASED MEDICINE* (EBM)

En 1993, la revue médicale de l'Association des médecins américains, *JAMA*, publie une série d'articles du groupe de travail sur l'EBM[32]. Le concept proposé est celui d'une pratique médicale intégrant « consciemment, explicitement, judicieusement » des données chiffrées à l'expertise clinique individuelle. L'EBM exige du clinicien qu'il sache interpréter les résultats d'études comparatives de population et qu'il en tienne compte dans son jugement et dans sa décision cliniques[33].

Grâce à l'EBM, les médecins praticiens ont eu accès à l'épidémiologie à une échelle sans précédent. Avant 1980, les méthodes et concepts épidémiologiques, à l'exception des essais cliniques randomisés, appartiennent à la santé publique. Les manuels, la terminologie, les exemples proviennent de la santé publique et n'intéressent en général ni les étudiants en médecine ni les médecins. L'EBM a reformulé les concepts et modifié la terminologie et les exemples de façon que les cliniciens y reconnaissent une discipline médicale.

L'EBM, c'est une façon d'analyser et d'interpréter les résultats d'études comparatives de population. La meilleure façon de comprendre ce que c'est est encore de la mettre en pratique. Je vous propose donc un petit exercice ! Nous allons interpréter ensemble, en appliquant les concepts de l'EBM, les résultats d'un essai clinique randomisé sur l'efficacité d'un traitement.

Les résultats de l'étude CAPRISA 004 sur l'efficacité d'un gel vaginal contenant 1 % de ténofovir, un médicament anti-VIH, dans la prévention de l'infection au VIH chez la femme ont été rendus publics en juillet 2010. Le risque d'infection annuel y est de 5,6 % avec le gel vaginal et de 9,1 % sans le gel vaginal, comme le montre le graphique 7.4.

Pour faire parler ces chiffres, l'EBM utilise un peu d'arithmétique élémentaire.

Différence de risque : on peut soustraire les risques.

Différence de risque annuel (DR) = 9,1 – 5,6 = 3,5 %.

Que signifie la différence de risque ? Le gel au ténofovir pendant une année prévient 3,5 infections au VIH pour 100 femmes se l'appliquant.

Nombre de personnes à traiter : une règle de trois permet d'exprimer cette différence de risque d'une autre façon :

100 femmes ➜ 3,5 infections
28 à 29 femmes ➜ 1 infection

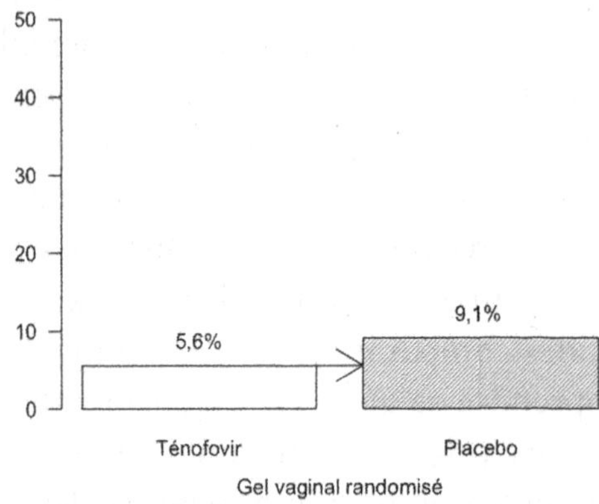

Graphique 7.4   Risque d'infection au VIH selon l'utilisation d'un gel vaginal contenant du ténofovir ou d'un gel vaginal contenant un placebo dans l'essai clinique randomisé CAPRISA 004, effectué dans le KwaZulu-Natal, Afrique du Sud, entre 2007 et 2010. *Source* : Karim, 2010.

Cette règle de trois revient à prendre l'inverse de la différence de risque annuel. Traiter 100 personnes pour prévenir 3,5 infections au VIH est équivalent à traiter (100/3,5 =) 28 à 29 femmes pour prévenir 1 infection.

En jargon EBM, il s'agit du « nombre de personnes à traiter » (NPT) pour prévenir un cas. Le nombre de personnes à traiter au gel contenant le ténofovir pendant une année pour éviter un cas d'infection au VIH est :

NPT = 1/DR = 100 femmes par an/3,5 = 28,6 femmes par an

Ainsi, 28 à 29 femmes doivent utiliser le gel anti-VIH *pendant un an* pour éviter que l'une d'entre elles ne soit infectée par le VIH. C'est une mesure très parlante de l'efficacité du gel au ténofovir.

Réduction relative de risque : la différence de risque et le nombre de personnes à traiter sont obtenus en soustrayant les risques du groupe traité et du groupe placebo. Nous avons aussi la possibilité de diviser ces deux risques. Cette opération donne le ratio des risques. Par convention, on mettra toujours le risque dans le groupe recevant le traitement expérimental au numérateur et le risque dans le groupe servant de comparaison au dénominateur :

$$\text{Ratio des risques (RR)} = 5,6/9,1 = 0,61$$

Le ratio des risques s'interprète ainsi : le risque annuel d'infection au VIH est 0,61 fois moins élevé dans le groupe qui prend le gel au ténofovir que dans le groupe recevant le gel placebo. C'est une formulation un peu bancale que l'EBM propose de remplacer par la « réduction relative de risque » (RRR), obtenue en mettant au numérateur la différence de risque :

$$\text{Réduction relative de risque} = (9,1\text{-}5,6)/9,1 = 3,5/9,1 = 0,39 \text{ ou } 39\,\%$$

Le gel au ténofovir réduit le risque d'infection au VIH de 39 % par rapport au gel placebo. La RRR est une mesure facile à comprendre : une réduction de 10 %, 30 %, 50 % et ainsi de suite. Nous percevons aisément ce que cela signifie. C'est aussi une indication sur l'effet du traitement dont l'expérience montre qu'elle tend à être plus constante dans différentes populations humaines que la différence de risque.

La conclusion de cet exercice d'EBM est que, dans l'essai clinique randomisé CAPRISA 004, le risque d'infection est de 5,6 % par an avec un gel vaginal contenant du ténofovir, soit une réduction de 39 % par rapport au placebo et la perspective d'éviter une infection au VIH pour 28 femmes traitées pendant un an.

L'EBM a fait pour les études cas-témoins, les études de cohorte et les concepts associés le même travail de traduction et d'adaptation qu'elle a fait pour les essais cliniques randomisés. Au bout du compte, le manuel d'EBM, de la taille d'un bréviaire que le clinicien hospitalier peut insérer dans la poche de sa blouse, est un condensé d'épidémiologie dans le langage et avec les exemples du clinicien.

LA COLLABORATION COCHRANE

Selon votre âge, vous vous souviendrez du choc pétrolier de 1973. Après des années d'expansion, les économies des sociétés occidentales s'essoufflent, mettant en évidence le caractère limité des ressources pouvant être consacrées aux dépenses de santé. Le moment était venu de se préoccuper de la multiplication des procédures médicales pour leur coût aussi. Évidemment, c'étaient les secteurs sociaux les plus défavorisés qui trinqueraient le plus.

L'Anglais Archibald Cochrane a l'idée d'utiliser l'épidémiologie pour atténuer les inégalités sociales qui résulteraient de la réduction des budgets destinés à la santé.

En 1971[34], Cochrane propose l'utilisation systématique d'essais cliniques randomisés pour identifier les traitements efficaces et ceux qui ne le sont pas. Si le Service national de santé anglais, explique-t-il, ne rembourse que les traitements efficaces, il pourra, grâce aux économies sur les traitements inutiles non remboursés, garantir l'accès à une bonne médecine à un plus grand nombre de gens. L'efficacité thérapeutique ira de pair avec la justice sociale[35].

Cochrane rallie à sa cause une génération de jeunes épidémiologistes prêts à se mobiliser pour la justice sociale (nous sommes encore dans la foulée de Mai 1968) mais pas pour sauver les économies capitalistes en crise.

En 1979, il développe son idée et note : « On peut à juste titre blâmer notre profession du fait qu'elle ne dispose pas d'une synthèse critique, par spécialité ou sous-spécialité, périodiquement mise à jour, de tous les essais cliniques randomisés[36]. »

Pour séparer les bons soins de l'ivraie, la synthèse critique de tous les essais cliniques randomisés permettrait de dégager un message d'ensemble, au-delà des traits d'études particulières.

Sous l'impulsion du docteur, maintenant sir, Iain Chalmers, à Oxford, paraît la Base de données sur les essais cliniques périnataux d'Oxford, fruit d'une collaboration internationale et « véritable borne kilométrique dans l'histoire des essais cliniques randomisés et de l'évaluation des soins », selon Cochrane. L'extension de cette première expérience à d'autres spécialités mène à la fondation de la Collaboration Cochrane en 1993.

Des milliers de revues Cochrane sont aujourd'hui à la disposition du public et des médecins praticiens. Le développement d'Internet a facilité leur diffusion. La Collaboration Cochrane a son site Web : www.cochrane.org. La Bibliothèque Cochrane (http://www.cochrane.org/cochrane-reviews) annonce plus de 4 000 revues de l'efficacité d'interventions à but préventif ou thérapeutique. On peut y trouver des analyses sur des sujets aussi variés que les médicaments, les vitamines, l'acupuncture, le millepertuis ou les vaccins. Chacune d'entre elles a un résumé technique et un résumé pour le grand public, suivi des résultats présentés selon un même format. Parfois, une bande sonore de l'auteur explique, dans des termes simples, le motif de la revue, les résultats et les conclusions.

J'ai eu dans ce livre plusieurs fois recours à des revues Cochrane. C'est d'ailleurs souvent par elles que je commence quand je cherche la réponse à une question portant sur le traitement ou sur la prévention[37]. Sur sa page d'accueil, la Collaboration Cochrane cite fièrement la déclaration de *The*

Lancet selon laquelle : « La Collaboration Cochrane est une entreprise rivalisant avec Projet Génome Humain en termes d'implications potentielles pour la médecine moderne[38]. »

Le fait que la Collaboration Cochrane s'adresse tant au public qu'aux médecins indique que nous sommes entrés dans une nouvelle phase de l'histoire de l'épidémiologie, son intégration à la culture collective. Nous y reviendrons dans le chapitre suivant.

Y a-t-il un risque pour la santé ?

Les associations causales mises en évidence par des études épidémiologiques abondent[39]. L'exemple classique est celui des effets du tabac sur la santé. J'y ai consacré le chapitre VI et ne vais pas y revenir en détail ici.

Pour étudier s'il y a risque pour la santé, il faut comparer des groupes de personnes qui ont choisi de s'exposer à une cause potentielle. La polémique sur le tabac et le cancer du poumon nous a donné l'occasion de décrire ce que sont les études cas-témoins et les études de cohortes, ainsi que la théorie qui les unit. Les études comparatives de population ont d'abord comparé l'exposition passée à la fumée de cigarette de personnes ayant développé de cancer du poumon – les cas – à des témoins sans cancer du poumon. Est venue ensuite l'Étude des médecins britanniques, qui a permis de comparer la survenue du cancer du poumon chez des fumeurs à celle chez des non-fumeurs. Sans épidémiologie, la question aurait encore tardé à être tranchée.

Combien de médecins ont-ils perçu dans leur pratique quotidienne que la fumée du tabac causait le cancer du poumon ? Pourquoi les travaux de Roffo, en Argentine, qui montrait dès la fin des années 1920 que le goudron de tabac était cancérigène chez le lapin n'ont-ils pas suffi à déclencher l'alerte ? Parce que les preuves de la toxicité du tabac pour l'homme manquaient. Or, tant que le laboratoire n'a pas identifié avec certitude l'agent qui dans la fumée de tabac cause le cancer, seules les études comparatives de population peuvent fournir des preuves de toxicité humaine.

Y a-t-il un bénéfice pour la santé ?

Une question concernant un effet protecteur est parfois l'image en miroir de la question concernant un effet délétère : être inactif est l'inverse d'être actif, etc. Il y a cependant des situations où l'on a découvert des facteurs protecteurs *sui generis*[40].

Étant donné que ces facteurs sont potentiellement bénéfiques pour la santé, il est possible d'en randomiser l'exposition. Nous avons vu l'apport considérable de la randomisation du traitement dans les études cliniques. Elle permet de constituer des groupes interchangeables si bien qu'une différence observée peut être raisonnablement attribuée au traitement expérimental.

La santé publique a ainsi pu s'inspirer des essais cliniques randomisés de médicaments pour évaluer l'efficacité d'interventions préventives en randomisant l'attribution du facteur protecteur ou de son contrôle. Ces essais cliniques randomisés, effectués avec la population générale plutôt qu'avec des patients, sont aussi appelés *essais contrôlés randomisés*.

MISTER FIT

L'expérience du Multiple Risk Factor Intervention Trial (« Essai d'intervention sur des facteurs de risque multiples ») ou MRFIT (prononcer « Mister Fit ») est un épisode décevant de la tentative d'adapter les essais cliniques randomisés à la recherche de santé publique.

MRFIT avait pour objectif de tester l'efficacité d'un programme de prévention de la maladie coronarienne (obstruction par artériosclérose des artères coronaires irriguant le muscle cardiaque). Il devait évaluer l'impact potentiel dans la population générale de ce que l'on avait appris jusque-là en ce qui concerne la réduction des facteurs de risque des maladies cardiaques : cholestérol, tabac, hypertension, et ainsi de suite.

L'essai clinique a duré dix ans, de 1972 et 1982. Les 12 866 participants, des hommes âgés de 35 à 57 ans, à haut risque de maladie coronarienne, ont été triés sur le volet à partir de 361 662 hommes examinés dans 22 centres cliniques des États-Unis : 6 428 hommes ont reçu l'intervention et 6 438 autres ont été adressés à leur médecin traitant avec un rapport sur leurs facteurs de risques. Les participants étaient motivés et informés. Ils devaient être prêts à cesser de fumer, à prendre un traitement pour l'hypertension, à se rendre régulièrement dans une clinique, avec leur famille parfois, et à faire cela pendant 6 à 8 ans.

Le graphique 7.5 montre que la mortalité par maladie coronarienne a été semblable dans les deux groupes : le risque sur six ans ou plus est de 18 pour 1 000 dans un groupe, de 19 pour 1 000 dans l'autre.

Les causes de cet échec sont encore débattues aujourd'hui. Peut-être que la bonne couverture de presse des bénéfices attendus de l'intervention a poussé les personnes du groupe de comparaison à recourir aux mesures faites dans le cadre du programme d'intervention : si ces mesures préventives sont si bénéfiques, pourquoi n'en profiterions-nous pas aussi ? Ou peut-être que les interventions n'ont pas pu transformer le mode de vie des partici-

Risque de crise cardiaque sur 6 ans (pour 1 000 hommes)

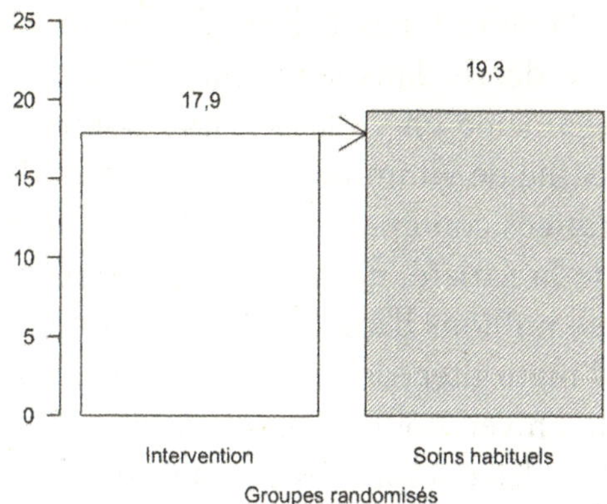

Graphique 7.5 Risque de décès sur six ans ou plus de 12 866 hommes (6 428 dans le groupe qui a eu l'intervention multirisque et 6 438 dans le groupe qui a eu les soins habituels) dans le cadre de l'essai clinique randomisé Multiple Risk Factor Intervention Trial ou MRFIT, aux États-Unis. Les risques de décès des deux groupes sont du même ordre de grandeur. *Source* : Multiple Risk Factor Intervention Trial Research Group, 1982.

pants : au bout de six ans, 35 % des participants avaient cessé de fumer, moins de la moitié avait une tension artérielle bien contrôlée, une minorité avait modifié son alimentation.

MRFIT a coûté 180 millions de dollars en 1980. Il fut une tentative ambitieuse et onéreuse d'amener des gens à changer de comportement pour améliorer leur profil de risque.

VITAMINES ET CANCER

L'alimentation est un domaine qui se prête bien aux essais cliniques randomisés, bien que le terrain soit périlleux.

Prenons les vitamines. Dans l'imaginaire public, ces molécules ne sont associées qu'à des bénéfices. L'industrie a réussi le tour de force de les faire passer pour de la médecine alternative alors qu'il s'agit de produits pharmaceutiques. Il ne viendrait pas à l'esprit d'un médecin holiste ancien, tel que décrit dans le chapitre II, de rétablir l'équilibre d'un organisme en y plaçant une bombe vitaminique. Dans une pastille de vitamine C de 1 000 mg, il y a l'équivalent de 13 oranges contenant 80 mg de vitamine C chacune. Notre sens de la satiété, qui est inné et le résultat de peut-être cinquante millions d'années de sélection naturelle, nous retiendrait d'ingurgiter des douzaines d'oranges par jour pendant tout l'hiver pour nous exposer à des doses semblables à celles des comprimés de vitamine C. En revanche, prendre des doses massives de vitamines est cohérent avec des approches visant à détruire des organismes spécifiques par des antibiotiques ou des cellules par de la chimiothérapie. La prise de mégadoses de vitamines correspond à une logique thérapeutique occidentale. Elle n'a rien de complémentaire ni d'alternatif.

Vers 1980, on croyait que le bêta-carotène, précurseur de la vitamine A, avait un effet protecteur contre la survenue de cancer. La théorie semblait biologiquement plausible. Le bêta-carotène a la capacité de neutraliser des molécules qui, dans le noyau cellulaire, peuvent se lier à l'ADN et provoquer des mutations transformant la cellule normale en une cellule cancéreuse. Des études comparatives de population suggéraient que la consommation de légumes riches en bêta-carotène pouvait réduire le risque de cancer du poumon.

En Finlande et aux États-Unis[41], on essaie alors de prescrire des doses massives de bêta-carotène à des gros fumeurs, le groupe de comparaison randomisé recevant un placebo. Les résultats de ces essais cliniques randomisés de prescription de vitamines pour prévenir la survenue de cancer du poumon ont surpris. À hautes doses, le bêta-carotène ne protège pas du cancer ; il est même plus dangereux que le placebo selon deux de ces essais cliniques randomisés.

Comment a-t-on pu se tromper à ce point ? La biologie du bêta-carotène indique qu'il doit protéger du cancer. Des études de cohortes montrent un effet protecteur, mais les cohortes n'étaient peut-être pas comparables : les personnes consommant plus de bêta-carotène ou prenant des suppléments étaient à moindre risque de cancer du poumon en général. Les études comparatives de population non randomisées sont de mauvais outils pour évaluer l'effet de la supplémentation vitaminique.

La solution de ce dilemme a été apportée par un essai clinique randomisé français, « Supplémentation en vitamines et minéraux antioxydants » (SU.VI.MAX). L'idée du professeur Serge Hercberg et de son équipe est qu'il n'est pas prouvé que les vitamines ont, à hautes doses, un effet semblable à celui des petites doses que l'on trouve dans une alimentation équilibrée. Il a donc mis en place SU.VI.MAX pour déterminer si un apport en vitamines et minéraux antioxydants optimal pour le bon fonctionnement de l'organisme humain permet de prévenir des cancers et d'autres maladies chroniques.

Au total 13 017 Français (7 876 femmes et 5 141 hommes), âgés de 45 à 60 ans, ont été randomisés pour recevoir une capsule-cocktail de vitamines C, E et A, et des minéraux antioxydants sélénium et zinc[42] ou une capsule placebo. Ils ont été sélectionnés à partir de 79 976 volontaires et suivis pendant sept ans et demi. Le Minitel, ancêtre français d'Internet, a servi à enregistrer l'observance du traitement et la survenue d'événements de santé.

Le graphique 7.6 montre, chez les hommes, un risque sur sept ans de cancer de 3,5 % dans le groupe expérimental et de 4,9 % dans le groupe placebo.

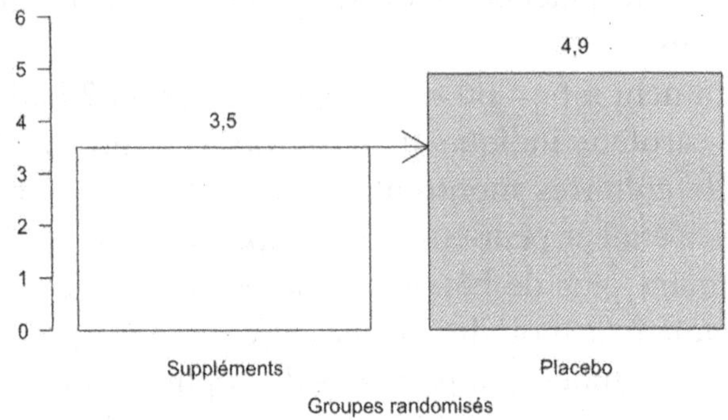

Graphique 7.6   Risque sur sept ans de cancer chez des hommes français âgés de 45 à 60 ans, randomisés pour recevoir une capsule-cocktail de vitamines C, E, et A, et de sélénium et zinc ou une capsule placebo en 1994 et 1995 dans l'étude SU.VI.MAX. *Source* : Hercberg, 2004.

Chez les femmes, les suppléments antioxydants n'ont pas modifié le risque de cancer. Les participantes avaient au début de l'intervention plus de bêta-carotène dans leur alimentation que les hommes, du fait d'une consommation plus élevée de fruits et légumes. Les suppléments antioxydants leur étant moins utiles, elles en ont tiré moins de bénéfice que les hommes.

Ces résultats ont remis les pendules à l'heure. Les suppléments antioxydants *à doses nutritionnelles* n'augmentent pas le risque de cancer. Ils le réduisent peut-être chez ceux qui en manquent. Et puisqu'il s'agit de doses équivalentes à celles d'une alimentation équilibrée, riche en légumes, fruits et autres produits frais, manger sainement permet de se passer de comprimés.

Bien que les croyances dans les effets miracles des méga-doses de vitamines antioxydantes, bêta-carotène, vitamine C et vitamine E, soient encore bien vivantes, la connaissance accumulée au cours des vingt dernières années suggère que le bêta-carotène et la vitamine E, à haute dose, peuvent être toxiques et abréger la durée de l'existence[43].

Ce test de dépistage est-il utile ?

Dépister une maladie signifie détecter sa présence avant que l'individu ne se sente malade et/ou qu'un médecin ne soit en mesure de diagnostiquer la maladie sur la base d'un examen clinique.

Le but du dépistage est de soigner plus tôt afin de réduire la mortalité attendue si la maladie est découverte à un stade plus avancé. Autrement, le dépistage ne fait que rendre la personne consciente de sa maladie plus tôt sans lui procurer d'avantages de santé et parfois même en occasionnant des désavantages résultant des effets secondaires des procédures diagnostiques ou des traitements[44].

Les essais cliniques randomisés ont révolutionné notre façon de penser en matière de dépistage. Dans les années 1960, l'efficacité des tests de dépistage courants n'avait pas été évaluée. On pratiquait le test de Bordet-Wasserman pour dépister la syphilis ou le test de Papanicolau pour dépister le cancer du col utérin, car on avait l'impression qu'ils étaient utiles, mais on n'avait pas de preuve.

MAMMOGRAPHIE ET CANCER DU SEIN

L'efficacité du test radiologique de la glande mammaire, la mammographie, pour dépister le cancer du sein a été évaluée par un essai clinique randomisé, lancé en décembre 1963 par une assurance-maladie, la Health Insurance Plan of Greater New York (HIP[45]).

HIP était – et est toujours – un régime d'assurance prépayé couvrant tous les risques, les soins étant fournis uniquement par un certain nombre de cabinets médicaux. En 1963, il y avait 62 000 femmes de 40 à 64 ans assurées à HIP depuis au moins un an. Après randomisation[46], les 31 000 femmes du groupe expérimental ont été invitées à effectuer un dépistage régulier par mammographie et palpation des seins. On n'a rien changé en revanche dans la prise en charge médicale habituelle des 31 000 femmes du groupe de comparaison. En cas de suspicion de cancer, on pratiquait une biopsie, qui était suivie, si positive pour un cancer du sein, d'une ablation complète du sein et des ganglions de l'aisselle adjacente. L'appartenance de toutes les femmes au même régime d'assurance a facilité le suivi.

Dans cette étude new-yorkaise, la mammographie à intervalles réguliers réduit la mortalité par cancer du sein, en particulier chez les femmes âgées de 50 ans à 63 ans. Les résultats du graphique 7.7 portent sur sept ans de suivi. La différence est petite chez les femmes de 40 à 49 ans (2,6 et 3,2 pour 1 000) et plus importante (3,2 et 5,0 pour 1 000) chez les femmes âgées de 50 à 63 ans.

Il y a eu, depuis HIP, plusieurs autres essais cliniques randomisés du dépistage du cancer du sein par mammographie, en Scandinavie, au Canada et au Royaume-Uni. Ils n'ont pas tous confirmé les résultats de l'étude new-yorkaise.

La question de savoir si le dépistage par mammographie fait plus de bien ou de mal, surtout pour les femmes de moins de 50 ans, fait l'objet d'un débat passionné[47]. Le dépistage par mammographie a pu prévenir des décès par cancer du sein invasif grâce aux traitements efficaces proposés en cas de découverte précoce d'un cancer. Aujourd'hui, la question inverse est posée. La combinaison de traitements efficaces – chimiothérapie adjuvante et hormonothérapie pour les cancers de stade 2 ou plus – et du dépistage du cancer par palpation des seins rend-elle obsolète le dépistage radiologique ? C'est une discussion d'experts autour de l'interprétation des

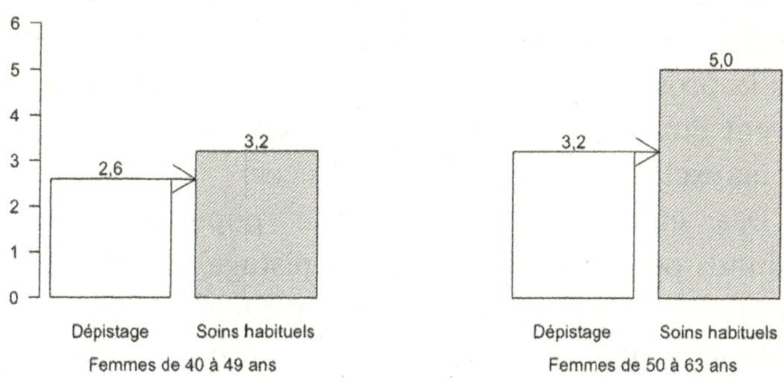

Graphique 7.7   Différences de risque de décès par cancer du sein après sept ans de suivi en présence ou absence de dépistage régulier par mammographie, selon l'âge des participantes au début de l'essai clinique randomisé. Résultats de l'étude du Health Insurance Plan of Greater New York commencée en 1963. Il y a 29 760 femmes de 40 à 49 ans, dont 14 849 dans le groupe « dépistage » par mammographie, et 32 240 femmes de 50 à 63 ans, dont 16 151 dans le groupe dans le groupe « dépistage » par mammographie. *Source* : Gøtzsche, 2009.

données existantes, car il n'est pas prévu de mettre en chantier de nouveaux essais cliniques randomisés sur cette question.

PSA ET CANCER DE LA PROSTATE

On a coutume de dépister le cancer de la prostate en détectant la présence d'une protéine, que l'on appelle l'antigène spécifique de la prostate et dont on conserve en français l'abréviation anglaise PSA pour *prostate specific antigen*. La mesure du PSA a l'avantage d'être effectuée à partir d'une prise de sang et d'être bon marché. Son interprétation n'est pas simple, car la concentration sanguine de PSA peut être élevée sans cancer de la prostate, et peut être basse malgré la présence du cancer de la prostate. Bref, le PSA ne suffit pas à diagnostiquer le cancer.

En pratique, lorsque le PSA est bas, on arrête les investigations et on refait un test une année plus tard. Lorsque le

PSA est élevé, il faut confirmer la présence du cancer par un prélèvement de cellules de la prostate. On obtient ces cellules au moyen d'une aiguille insérée à plusieurs reprises dans la prostate par voie anale. Des cellules de la prostate peuvent être alors examinées au microscope, pour confirmer ou exclure la présence d'un cancer.

Des études comparatives de population ont été conduites pour déterminer si le dépistage par PSA à intervalles réguliers permet d'avancer le traitement et de prolonger, en moyenne, la durée de vie des hommes en leur évitant de décéder du cancer de la prostate ou en retardant son issue fatale. En 2009 ont été rendus publics les résultats de deux de ces études, les plus importantes à ce jour, conduites l'une en Europe et l'autre aux États-Unis. Les études ont tiré au sort, au sein d'une population d'hommes de plus de 55 ans, ceux à qui l'on offrait un dosage régulier du PSA et ceux à qui on ne l'offrait pas. Les groupes comparés avaient des profils de santé semblables. Les résultats des deux études furent décevants. Le dépistage permettait de découvrir plus de cancers de la prostate, mais ne prolongeait pas la durée de vie du groupe dépisté. En revanche, les effets indésirables, comme l'impuissance sexuelle, étaient plus nombreux dans le groupe dépisté[48].

Pour l'instant, le dosage du PSA est un mauvais moyen de dépistage, susceptible de faire subir des traitements lourds et de ruiner la vie sexuelle de nombreux hommes. Comment expliquer cela ? D'une part, le test lui-même n'est pas optimal[49]. D'autre part, le dépistage découvre plus facilement des formes de cancer à évolution lente, ne présentant pas de danger vital.

AUTRES TESTS DE DÉPISTAGE

Parmi les tests de dépistage évalués par essai clinique randomisé, à part la mammographie pour dépister le cancer du sein et l'antigène spécifique de la prostate (PSA) pour dépister le cancer de la prostate, on peut mentionner, pour le cancer du côlon, la détection de sang dans les selles (efficace) et l'examen par vision directe de la paroi intestinale et par biopsie au moyen d'appareils à fibre optique (efficace) ; et, pour le cancer du poumon, la radiographie du thorax (inefficace) et l'imagerie radiologique assistée par ordinateur (efficace chez les gros fumeurs).

Les études comparatives de population se trompent aussi

J'ai utilisé dans ce chapitre des exemples positifs de la façon dont l'épidémiologie sert à remplacer des croyances par de la connaissance. Je suis bien conscient cependant qu'en procédant de la sorte j'ai brossé un tableau trop optimiste de l'état de la discipline, et de ce que l'on peut en attendre. Parsemer le chapitre de digressions sur les erreurs auxquelles peuvent aboutir les études comparatives de population aurait toutefois brouillé le message sur la fonction positive de l'épidémiologie.

Si je vous avoue à présent que les études comparatives de population sont faillibles, serez-vous surpris ? Quelle discipline ne l'est pas ? Dans quelles sciences ne fait-on pas d'erreur ? Bien sûr, les études épidémiologiques eurent des orages qui les égarèrent sur de fausses pistes. Ces erreurs se produisant à l'échelle d'une population, elles peuvent parfois mettre en péril la santé de millions d'individus. Il faut donc les craindre plus que d'autres.

POPPERS ET SARCOME DE KAPOSI

Une étude cas-témoins a été menée auprès d'homo-sexuels new-yorkais au début de l'épidémie de sida, en 1981, lorsque sont apparus plusieurs cas d'un cancer de la peau, le sarcome de Kaposi, rapidement évolutif.

Une publication remarquée rapporte alors une association forte entre sarcome de Kaposi et une substance aphrodisiaque contenant du nitrite d'amyle vendue dans la rue sous le nom de « poppers[50] ». Tous les cas avaient pris des poppers contre 68 % des témoins. Le sarcome de Kaposi paraissait plus fortement associé avec les poppers qu'avec le nombre de partenaires sexuels. Pourtant, c'était une illusion statistique. C'est parce qu'ils avaient eu plus de partenaires sexuels que les consommateurs de poppers avaient un risque accru de développer un sarcome.

Il sera par la suite établi que la consommation de poppers était un indicateur de l'exposition à un virus, transmis par voie sexuelle et causant le sarcome de Kaposi. On a cru d'abord qu'il s'agissait du VIH lorsque celui-ci fut découvert en 1983 avant de s'apercevoir qu'il s'agissait du virus de l'herpès, type 8, à transmission sexuelle aussi[51].

Il est facile de critiquer après coup. Ce n'est pas mon intention. Ce fut un rendez-vous manqué. De 1981 jusqu'à ce qu'en 1983 les virologues décrivent le VIH, l'origine du sarcome de Kaposi restait inconnue. Les épidémiologistes, après avoir identifié les populations dans lesquelles survenaient les cas, dont la communauté homosexuelle, entreprirent des études comparatives de population pour en identifier la cause. Tant qu'aucune découverte ne sortait des laboratoires, l'épidémiologie était en première ligne. Elle est cependant passée à côté de la possibilité, une bonne année avant la découverte du VIH, d'insister sur la transmission sexuelle de la maladie plutôt que d'entretenir des idées fausses sur un effet carcinogène des poppers.

ÉTERNELLEMENT FÉMININE

Une sécrétion moindre d'hormones ovariennes – les œstrogènes et la progestérone – après la ménopause entraîne, vers 50 ans, des bouffées de chaleur, des changements d'humeur, des sudations nocturnes et d'autres symptômes désagréables que peuvent soulager les mêmes hormones prescrites sous forme médicamenteuse. C'est ce que l'on appelle la « substitution ».

Le Prémarin est, en 1949, le premier œstrogène de substitution qui arrive sur le marché. Il favorise cependant l'apparition de cancers de l'utérus, alors que le Provéra, un médicament à base de progestérone, réduit ce risque. Ces observations aboutissent au Prempro – mot-valise associant les premières syllabes de Prémarin et de Provéra –, une combinaison d'œstrogènes et de progestérone.

L'heure de gloire du Prempro vient en 1966 avec le best-seller *Éternellement féminine*, de Robert Wilson, un gynécologue new-yorkais ayant des liens financiers avec les producteurs d'hormones. Wilson assimile la ménopause à une « castration » et promet jeunesse, beauté et sexe à celles qui prendront des hormones de substitution. La couverture du livre annonçait : « À tout âge vous pouvez être ÉTERNELLEMENT FÉMININE, cette histoire documentée d'une des découvertes les plus révolutionnaires de la médecine – la compréhension que la ménopause est une carence hormonale, totalement évitable. À présent, presque toutes les femmes, indépendamment de leur âge, peuvent vivre en toute sécurité une vie sexuelle complète pour le reste de leur vie[52]. »

Le livre était pitoyable, le « en toute sécurité », de trop, mais les ventes de Prempro ont flambé.

Le bât des épidémiologistes blesse, cependant, car des études comparatives de population non randomisées ont montré qu'en plus des effets sur les symptômes de la ménopause et la prévention de l'ostéoporose la substitution réduisait de moitié le risque de crise cardiaque. Ces mêmes études signalaient aussi un risque accru de cancer du sein, mais, dans la balance, le nombre de cas de cancer du sein paraissait dérisoire comparé aux évitables crises cardiaques et fractures du col du fémur.

Les proclamations sur les vertus des hormones de substitution en imposaient tellement que les instituts nationaux de santé des États-Unis ont longtemps hésité à évaluer rigoureusement leurs effets sur la santé. Ils l'ont finalement fait avec la Women's Health Initiative – l'« Initiative santé des femmes » –, un essai clinique randomisé.

L'étude de la Women's Health Initiative trouve l'opposé de ce que Wilson prétendait et de ce qu'avaient suggéré les études comparatives de population non randomisées. Au lieu d'une réduction de moitié, le risque de maladie coronarienne est supérieur chez les femmes recevant la substitution hormonale que chez celles recevant le placebo, comme dans le graphique 7.8.

Ces résultats effarent la communauté médicale tant est grand le succès des hormones de substitution. À Genève, selon nos données, près d'une femme ayant eu une ménopause naturelle sur deux est substituée en 2002, à la veille de la publication. Un an plus tard, elles ne sont plus que 31 %, soit une proportion à peu près identique à celle de 1993, au début du grand enthousiasme pour le traitement[53].

Pourquoi les études comparatives de population non randomisées ont-elles failli ? La réponse est un peu technique. Passez à la section suivante si vous trouvez cela confus. Elle repose sur l'observation faite depuis lors – à partir d'une nouvelle analyse d'une de ces études non randomisées – qu'il y a deux périodes au cours desquelles la substitution hormonale accroît le risque cardio-vasculaire : au cours des vingt-quatre premiers mois de substitution, mais

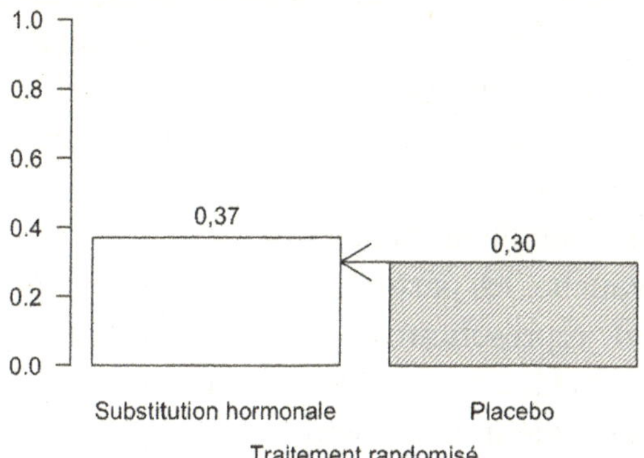

Graphique 7.8 Risque annuel de maladie coronarienne selon la prise d'une substitution hormonale combinée d'œstrogènes et de progestérone ou d'un placebo parmi des femmes américaines ménopausées ayant un utérus de la Women's Health Initiative. *Source* : Rossouw, 2002.

pas après ; et lorsque la substitution *débute* dix ans après la survenue de la ménopause[54]. Or ces risques n'ont pas joué de la même façon dans l'essai clinique randomisé et dans les études de cohortes non randomisées. Voici pourquoi[55].

J'ai mentionné plus haut qu'une des limites importantes des essais cliniques randomisés était d'inclure des personnes qui passent avec succès un processus de sélection sévère. Pour participer à la Women's Health Inititiative, il devait être indifférent aux femmes sélectionnées de recevoir, au hasard, soit des hormones, soit un placebo. Par conséquent, des femmes déjà sous hormonothérapie depuis le début de leur ménopause et la supportant bien avaient peu de chance d'être incluses dans cette étude. Pourquoi auraient-elles pris le risque d'être privées d'un traitement dont elles étaient satisfaites ? Les participantes devaient aussi appartenir à des tranches d'âge pour lesquelles la maladie coronarienne n'est pas trop rare. Il en est résulté un âge moyen des femmes de la Women's Health Initiative de 63 ans. Une majorité d'entre elles avaient donc passé la ménopause depuis plus de dix ans lorsqu'elles ont entamé les premiers vingt-quatre mois de substitution. Elles cumulaient donc les risques de subir les effets cardiaques délétères de la substitution : leurs deux premières années de traitement survenaient dix ans ou plus après la survenue de la ménopause.

En revanche, les participantes des études *non* randomisées étaient représentatives de la population clinique à laquelle les médecins prescrivent la substitution, dans le sens où elles étaient nouvellement ménopausées. Mais elles étaient souvent substituées depuis plus de deux ans et avaient donc passé la période à plus haut risque. Celles qui avaient eu une complication cardiaque de la substitution n'étaient vraisemblablement plus substituées. La comparaison des femmes substituées, quelle que soit la durée de la substitution, à des femmes non substituées sous-estimait le risque associé à la substitution.

Pour mettre en évidence l'accroissement transitoire du risque cardio-vasculaire au cours des deux premières années de substitution, il aurait fallu comparer des femmes *nouvellement* substituées à des femmes *non* substituées.

Au-delà du drame humain considérable, il a été possible de comprendre la source de l'erreur et d'en tirer des leçons, car les études comparatives de population fournissent le substrat objectif de la discussion critique. Malgré l'erreur, elles contribuent à la connaissance[56].

Le débat sur l'innocuité cardio-vasculaire des hormones de substitution est encore ouvert, mais de nouveaux essais cliniques randomisés, tenant compte de l'ancienneté de la ménopause, finiront par le résoudre. C'est la différence avec une croyance qui, lorsqu'elle se révèle fausse, nous invite uniquement à nous méfier du cerveau qui l'a imaginée. L'éternelle féminité de Robert Wilson était une croyance.

CHAPITRE VIII

Santé : distinguer croyances et connaissance dans votre vie de tous les jours

Considérons à présent la façon dont l'épidémiologie peut vous être utile lorsque vous lisez la presse ou parcourez la toile à la recherche d'information pour un problème de santé personnelle, celui d'un enfant, d'un parent, d'un ami.

Je vous propose ici un mode d'emploi : trois questions simples permettent de classer l'information en deux genres : croyances ou connaissance. Le but est d'éviter la déroute face à un barrage d'information qui se dresse devant soi lorsque toute l'information de santé à disposition est mise sur le même plan.

Un article sur une question de santé lu dans un média peut être source d'angoisse et de stress. Il peut attirer notre attention sur un problème de santé dont nous ne nous doutions parfois pas. Je *crois* que cette angoisse et ce stress peuvent être atténués si l'on sait distinguer croyances et connaissance de santé. La connaissance peut avoir des implications immédiates, les croyances non. C'est l'idée de Platon (qui pour cette raison apparaît en couverture, à gauche) et Socrate, selon laquelle on aborde les choses de la vie avec plus de courage lorsqu'on fait la part de ce qui est à craindre de ce qui ne l'est pas[1].

Examinons les questions d'abord, puis la façon d'interpréter les réponses.

Trois questions simples

Eh bien, quelles sont donc ces questions simples ? Vous les connaissez, car nous nous les sommes posées pour chacun des exemples examinés dans ce livre. Elles s'appliquent à la *prévention*, aux *traitements* et au *dépistage*.

La première question est : *la conclusion énoncée résulte-t-elle d'une étude comparative de population ?* Si la conclusion n'est pas fondée sur une étude comparative de population, il s'agit d'une croyance. Libre à vous de la juger triviale ou importante, mais ayez conscience que, pour l'instant, ce n'est qu'une hypothèse, une idée. Si la conclusion repose sur une étude comparative de population, il s'agit de connaissance, car une expérimentation et des données matérielles ont dû être soumises à l'évaluation critique d'experts. Ces experts pourront être interrogés à nouveau si de nouvelles questions se posent. La confrontation des communiqués de presse, l'avis de professionnels de la santé ou de sites en ligne validés vous aideront à vous forger une opinion.

La deuxième question découle de la première, s'il y a eu étude comparative de population, *quels étaient les groupes comparés ?* Prenons l'association causale entre la fumée de cigarette et le risque de cancer du poumon. A-t-on comparé des gros fumeurs à des fumeurs modérés ? Ou a-t-on comparé de gros fumeurs à des non-fumeurs ? L'effet observé de la cigarette sera modeste si l'on compare le risque de fumeurs de deux paquets de cigarettes ou plus par jour à celui de fumeurs de moins de deux paquets, mais il sera fort si le risque des fumeurs de deux paquets ou plus est comparé à celui de personnes qui n'ont jamais fumé ou ont cessé de fumer il y a plus de dix ans. Il est donc essentiel de savoir qui a été comparé à qui.

La troisième question concerne l'importance de l'effet observé : *quels sont les risques ou les fréquences observés au sein des groupes comparés ?* La réponse à cette question vous permettra de savoir s'il s'agit d'une étude de cohorte, dans laquelle on a suivi dans le temps des groupes de personnes : ce type d'études comparatives de population fournira les risques observés dans les groupes comparés. Si, au contraire, on a comparé un groupe de cas souffrant d'une maladie particulière à un groupe de témoins, ce sont les fréquences d'exposition à la cause étudiée qui devraient être rapportées.

Cette troisième question vous aide aussi à établir s'il s'agit de différences importantes ou triviales. Une exposition qui fait passer un risque de 1 pour 10 000 à 10 pour 10 000 au cours d'une période déterminée aura une implication pour notre vie quotidienne différente de celle qui fait passer le risque de 1 % à 10 % au cours de la même période de temps. C'est subjectif, mais c'est vous que cela concerne.

Les réponses à ces trois questions simples devraient être fournies dans l'article. Si elles ne le sont pas, vous ne serez pas en mesure d'interpréter le message de santé. Vous pouvez attendre de voir votre médecin et lui poser la question, demander des précisions au journal ou au site d'information en ligne ou, si vous y avez accès, obtenir la publication originale.

L'interprétation des réponses

Qu'en est-il à présent de la façon d'interpréter les réponses apportées à ces trois questions ? Vous la connaissez aussi. Elle est l'un des fils conducteurs de ce livre. La voici une nouvelle fois : *la connaissance de santé concernant la prévention, les traitements et le dépistage est obtenue à partir de populations, s'exprime en termes de risques allant de 0 % à 100 % et fournit des repères qui aident à prendre des décisions en rapport avec la santé, mais pas de certitudes à l'individu.*

La connaissance tirée de la population ne peut compenser qu'imparfaitement notre ignorance des déterminants de la santé individuelle. Je ne pourrai jamais savoir si, en faisant cinq heures de Vélib' par semaine, je vais éviter d'avoir un cancer du sein, mais si j'accepte la connaissance tirée d'études comparatives de population, ces cinq heures de Vélib' pourraient contribuer à réduire mon risque à long terme de plusieurs pour cent.

Ces questions simples dans un cadre interprétatif clair devraient vous aider à vous informer au sujet de problèmes fréquents de la vie quotidienne à la réponse desquels sert l'épidémiologie. Rappelons-les : ce traitement est-il efficace ? Ce traitement est-il dangereux ? Ce trait, ce comportement ou cette exposition environnementale représentent-ils un risque pour la santé ? Ce trait, ce comportement ou cette exposition environnementale sont-ils bénéfiques pour la santé ? Ce test de dépistage est-il utile ?

Passons à la pratique. Je vous invite à tester les trois questions dans les exemples qui suivent tirés de la presse quotidienne ou hebdomadaire. J'ai choisi ces articles car ils sont bien écrits et susceptibles de vous intéresser. J'en profite ici pour remercier les journalistes dont je cite les articles. Avec ces commentaires constructifs, je veux enseigner ma profession et aider les lecteurs ; non pas donner de leçons à des professionnels de l'information.

L'épidémiologie en pratique : à vous de jouer !

BÉBÉS NAGEURS ET BRONCHIOLITE

En juillet 2010, plusieurs sources de la presse écrite et télévisée rapportent les résultats d'une étude belge concernant la santé des bébés dits « nageurs », c'est-à-dire de bébés qui ont fait l'expérience des baignades en piscine au cours des premiers mois de leur vie.

Voici un des nombreux communiqués à ce sujet :

« Une étude de l'Université de Louvain (Belgique) a suivi 430 enfants âgés en moyenne de 5-6 ans. Selon celle-ci, les poumons des bébés nageurs encore immatures sont plus à risque de développer une bronchiolite que les bébés qui ne vont pas à la piscine. La chloramine, produit issu du mélange entre le chlore (utilisé pour l'entretien des piscines) et les matières organiques présentes dans l'eau (urine, par exemple), est très irritante et augmente la vulnérabilité des enfants aux virus, notamment celui de la bronchiolite. L'étude montre que le risque est proportionnel au temps passé dans les piscines avant l'âge de 2 ans. Ainsi, le risque est multiplié par 4 dès vingt heures passées en piscine (21 juillet 2010). »

Prenez une minute pour vous formuler le message que vous avez retiré du communiqué. A-t-on a mesuré l'exposition de bébés à la chloramine – ce mélange de chlore et de matières organiques ? A-t-on suivi des enfants exposés à la chloramine et mesuré leur risque de bronchiolite ? Le communiqué peut nous porter à répondre positivement à ces deux questions. En réalité, il n'y a eu ni mesure de chloramine ni suivi. Pour le constater, appliquons nos questions.

S'agit-il une d'étude comparative de population ? Oui. Le texte précise que des bébés nageurs ont été comparés à des bébés qui n'ont pas été à la piscine.

Quels sont les groupes comparés ? Les enfants avaient déjà 5 à 6 ans lorsque l'étude a été effectuée. Les chercheurs ont donc dû demander aux parents si leurs enfants avaient été bébés nageurs, la fréquence de leur fréquentation des piscines et s'ils avaient souffert de bronchiolite dans leur vie. L'information sur la bronchiolite et celle sur la natation ont été obtenues en même temps. Il n'y a pas eu de suivi. L'option choisie a été de comparer la fréquence de bronchiolite passée chez les bébés nageurs et ceux qui ne l'ont pas été. On aurait aussi pu comparer la proportion de bébés nageurs chez les enfants qui ont eu des bronchiolites et chez ceux qui n'en ont pas eu.

Quelles sont les fréquences d'exposition observées au sein des groupes comparés ? Le communiqué rapporte que « le risque est multiplié par 4 », mais n'indique pas l'importance des « risques ». Je l'ai trouvée dans la publication originale. Elle est présentée dans le graphique 8.1 : 1 enfant sur 4, qui n'a pas été bébé nageur ou n'a jamais été en piscine avant l'âge de 2 ans, a souffert de bronchiolite dans sa vie.

La fréquence monte à 36,4 % pour l'ensemble des enfants qui ont été bébés nageurs et à près de 50 % pour ceux qui ont passé plus de vingt heures en piscine couverte. Les fréquences dans les deux groupes sont élevées. Elles suggèrent que la bronchiolite, telle que définie dans cette étude, n'est pas une maladie très grave. Connaissez-vous une maladie grave qui touche un quart des amis de vos enfants, petits-enfants, etc. ?

Si on répondait à nos trois questions, à partir de cette étude, on pourrait donc dire en substance ceci : « En inter-

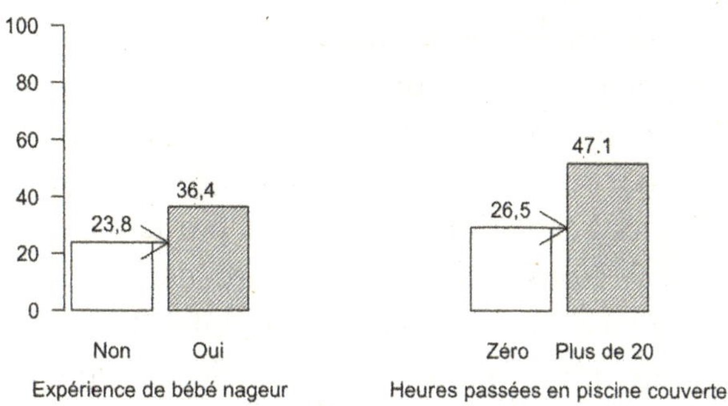

Graphique 8.1   Fréquence de bronchiolite selon : (à gauche) l'expérience passée de bébé nageur et (à droite) le temps passé avant l'âge de 2 ans en piscine
couverte parmi 430 enfants belges, dont 127 ont souffert de bronchiolite.
Source : Voisin, 2010.

rogeant les parents après coup, la comparaison montre que
1 ex-bébé nageur sur 3 (36,4 %) a souffert de bronchiolite au
lieu de 1 sur 4 (23,8 %) parmi les autres bébés. Une hypothèse explicative implique la chloramine des piscines. »

Cette étude contribue à la connaissance de santé : la
fréquence d'un type de bronchiolite banale semble plus
élevée chez les bébés nageurs et les enfants qui ont passé
plus de vingt heures dans une piscine couverte avant l'âge
de 2 ans que chez les autres enfants. C'est intéressant et cela
interroge.

L'étude n'a pas, en revanche, récolté de données sur la
cause exacte de la bronchiolite. La possibilité que cela soit
la chloramine des piscines n'est qu'une hypothèse. Les chercheurs n'ont pas mesuré l'exposition à la chloramine des
enfants. Une telle information ne peut pas être obtenue des
parents, et il est trop tard – 4 à 6 ans après l'exposition –
pour aller la mesurer dans les piscines. À supposer que

l'association soit vraie, le contenu de l'eau des piscines fournit une hypothèse plausible pour la survenue de problèmes respiratoires chez les bébés nageurs, mais elle n'exclut pas d'autres explications. Pourquoi est-ce que le froid à la sortie de la piscine en hiver ne faciliterait-il pas les infections des voies aériennes supérieures, accompagnées de rhume, fièvre et petits bruits à l'expiration attribués par les parents à une bronchiolite ? Nous resterions encore dans le cadre des piscines, mais l'explication causale serait ailleurs.

Les amis qui m'ont signalé l'article, parents de bébés nageurs, avaient été inquiétés par ce qu'ils ont d'abord cru être une étude associant chlore des piscines et bronchiolite. La discussion du graphique 8.1 (p. 199) les a rassurés. L'étude belge suggère une piste de recherche à investiguer, une idée à garder en tête pour en suivre les développements, mais pas encore une relation causale pouvant concurrencer les bénéfices de la natation chez les enfants et sonner la retraite dans les piscines.

FÉCONDATION *IN VITRO* ET MALFORMATIONS CONGÉNITALES

Cet article est tiré d'un dossier consacré au prix Nobel de médecine décerné en 2010 à Robert Edwards, pour l'invention de la fécondation *in vitro*, une technique consistant à former un embryon humain dans un milieu de culture artificiel avant de l'implanter dans l'utérus afin qu'il poursuive sa croissance. Essayons de l'interpréter. Connaissance ou croyance ?

« Une technique dont les effets sur la santé de l'enfant à naître sont encore mal évalués.

En juin, Géraldine Viot, généticienne à la maternité Port-Royal à Paris, a présenté les résultats préliminaires d'une étude montrant que les enfants nés après une procréation médicalement assistée – soit, chaque année,

20 000 bébés en France – ont un risque accru de malformations congénitales : 4,24 % dépistées avant cinq ans, contre 2 % à 3 % dans la population générale, laquelle est testée dès la naissance et issue de parents plus jeunes, ce qui relativise la comparaison [...]. L'enquête, la plus vaste en son genre, a porté sur la cohorte dite *"follow up"* de 15 000 enfants nés en France de 2003 à 2007 et conçus par fécondation *in vitro* ou injection intracytoplasmique de spermatozoïdes (ICSI). » (*Le Monde*, 6 octobre 2010.)

D'après vous :

— S'agit-il d'une d'étude comparative de population ?

— Quels sont les groupes comparés ?

— Quels sont les risques ou les fréquences observés au sein des groupes comparés ?

Le texte fournit l'information pour répondre aux trois questions. Le risque de malformations congénitales est de 4,24 % au cours des cinq premières années de vie chez les enfants issus d'une procréation médicalement assistée, contre 2 à 3 % attendus à la naissance pour l'ensemble des bébés. Il s'agit d'une étude comparative de population, mais d'un type un peu particulier car le risque des enfants conçus artificiellement a été comparé au risque dans la population générale. Le risque des enfants conçus *in vitro* est évalué, semble-t-il, au cours des cinq premières années d'existence alors que celui dans la population générale est estimé à la naissance.

L'information contenue dans cet article n'avait pas encore fait l'objet d'une publication scientifique au moment où j'ai écrit ces lignes. Il est suggéré que le risque associé à la procréation assistée pourrait être plus important en partie parce que les parents qui y recourent sont plus âgés que la moyenne des parents au moment de la naissance de leur enfant. Des parents plus âgés auraient un risque plus élevé d'avoir un enfant ayant une malformation congénitale, indépendamment du mode de procréation. Le surplus de risque maximal serait donc de 1 % à 2 %. 1 % de 20 000 naissances médicalement assistées, cela fait 200 cas de malformations congénitales de plus par an.

Des études futures pourront préciser si la différence de risque est moindre lorsque l'on compare les risques de malformations congénitales *à la naissance* et à *âge de parents égal* entre une cohorte d'enfants fécondés *in vitro* et une autre cohorte d'enfants fécondés *in vivo*[2].

TÉLÉPHONE PORTABLE ET CANCER DU CERVEAU

Voici une longue citation sur une étude qui a beaucoup fait parler d'elle :

« Étude Interphone sur les risques de cancer avec le téléphone portable.

[L'étude Interphone, commencée en 2000] a été menée par une cinquantaine de chercheurs dans 13 pays, coordonnée par le Centre international de recherche sur le cancer (CIRC) dépendant de l'OMS [...]. "Globalement, aucune augmentation du risque de gliome et de méningiome (deux formes de tumeurs du cerveau) n'a été observée", annoncent les auteurs. Ils ont analysé plus de 6 500 patients atteints de tumeurs du cerveau, de la parotide ou de l'oreille interne, comparés à des témoins sains, de 30 à 59 ans : 2 708 cas de gliome (tumeur d'un des tissus du cerveau appelé glie) ; 2 409 cas de méningiome (tumeur bénigne des méninges) ; 1 100 neurinomes (tumeur bénigne du nerf acoustique) et 400 tumeurs de la parotide (la plus grande des glandes salivaires) ont été diagnostiqués chez des patients ayant utilisé leur téléphone portable pendant plus de dix ans, à raison de 2 heures à 2 h 30 par mois, soit 1 500 à 2 000 appels mensuels. Parmi eux, les 10 % des utilisateurs les plus intensifs recourent à leur téléphone portable pendant 30 minutes par jour en moyenne. Résultat : les épidémiologistes n'ont pas établi de lien statistiquement significatif entre l'usage du portable et le développement des deux types de tumeurs du cerveau. Néanmoins, ils ont constaté un risque de gliome supérieur de 40 % et un risque de méningiome supérieur à 15 % chez les plus grands usagers. » (*La Croix*, 18 mai 2010.)

D'après vous :

— S'agit-il d'une d'étude comparative de population ?

— Quels sont les groupes comparés ?

— Quels sont les risques ou les fréquences observés au sein des groupes comparés ?

Il s'agit d'une étude comparative de population, qui a comparé des patients atteints de tumeurs du cerveau à des témoins sains de 30 à 59 ans. C'est une étude cas-témoins. Pour interpréter le reste de l'article, la publication originale en anglais est indispensable[3]. Pour chaque cas, il y a eu un témoin sans tumeur du même âge, sexe et lieu de résidence. La précision est importante.

Globalement, 43 % des cas et 40 % des témoins n'utilisaient pas de téléphone portable. Les proportions d'utilisateurs les plus intensifs étaient de 5,4 % et 4,0 % pour le cas de méningiome et leurs témoins, et de 7,8 % et 5,1 % pour les cas de gliomes et leurs témoins. Telle est l'information de base. Elle permet de comprendre que l'article a rapporté les ratios des risques que l'on peut dériver en transformant ces proportions (voir annexe 2). En nous posant nos trois questions, on arrive donc aux conclusions suivantes : « Les proportions d'utilisateurs les plus intensifs – recourant à leur téléphone portable pendant 30 minutes par jour en moyenne – sont de 5,4 % et 4,0 % pour les 2 409 cas de méningiome et leurs témoins, et de 7,8 % et 5,1 % pour les 2 708 cas de gliomes et leurs témoins. Ces proportions permettent d'estimer que, comparés aux non-utilisateurs de portables, les utilisateurs les plus intensifs ont un risque de méningiome accru de 15 % et un risque de gliome accru de 40 %. » Dès lors, un accroissement relatif du risque de 15 % ou de 40 % signifie, en France, 1 et 3 cas supplémentaires de cancer du système nerveux pour 100 000 utilisateurs intensifs par an[4].

VITAMINE D ET MALADIE D'ALZHEIMER

« La vitamine D contre Alzheimer et Parkinson.

David Llewellyn, de l'Université d'Exeter (Royaume-Uni), et ses collègues américains et italiens ont exploré les liens entre taux de vitamine D dans le sang et déclin cognitif chez 858 Italiens de plus de 65 ans. L'évolution de leurs performances intellectuelles a été suivie par trois tests dont le classique MMSE (Mini Mental State Evaluation), qui évalue l'orientation temporo-spatiale, l'apprentissage, la mémoire, l'attention, le calcul… Au terme des six ans d'étude, les individus, avec un déficit sévère en vitamine D (taux sanguin inférieur à 25 nanomoles par litre [nmol/l]), avaient un risque multiplié par 1,6 d'avoir une détérioration de leur score au MMSE, par rapport à ceux dont le taux était normal (soit 75 nmol/l). Les autres tests, dont celui de "flexibilité mentale", étaient aussi perturbés, à un moindre degré, dans la population carencée. » (*Le Figaro*, 14 juillet 2010.)

D'après vous :

— S'agit-il d'une d'étude comparative de population ?

— Quels sont les groupes comparés ?

— Quels sont les risques ou les fréquences observés au sein des groupes comparés ?

Le contenu de l'article permet de répondre sans problème aux deux premières questions : le risque sur six ans de détérioration de la capacité cognitive est plus élevé chez les personnes ayant un déficit sévère de vitamine D que chez celles en ayant un taux sanguin normal.

L'article n'indique pas ce que sont ces risques, mais la publication originale non plus[5]. On sait seulement que le risque des carencés en vitamine D est 1,6 fois plus élevé que celui des normaux. La réponse à la troisième question manque, mais les résultats de cette étude n'ont pas beaucoup de conséquences pour la vie quotidienne.

Premièrement, s'il n'y a pas de contre-indication à cela, il faut corriger une déficience en vitamine D, si ce n'est que pour réduire le risque d'ostéoporose et de fractures. La conservation de la capacité cognitive est un bénéfice potentiel qui vient s'ajouter aux bénéfices connus de la vitamine D. Deuxièmement, pour se faire une opinion sur la réduction effective de risque de ce facteur potentiellement *protecteur*, il faudra attendre les essais cliniques randomisés qui ne manqueront pas d'être effectués, si les résultats de cette étude sont confirmés par d'autres.

SODA ET CANCER DU PANCRÉAS

« Trop de soda : risque de cancer du pancréas ?

Boire deux sodas par semaine pourrait doubler les risques de cancer du pancréas, selon une nouvelle étude américaine rapportée mardi par WebMD.com. "Les personnes qui boivent deux verres ou plus de soda par semaine augmentent de 87 % les risques qu'elles ont de souffrir d'un cancer du pancréas comparées aux personnes qui ne consomment pas de soda", affirmait dans le journal l'auteur de l'étude, Noel T. Mueller, chercheur à l'Université de Georgetown. "Le sucre contenu dans les sodas augmente le niveau d'insuline dans le corps, ce qui contribue très certainement à développer les cellules cancéreuses du pancréas", a expliqué le chercheur. » (*Journal du dimanche*, 9 février 2010.)

D'après vous :

— S'agit-il d'une d'étude comparative de population ?

— Quels sont les groupes comparés ?

— Quels sont les risques ou les fréquences observés au sein des groupes comparés ?

Il s'agit d'une étude comparative de population et on connaît les niveaux d'exposition : les consommateurs de deux verres ou plus de sodas par semaine sont comparés aux non-consommateurs de soda.

Nous ne disposons pas assez d'information pour répondre aux deux autres questions : a-t-on suivi des groupes de consommateurs de soda et mesuré leurs risques de cancer du pancréas ? Ou a-t-on estimé un ratio de risque de 1,87 à partir de la comparaison de cas de cancer du pancréas avec des témoins sans cancer du pancréas ? D'après la publication originale[6], voici ce qu'en somme on pourrait conclure tout en restant succinct :

« Boire deux sodas par semaine pourrait presque doubler le risque de cancer du pancréas, selon le suivi de 60 524 Chinois de Singapour, âgés de 45 à 74 ans, entre 1993 et 2006 (WebMD.com). Le risque annuel de cancer du pancréas (pour 100 000) était de 29 pour les buveurs de deux sodas ou plus et de 22,3 pour les non-consommateurs, correspondant à une augmentation de 87 % après considération d'autres facteurs de risque. L'hypothèse de l'auteur, Noel Mueller, de l'Université de Georgetown, est que le sucre des sodas stimule la sécrétion d'insuline et l'apparition de cellules cancéreuses du pancréas. »

VIANDE DE PORC ET ACTIVITÉ SEXUELLE

Terminons avec un contre-exemple.

« L'Argentine débat des vertus aphrodisiaques de la viande de porc.

"Mieux que le Viagra ! !" C'est avec ces mots que la présidente Cristina Kirchner, qui a peu habitué les Argentins à une telle décontraction, a défendu les vertus aphrodisiaques de la viande de porc. "Je suis fan de la viande de porc, et je ne dis pas cela pour faire bon effet, ni pour faire de la publicité", a déclaré la présidente mercredi soir lors d'une cérémonie avec des éleveurs. Il y a une bonne raison : "Manger du porc améliore l'activité sexuelle", s'est-elle empressée d'ajouter. Et de poursuivre : "C'est beaucoup plus gratifiant de manger un petit cochonnet grillé que d'ingurgiter du Viagra." Elle a même mis en avant son expérience personnelle devant des Argentins abasourdis, racontant qu'elle avait dégusté le week-end dernier une grillade de porc avec son mari, l'ex-président Nestor Kirchner, dans sa résidence australe en Patagonie. "Impressionnant, et tout s'est très bien passé ce week-end en plus", a-t-elle conclu, tout sourire. » (*Mediapart*, 29 janvier 2010[7].)

Pas d'étude comparative de population ici, mais un message sans ambiguïté ni état d'âme : « Manger du porc améliore l'activité sexuelle. » Un jour peut-être isolera-t-on le principe aphrodisiaque du cochonnet grillé et pourra-t-on le tester contre un placebo. D'ici là, il faut se résoudre à classer cette révélation dans la catégorie des croyances.

L'épidémiologie à l'école

Les trois questions que j'ai reprises tout au long de ces exemples, et la façon de les interpréter, ne s'acquièrent pas spontanément à force de lire la presse et de surfer sur les sites de santé et de médecine, si bons soient-ils. Il est nécessaire d'acquérir les notions de base expliquées dans ce livre et de s'entraîner à répondre aux questions chaque fois que l'occasion se présente. Tel est mon constat après bientôt trente ans d'expérience : la façon de distinguer croyances et connaissance de santé doit être enseignée, car la vie ne nous prépare pas à raisonner en termes de risque.

Le temps est venu d'enseigner l'épidémiologie dans les écoles, les lycées, les collèges et les universités, au même titre qu'on y enseigne à lire et à écrire la langue maternelle, les maths, la biologie ou la physique, et d'intégrer l'épidémiologie dans la formation continue pour les adultes. J'espère avoir montré que, du point de vue du contenu, c'est possible, réaliste, utile et d'actualité. L'éducation épidémiologique permettra aux citoyens d'accéder à la connaissance de santé[8].

Ce temps est venu, car notre société a le loisir et la culture pour se le permettre.

LA RÉALISATION DE SOI

Les temps actuels sont propices à l'enseignement généralisé de l'épidémiologie, car il y a une demande pour cela perceptible à plusieurs niveaux. D'abord le public s'informe sur la toile : « Avec Internet, le patient joue au médecin. Alternatives thérapeutiques, maladies, médicaments, nutrition ou forme physique sont les thèmes recherchés sur la Toile dans le domaine de la santé, selon une étude du Groupe d'études et de recherche en marketing de la santé (Germs), de l'université Pierre-et-Marie-Curie, présentée mardi 13 avril. Environ un tiers des 42,1 millions d'internautes français surfent aujourd'hui à la recherche d'informations médicales (*Le Monde*, 13 avril 2010). »

Cette recherche d'informations médicales sur Internet n'est pas sans risque, car on y trouve croyances et connaissance[9]. Elle traduit néanmoins un second phénomène de société profond, international, nouveau et positif : l'émergence d'un public instruit, qui peut dédier une quantité de temps croissante à des activités culturelles et qui a soif de connaissance de santé.

Une telle situation aurait été impensable il y a encore cinquante ans. L'importance du temps destiné aux loisirs est plus grande aujourd'hui qu'elle ne l'a jamais été. Après avoir déduit des vingt-quatre heures de notre journée les dix heures destinées au sommeil, aux repas et à l'hygiène corporelle, restent quatorze heures que nous pouvons consacrer à des activités productives. Selon l'historien, lauréat du prix Nobel d'économie en 1993, Richard Fogel, la fraction de ces quatorze heures utilisée pour gagner sa vie est passée de 80 % en 1880 à 41 % à l'aube du XXIe siècle, et devrait se réduire à 25 % en 2040[10].

L'usage du temps libre change aussi. L'accent est moins mis sur l'argent et sur le statut social et plus sur la vie sociale, culturelle et spirituelle ainsi que sur la santé. Même aux États-Unis, entre 1990 et 1995, de nombreux adultes avec un emploi ont soit refusé une promotion (8 %), soit diminué leurs engagements (16 %), soit réduit leurs attentes matérielles (15 %), soit déménagé à la recherche d'un mode de vie plus tranquille (24 %)[11].

Plus de temps libre signifie aussi un accès accru aux voyages, au sport, aux concerts et aux théâtres. Ces joies de l'existence qui, il y a à peine un siècle, étaient le privilège des riches sont aujourd'hui accessibles au plus grand nombre. Elles contribuent à ce que Fogel dénomme la « réalisation de soi sur terre », c'est-à-dire la capacité des individus d'étoffer la qualité de leur existence en réalisant leur potentiel culturel et physiologique.

Un des instruments de la réalisation de soi est l'éducation permanente, au cours de l'existence, non pas pour apprendre une profession, mais pour satisfaire le désir de comprendre soi-même, autrui et le monde. Pour Fogel, il s'agit là de « l'une des forces motrices fondamentales de l'humanité, aussi importante que la satisfaction des besoins matériels élémentaires[12] ».

La réalisation de soi est impossible tant qu'il est nécessaire de consacrer l'essentiel de son temps productif pour se nourrir, se vêtir et se loger. Les gains modernes de productivité ont fait de la réalisation de soi un objectif réaliste pour les retraités et pour ceux et celles dans le monde du travail qui disposent de temps libre. En 2004, un Fogel optimiste prédisait que dès 2040 les adultes actifs vivant dans les pays de l'Organisation pour la coopération et le développement économique (OCDE[13]) disposeraient de cinquante heures par semaine de temps libre avant de prendre leur retraite à l'âge de 55 ans et de jouir d'encore trente-cinq ans de loisirs à plein temps. Il misait sur une croissance du revenu par tête d'habitant de 1,5 % par an[14].

Oui, je sais, c'est le contraire qui semble se produire. La terrible récession en cours peut faire douter. Les ressources existeront-elles encore pour subventionner des milliards de personnes-années de temps libre ? J'aime à *croire* que l'échéance n'est que retardée ; que nos sociétés émergeront de la crise actuelle organisées de façon plus durable et plus respectueuse de l'environnement, maîtrisant mieux le gaspillage et les coûts de la santé. Et que cette vision apparaîtra plus réaliste encore qu'elle ne l'était avant la récession.

ENSEIGNER L'ÉPIDÉMIOLOGIE

La santé est aujourd'hui et restera demain une préoccupation centrale du public. Bonne santé et réalisation de soi sont liées. Le nouveau public devrait pouvoir s'initier aux sciences de la santé et acquérir l'instruction nécessaire pour être à même de communiquer avec les professionnels de la santé.

Il y a déjà des millions de personnes qui peuvent y consacrer une fraction substantielle de leur temps et leur énergie. En 1987 déjà, un épidémiologiste américain notait que l'épidémiologie est une science requérant peu de technologie, facile d'accès au non-spécialiste, applicable à un large éventail de phénomènes intéressants, mettant l'accent sur des méthodes plutôt que sur des concepts abscons et combinant « la méthode scientifique, la pensée analogique, le raisonnement déductif, la résolution de problèmes compte tenu de contraintes et le goût pour ce qui est esthétique[15] ».

Voilà une élégante façon de lier méthode scientifique, résolution de problèmes et esthétique ! Le plaidoyer emporterait l'adhésion à la fois de Sherlock Holmes et d'Albert Einstein, comme dans un roman d'Alexis Lecaye.

Dans ce contexte, le défi pour les écoles d'enseignement général et celles de santé publique est de réviser leur cursus de façon à permettre à ce nouveau public d'y accéder.

L'école

Dès le secondaire, on pourrait ainsi raconter l'histoire de l'épidémiologie en faisant appel à des aspects contextuels attractifs pour les collégiens et lycéens, tels que la marine, les voyages au long cours, l'origine de l'eau potable, l'urbanisation, l'évolution de l'anesthésie et de l'obstétrique, l'histoire de l'alimentation et de l'agriculture, des femmes et de la science. Ce sont des questions essentielles pour la survie de l'humanité dont les réponses ont requis du courage, de la créativité et une sagacité digne de célèbres détectives[16].

Au cours des dernières années de lycée, on introduirait les bases conceptuelles – les études comparatives de population – et quantitatives – risques, différences de risques et ratios de risques – de l'épidémiologie. Là aussi, les exemples peuvent être choisis pour intéresser les élèves, en leur enseignant à faire la part des croyances et de la connaissance de santé en matière de toxicomanie, de contraception, de maladies sexuellement transmissibles, d'utilisation de téléphone et d'ordinateur portables, et ainsi de suite : « Comment sait-on que… ? » Aux enseignants, s'ils sont convaincus sur le fonds et en ont les ressources, à aménager cette nouvelle discipline dans les programmes.

Formation continue

Pour les adultes, un programme universitaire d'enseignement de l'épidémiologie pourrait illustrer la façon dont les questions de santé s'expriment et se résolvent à l'échelle de populations. Cet enseignement, en créant un langage et des concepts communs, contribuerait aussi à jeter les bases d'un dialogue entre scientifiques et citoyens qui a fait défaut dans le débat sur la vaccination contre le virus de la grippe porcine. Les débats en cours concernant le dépistage du cancer du sein ou du cancer de la prostate, ou l'épidémie de choléra à Haïti, offrent d'ores et déjà des exemples, et il y en aura d'autres.

Une première étape

Distinguer croyances et connaissance est une première étape dans le processus de familiarisation du public avec l'épidémiologie, sa fondation.

Avec l'expérience, le public acquerra certains réflexes d'experts. Il est exceptionnel qu'un expert se fasse une opinion définitive à partir des résultats d'une seule étude épidémiologique, si bien faite et si convaincante soit-elle. On évitera donc de tirer des conclusions hâtives et des recommandations avant de pouvoir considérer dans leur ensemble les résultats de plusieurs études (voir le chapitre VI à ce sujet). Pour l'expert aussi, toutes les études ne se valent pas. Étant donné qu'il ne suffit pas d'appliquer certains critères pour distinguer les bonnes études des mauvaises, il est naturel de demander son opinion au spécialiste du domaine dans lequel l'étude a été conduite.

Enfin, le public n'a pas à se confiner au rôle de consommateur de résultats épidémiologiques dans la gestion de la vie quotidienne. Instruits à l'épidémiologie, les citoyens peuvent s'impliquer activement dans les études comparatives de population, en particulier celles destinées à résoudre les besoins de leurs propres collectivités. Ils peuvent être associés à l'élaboration et à la mise en œuvre de protocoles de recherche sur les effets sur la santé du logement, des moyens de transport, de la production alimentaire, de l'organisation du travail et de la planification urbaine. Il y a déjà des expériences allant dans ce sens, impliquant des groupes de défense de consommateurs ou de patients[17]. Voilà peut-être un cas de figure, cher Aragon, où il n'est pas trop tard pour qui a eu le temps d'apprendre à vivre.

CHAPITRE IX

Au-delà des croyances
et de la connaissance

À l'orée de ce chapitre, je plaide coupable. J'ai écrit que l'épidémiologie est une science produisant des résultats objectifs, qui permettent de séparer croyances et connaissance. Ce n'est pas complètement vrai. Sous prétexte de clarté, j'ai réduit l'épidémiologie à la pratique des études comparatives de population. C'est une simplification abusive.

L'épidémiologie est une science humaine. À ce titre, le rapport à la connaissance ne peut y être strictement objectif. Il n'y a pas que la connaissance, il y a les croyances avec lesquelles nous approchons la connaissance. Quoi de plus naturel en somme ? Nous pouvons nous mettre tous d'accord sur la formule chimique de l'eau, H_2O, mais aucune étude comparative de population ne nous rangera tous sur le même avis au sujet des risques du tabac pour la santé, ou de la responsabilité des vaccins dans la survenue de l'autisme.

Aussi, les questions scientifiques, que les méthodes épidémiologiques servent à résoudre, ont souvent une dimension philosophique et politique.

Le risque ou la vie

Nous acceptons volontiers notre condition d'êtres uniques aux destins imprédictibles, mais nous attendons des sciences de population qu'elles nous aident à maîtriser le hasard, rendent nos vies prédictibles et quantifient les risques consécutifs à nos actions.

L'épidémiologie nous permet de quantifier les risques pour la santé : elle obtient dans la population de la connaissance permettant aux individus et aux collectivités de prendre des décisions optimales pour leur bien-être, leur capacité à fonctionner et la durée de leurs existences.

Mais l'épidémiologie ne peut pas effacer l'hiatus fondamental, l'irréductibilité de l'individu à la population : la connaissance *exacte* de ce qui rend un individu malade et de ce qui peut lui rendre la santé est impossible. On peut d'ailleurs se demander si elle est souhaitable.

N'y a-t-il pas un seuil au-delà duquel l'abolition du risque devient invivable ? Si nous pouvions prédire exactement les conséquences de ce que nous sommes et de nos actes, quelle motivation aurions-nous d'exister ? Il nous suffirait d'attendre passivement la survenue inéluctable d'événements prédictibles. Nous serions, d'après Jean-Paul Sartre, des « dieux languissants » : « Vivre, c'est prévoir à courte échéance et se débrouiller avec les moyens du bord. Peut-être nos pères avec un peu plus de science eussent-ils compris que tel problème était insoluble, que telle question était mal posée. Mais la condition d'homme exige qu'on choisisse dans l'ignorance ; c'est l'ignorance qui rend la moralité possible. Si nous connaissions tous les facteurs qui conditionnent les phénomènes, si nous jouions à coup sûr, le risque disparaîtrait ; avec le risque,

le courage et la peur, l'attente, la joie finale et l'effort ;
nous serions des dieux languissants, mais certainement pas
des hommes[1]. » « Avec le risque [disparaîtrait] le courage et
la peur, l'attente, la joie finale et l'effort », dit donc Sartre.
La mort saisit le risque !

Le normal et le pathologique

La dimension philosophique de l'épidémiologie se
manifeste aussi lorsque l'on tente de définir ce qu'est un état
de santé anormal ou, selon l'expression heureuse du philosophe français Georges Canguilhem, « pathologique ».
Qu'est-ce qu'un état de santé « pathologique » ? Il n'y a pas
de réponse simple à cette question parce que la normalité
pour l'individu n'est pas la même chose que la normalité
pour la population.

Prenons le cas de Julie à qui son médecin déclare
qu'elle a un taux de cholestérol sanguin pathologique, parce
que élevé. Pourtant Julie se sent normale. Le plus probable
est d'ailleurs qu'elle ne souffre jamais des conséquences de
ce taux de cholestérol sanguin trop élevé. À supposer que
10 % des femmes hypercholestérolémiques – qui ont trop de
cholestérol dans le sang – fassent une crise cardiaque à un
moment ou un autre de leur existence, Julie a 9 chances sur
10 de faire partie de celles qui seront épargnées. En
revanche, au niveau de la population, l'hypercholestérolémie est un trait fréquent chez les adultes. Un risque de 10 %
au cours de l'existence s'y traduit par un nombre substantiel
de crises cardiaques. L'hypercholestérolémie au niveau de la
population est un état pathologique.

Comment un état de santé peut-il être pathologique s'il
est partagé par une large partie de la population ? La

réponse est philosophique. Elle n'est pas scientifique. Elle a d'ailleurs évolué au cours des cinquante dernières années.

Reprenons le cas de Julie. Dans les années 1960, on avait coutume de définir pathologique une valeur qui s'observait rarement chez de jeunes adultes en bonne santé. On dosait le cholestérol sanguin d'une centaine d'entre eux et on décrétait que 5 % des valeurs observées aux deux bouts de la distribution, soit 2,5 % appartenant aux valeurs les plus basses et 2,5 % appartenant aux valeurs les plus élevées, étaient pathologiques. Imaginez une courbe en cloche, celle du graphique 4.1, dont vous tronquez les deux extrémités. Les 95 % au milieu sont des valeurs « normales », les 5 % tronqués sont des valeurs pathologiques.

Dans l'hôpital où j'ai fait ma formation de médecin, ces valeurs avaient été déterminées auprès de 100 jeunes infirmières en bonne santé. En reportant les résultats de laboratoire dans le dossier médical, nous mettions un petit triangle rouge lorsque le taux de cholestérol était inférieur à 125 mg/dl (3,2 mmol/l) ou supérieur à 280 mg/dl (7,2 mmol/l). Les autres valeurs étaient « normales ».

Aujourd'hui, un taux de cholestérol sanguin supérieur à 250 mg/dl (6,5 mmol/l) est « pathologique ». Qu'est-ce qui est venu modifier la définition de la « normalité » cholestérolémique ?

Dans les années 1980, la *philosophie* change. Un trait biologique est pathologique s'il augmente substantiellement le risque de maladie. Le critère, en fin de compte, c'est le *risque* associé au taux de cholestérol, pas le taux de cholestérol en soi. Des données de population indiquent que le risque de crise cardiaque est à peu près constant jusqu'à des taux de cholestérol sanguin de 200 mg/dl ; qu'il augmente légèrement entre 200 et 250 mg/dl ; puis augmente rapidement au-dessus de 250 mg/dl. On en a déduit qu'un taux de cholestérol sanguin était « limite » entre 200 mg/dl (ou

5,2 mmol/l) et 250, et « pathologique » au-dessus de 250 mg/dl (ou 6,5 mmol/l)[2]. Ce sont les « valeurs normales » que vous pourrez trouver dans votre dernier rapport de laboratoire si vous avez fait doser votre cholestérol sanguin récemment.

Ainsi, le médecin dit à Julie que son hypercholestérolémie pose problème car, dans la population dont Julie provient, l'hypercholestérolémie est associée à un risque accru de crise cardiaque.

La situation inverse peut aussi se produire. Ce qui apparaît pathologique au niveau individuel est normal au niveau de la population. Prenons le cas des hernies discales, qui proviennent de compressions de nerfs vertébraux faisant suite le plus souvent à des changements dégénératifs survenant au niveau de la colonne vertébrale. N'est-il pas évident que la découverte sur un scanner d'un disque hernié ou un changement dégénératif de la colonne vertébrale chez un adulte est pathologique ? Pas nécessairement, cela dépend de ce que l'on attend. La colonne vertébrale d'un homme de 50 ans qui ne se plaint d'aucune douleur et se sent « normal » doit-elle ressembler à la colonne vertébrale parfaite décrite dans les livres d'anatomie ? D'après des médecins d'un hôpital new-yorkais, on trouve un disque hernié chez 1 adulte sur 4 faisant un scanner de la colonne vertébrale, et des changements dégénératifs de la colonne chez 60 % des adultes ne souffrant pas du dos[3]. Que conclure ? Quel est le critère de référence ? La colonne vertébrale parfaite décrite dans les livres d'anatomie ou la colonne vertébrale typique dans la population d'origine du patient ?

Grâce aux enquêtes de santé, nous connaissons mieux la distribution de la plupart des déterminants de la santé au sein de grandes populations. Nous pouvons suivre leur évolution au cours du temps[4]. Il y a donc une logique à déterminer ce qui est typique dans la population d'origine d'un individu et à adapter la prévention en fonction de cela.

Si le cholestérol de Julie est élevé, mais c'est le cas de la majorité des autres femmes de son âge, quelque chose doit être fait au niveau de la collectivité. Peut-être est-ce une question d'accès à une alimentation équilibrée. Ou bien est-ce dû à un manque d'activité physique, car il manque de parcs, de trottoirs et de zones piétonnières dans le quartier. Il est nécessaire d'améliorer le contexte dans lequel Julie et les autres femmes de son âge ont tendance à avoir un taux de cholestérol sanguin trop élevé.

Si Jean, 25 ans, a un cholestérol sanguin trop élevé, et que cela est exceptionnel parmi les hommes de son âge, c'est peut-être Jean qui a un mode de vie atypique ou une susceptibilité génétique. Agir à son niveau individuel pourrait être efficace.

L'idée de raisonner à partir de ce qui est typique plutôt qu'à partir de ce qui est normal est encore une théorie. Elle peut être évaluée par des études comparatives de population.

L'individu et la société : à qui la faute ?

Il est légitime de se demander dans quelle mesure la population détermine le comportement de l'individu à son insu. Le problème a préoccupé les scientifiques dès le XIXᵉ siècle.

Extrême, Quetelet considérait que la responsabilité des actes d'un individu incombait entièrement à la société. Il avait été surpris par la constance du nombre de crimes au cours du temps dans une même population. Comment expliquer cela, se demandait-il, si ce n'est que les crimes sont perpétrés par la société en tant qu'individu collectif, le criminel n'étant que l'agent aveugle, sélectionné au hasard, d'un scénario prédéterminé ?

Environ un siècle plus tard, le démographe français Sully Ledermann, s'intéressant à la consommation d'alcool au sein d'une population, constate que l'on peut prédire la proportion de gros buveurs – disons de personnes buvant plus de trois verres de vin par jour – à partir de la consommation moyenne dans la population[5]. Plus la consommation d'alcool est élevée, plus la proportion de gros buveurs est importante. Inversement, dans les populations peu enclines à boire de l'alcool, la proportion de gros buveurs est faible. Cette observation était en contradiction avec ce que l'on croyait, à savoir que les gros buveurs étaient différents du reste de la population et que leur niveau de consommation était indépendant de celui de leur entourage.

L'implication des travaux de Ledermann pour la santé publique est considérable : pour réduire l'alcoolisme, il faut agir au niveau de la consommation moyenne d'une population. Chacun est enjoint de boire moins pour que la proportion de gros buveurs diminue.

Ledermann est décédé trop jeune pour explorer ces pistes plus à fond, mais ses idées ont été reprises par un épidémiologiste anglais, Geoffrey Rose, qui les a appliquées à des domaines aussi divers que la pression artérielle, le rapport du poids sur la taille (ou index de masse corporelle), la consommation d'alcool ou de sel. Dans chacun de ses exemples, Rose a vérifié le postulat de Ledermann selon lequel la moyenne permet de prédire la fréquence des comportements extrêmes.

Rose a utilisé les résultats d'une étude internationale, Intersalt, menée dans 32 pays, auprès de sociétés aussi diverses que des tribus amazoniennes et des populations urbaines d'Europe, d'Amérique et d'Afrique[6].

Le graphique 9.1 donne l'exemple de la consommation d'alcool. Plus la consommation moyenne dans la population, montrée ici en équivalent de verres de vin par semaine, est élevée, plus est important le pourcentage des gros buveurs, définis comme des personnes buvant l'équivalent de plus de 3 verres de vin par jour[7]. Les barres indiquent qu'il y a 4 % de gros buveurs dans une population qui consomme en moyenne 5 verres de vin par semaine. Cette proportion de gros buveurs monte à 15 % pour une consommation moyenne de 15 verres de vin par semaine – soit 2 verres par jour qui correspond à la situation en France. Et ainsi de suite. Une population (à l'extrême droite) consommait en moyenne l'équivalent de 55 verres de vin par semaine. Mais même cette quantité exceptionnelle vérifie la loi selon laquelle pour chaque verre de vin consommé en moyenne dans une population, il faut s'attendre à trouver environ 1 % supplémentaire de gros buveurs.

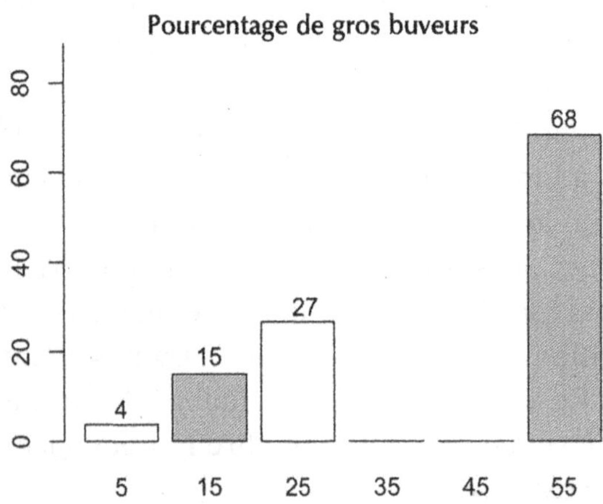

Graphique 9.1. Relation entre consommation moyenne d'alcool (exprimée en verres de vin par semaine) dans une population et la proportion de ceux dans cette population buvant l'équivalent d'au moins 3 verres de vin par semaine. Données de l'étude Intersalt portant sur 52 populations de cinq continents. Adapté de Rose, 1990.

En d'autres termes, dites-moi la quantité moyenne d'alcool bue dans une population et je vous dirai quelle y est la proportion de gros buveurs. Où est passé le libre arbitre individuel ?

Des études récentes sur la dynamique du changement de comportements humains fournissent de nouveaux éléments en faveur de la validité des observations de Ledermann et de Rose. Les Américains Nicholas Christakis et James Fowler ont étudié l'évolution de comportement au sein de populations dont ils avaient au préalable établi les liens interpersonnels familiaux et amicaux : chaque personne avait désigné ses parents et ses amis. Christakis et Fowler ont ensuite suivi l'évolution du surpoids sur plusieurs années. La prise de poids ne se produit pas uniformément au sein d'une population[8], mais a lieu préférentiellement au sein de sous-groupes de personnes connectées par des liens personnels. Le principal déterminant de la prise de poids d'une personne n'est pas l'attitude de la personne la plus proche d'elle géographiquement – son voisin –, mais celle d'une personne proche socialement : le (la) meilleur(e) ami(e), le frère ou la sœur, l'époux(se). La prise de poids semble précédée par un changement de norme sociale. S'il devient acceptable d'avoir du surpoids dans mon réseau social, j'ai plus de risque de prendre du poids moi-même.

Dans le cas des fumeurs, les analyses de Christakis et Fowler montrent que, au fur et à mesure que des sous-groupes cessent collectivement de fumer, les fumeurs persistants sont marginalisés[9]. Cela m'a rappelé la façon dont le tabagisme a évolué parmi les médecins de l'hôpital où j'ai fait ma formation d'interniste à Genève. En 1978, une grande partie de mes collègues fumaient. Nous fumions tellement dans les bureaux que l'ambiance y était en permanence enfumée. Lorsque le consultant en pneumologie venait discuter d'un cas, nous mettions les clichés radiologiques de thorax sur le négatoscope et allumions les cigarettes avant de commencer à discuter si l'opacité subsistant après le traitement antibiotique de la pneumonie pouvait être un cancer du poumon... Trois ans plus tard, nous avions pour la plupart arrêté de fumer. Le phénomène a été rapide et simultané, en boule de neige, comme les processus que Christakis et Fowler ont objectivés dans leurs analyses. L'hôpital n'avait pas supprimé l'autorisation de fumer dans les bureaux de médecins. Ce sont les médecins qui se sont fixé une nouvelle norme.

Ainsi, nous contribuons à la santé de la population, et la population contribue à notre santé. Certaines de nos habitudes ne changent que si elles ont changé au préalable dans la population à laquelle nous appartenons.

L'individu et la population : qui a la priorité ?

Le serment d'Hippocrate dit : « Je dirigerai le régime des malades à leur avantage, suivant mes forces et mon jugement. » La juxtaposition de l'individu et de la population modifie la problématique éthique : que faire lorsque l'intérêt du patient individuel ne coïncide pas avec celui de la population ?

Il y a, en effet, de nombreuses mesures et décisions dans la pratique médicale moderne qui peuvent apporter un grand bénéfice à la collectivité, mais en offrir peu à chacun des individus impliqués dans la mesure ou la décision.

COMBIEN DE TRAITEMENTS INUTILES FAUT-IL FAIRE ?

La tension d'intérêts entre l'individu et la population est quantifiée par le nombre de personnes à traiter, que cela soit pour les traitements médicaux ou pour les mesures préventives destinées à la population générale.

Nous avons vu dans le chapitre VII le mode de calcul du nombre de personnes à traiter (NPT) : une différence de risque de 20 % correspond à (100/20 =) 5 personnes à traiter pour éviter 1 événement de santé.

À partir des exemples de ce livre, voici les NPT que vous pouvez calculer :

— 729 femmes doivent faire cinq heures ou plus d'activité physique en plus par jour pendant un an pour éviter 1 cas de cancer du sein (graphique 1.1) ;

— 667 hommes doivent prendre de l'aspirine quotidiennement pendant un an pour éviter 1 crise cardiaque (p. 25) ;

— 5 patients tuberculeux doivent être soignés à la streptomycine pour éviter 1 décès (graphique 7.2) ;

— 28 à 29 femmes doivent appliquer un gel vaginal au ténofovir pendant un an pour éviter 1 infection par le VIH (graphique 7.4) ;

— 714 personnes doivent suivre un programme de prévention des maladies cardio-vasculaires pendant sept ans pour éviter 1 crise cardiaque (graphique 7.5) ;

— 71 hommes devront prendre un cocktail de vitamines et minéraux antioxydant pendant sept ans pour éviter 1 cas de cancer (graphique 7.6) ;

— 1 666 femmes de 40 à 49 ans ou 555 femmes de 50 à 63 ans devront être dépistées par mammographies pendant sept ans pour éviter 1 décès (graphique 7.7) ;

— pour 1 428 femmes qui prennent une substitution hormonale après la ménopause, il y aura 1 cas *supplémentaire* de crise cardiaque par an (graphique 7.8).

Rares sont les traitements que moins de 20 personnes doivent prendre pour que l'une d'entre elles en bénéficie.

LES PETITS RISQUES SONT FRÉQUENTS

Il peut sembler que l'on peut réduire le nombre de personnes à traiter et augmenter la rentabilité des interventions préventives en se concentrant sur les sujets à haut risque de crise cardiaque, cancer du sein, et ainsi de suite, plutôt que sur la population générale. Cela ne se passe pas comme cela.

La majorité des malades survient parmi les personnes à faible risque. Prenons le risque de cancer du poumon lié au tabac : la majorité des cas surviennent chez les gens qui fument peu ou modérément. Pourquoi ? Parce qu'il y a beaucoup plus de personnes qui fument peu ou modérément que de très gros fumeurs. Le risque des fumeurs modérés est plus faible que celui des gros fumeurs, mais ils sont plus nombreux. De nombreuses personnes exposées à un faible risque vont produire plus de cas de maladie que peu de personnes exposées à un risque élevé (voir aussi l'annexe 4 qui montre, avec des données françaises, que deux fois plus de cancers du poumon surviennent chez les fumeurs d'un paquet de cigarettes ou moins par jour que parmi ceux en fumant plus de deux).

Croyances et connaissance :
peut-on toujours distinguer ?

Nous voici arrivés au point le plus délicat de ce livre. Celui où je dois vous avouer que le titre de ce livre est exagérément affirmatif. On ne peut pas toujours « distinguer » croyances et connaissance.

C'est une évidence depuis le XVIIIe siècle. Le révérend Thomas Bayes – dont nous avons déjà parlé dans le chapitre VI – a exprimé la relation entre croyances et connaissance sous la forme d'une formule mathématique que je vais me permettre de résumer ainsi :

« Croyance après » = « Croyance avant » × Connaissance

Notre « croyance avant » est faite de ce que nous savons sur le sujet ainsi que de notre conception de la société et du monde. Confrontés à de la connaissance, nous réévaluons nos croyances. Cela donne la « croyance après ».

Nous ne faisons pas table rase de nos croyances passées lorsque nous examinons les résultats d'une étude comparative de population. En lieu d'exposé philosophique, laissez-vous soumettre au test de Goodman.

LE TEST DE GOODMAN

Le professeur Steven Goodman, un épidémiologiste de l'Université de Johns Hopkins, à Baltimore, utilise l'exemple suivant pour enseigner à ses étudiants la façon d'interpréter les essais cliniques randomisés.

Le graphique 9.2 montre les résultats d'un essai clinique randomisé, publié dans un excellent journal de médecine américain. Cette façon de présenter les résultats d'une étude comparative de population vous est à présent familière.

Le but de l'essai clinique randomisé est de tester l'efficacité d'un traitement – dont je vous cache pour l'instant la nature – à réduire la fréquence de complications aggravantes de la maladie et d'effets indésirables au cours de la prise en charge dans un service médical d'urgence. Le groupe de comparaison reçoit les soins habituels. La comparaison porte sur un score de complications cliniques : la valeur 1, la plus basse, correspond à des complications mineures, puis le

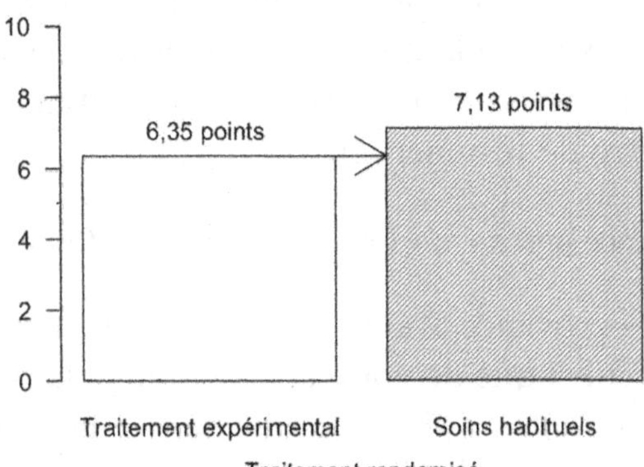

Graphique 9.2   Score de complications survenant au cours d'un séjour dans un service de soins intensifs pour un problème cardiaque, selon l'attribution randomisée d'un traitement expérimental à 466 patients ou des soins habituels à 524 patients, à Kansas City, États-Unis, 1999. Un score bas signifie moins de complications. Il n'y a pas de limite supérieure, mais un score de 10 est très élevé. Il y a 466 patients dans le groupe expérimental et 524 dans le groupe de comparaison.

score croît en fonction de la survenue de complications plus graves telles que la pose d'un pacemaker, la dilatation d'une artère du cœur, la survenue d'un arrêt cardiaque ou la mort.

Qu'en pensez-vous ? Le traitement expérimental vous semble-t-il efficace ? Sincèrement ? Si vous étiez hospitalisé(e) dans un service d'urgence, préféreriez-vous recevoir le traitement expérimental ? Les soins habituels ? Cela vous est égal[10] ?

Au cas où vous ne vous représentez pas concrètement la situation, permettez-moi d'ajouter qu'en principe, si l'on est admis dans un service de soins intensifs pour un problème cardiaque, c'est que la mort rôde. Le point de complications en moins que donne le traitement expérimental peut être précieux.

Vous êtes-vous fait une opinion ? À tout prendre, accorderiez-vous le bénéfice du doute aux résultats de l'essai clinique randomisé et considéreriez-vous que le traitement expérimental est plus efficace que les soins habituels ?

À présent, reconsidérez le graphique 9.2 en sachant que le traitement expérimental est une prière. *A prayer*. L'étude a consisté à attribuer par tirage au sort pour chaque nouveau patient admis aux urgences soit une prière par intercession priée à distance par une personne inconnue du malade, soit pas de prière[11].

L'information sur la nature du traitement expérimental modifie-t-elle votre interprétation des résultats du graphique 9.2 ? En ce qui me concerne, cela me rend indifférent au fait de recevoir ou pas la prière, car je ne vois pas par quel mécanisme physique, que l'on pourrait examiner scientifiquement, une prière peut modifier l'évolution clinique d'un patient sévèrement malade. D'autres y verront la confirmation de leurs convictions religieuses. Notez que la ligne de démarcation ne passe pas entre les athées et agnostiques, d'un côté, et ceux qui ont la foi, de l'autre. Des lecteurs ont donné des raisons méthodologiques et théologiques (peut-on soumettre la volonté divine à un test ?) de ne pas « croire » les résultats de cette étude. Les auteurs de l'article, prenant acte de l'effet apparemment positif de la prière par intercession sur le risque de complications en soins intensifs, n'ont pas exclu un effet du hasard et ont suggéré d'essayer de reproduire leurs résultats dans des essais cliniques randomisés de plus grandes tailles[12].

Le test de Goodman met en évidence le fait que chacun approche les résultats d'une étude comparative de population, riche de son expérience et de ses croyances. Nous sommes prêts à nous contenter de preuves plus faibles si les résultats nous confortent dans ce que nous croyons déjà, mais il faut des preuves solides pour nous faire modifier profondément notre vision des choses.

CROYANCES COLLECTIVES

Reprenez chacun des exemples illustrés par des graphiques dans ce livre. Vous constaterez la formidable influence des croyances sur notre volonté d'accepter ou de rejeter les résultats observés.

Les croyances ne sont pas le propre de l'individu. Elles sont aussi l'apanage des populations. Elles s'expriment dans des préférences religieuses et politiques. Nous avons vu dans le chapitre VI que les nazis, convaincus *a priori* que le tabac représentait un poison pour la race, se sont contentés d'alimenter leur propagande des résultats d'études médiocres. En revanche, en Angleterre et aux États-Unis, les épidémiologistes durent batailler et améliorer leurs méthodes jusqu'à les rendre résistantes à l'assaut d'armées d'avocats bien rémunérés par le lobby protabac.

L'interprétation de résultats obtenus à partir d'études comparatives de population a souvent des implications politiques et sociales. Les acteurs, citoyens et politiques, ont avantage à comprendre les données du problème, et à se familiariser avec l'épidémiologie.

Avec sa dimension philosophique et sa façon d'essayer de résoudre les tensions entre individu et population, et entre croyances et connaissance, l'épidémiologie se prête bien au débat citoyen. Pour que ce débat ait lieu dans de bonnes conditions, il est nécessaire que les citoyens aient la possibilité d'acquérir les rudiments de la discipline. Le meilleur endroit pour cela reste l'école.

Les trois leçons
de Claude Bernard

Nous voici au bout du chemin historique qu'a emprunté une science, l'épidémiologie, pour migrer, en quelques siècles, mais surtout depuis deux cents ans, de la périphérie de la pensée médicale au centre du processus d'acquisition de la connaissance en médecine et en santé publique.

Avant de clore, il y a encore une petite énigme historique dont j'aimerais vous parler. Comment la médecine et ses historiens ont-ils pu effacer de l'héritage intellectuel de Claude Bernard, le grand physiologiste français du XIXe siècle, l'importance de l'épidémiologie, qu'il a pourtant affirmée ? Permettez-moi d'épiloguer là-dessus.

Bernard n'est pas un épidémiologiste. Né le 12 juillet 1813, dans le Beaujolais, dans une famille modeste, il a fait un peu de médecine clinique mais a consacré l'essentiel de sa vie professionnelle au travail de laboratoire, surtout au Collège de France, à Paris. Brillant expérimentateur, il fait des découvertes fondamentales sur l'oxygénation et la température du sang, l'opium et le système nerveux sympathique, la fonction digestive de l'estomac, l'action de poisons tels que la paralysie musculaire provoquée par le curare ou le déplacement de l'oxygène de l'hémoglobine par le monoxyde de carbone.

C'est pour son manifeste de la médecine moderne intitulé *Introduction à l'étude de la médecine expérimentale* de 1865 que Bernard est le plus connu aujourd'hui. Il y décrit la médecine moderne émergeant dans les hôpitaux et dans les laboratoires. Les nouveaux hôpitaux médicaux concentrent un grand nombre de patients et confrontent les médecins à des *populations* de patients. Les médecins hospitaliers, en enchaînant les milliers d'examens cliniques et les centaines d'autopsies, prennent conscience que, du grand nombre d'observations, effectuées auprès de patients hospitalisés pour des signes et symptômes semblables, émerge une régularité qui a un sens. Compter les patients, leurs signes et symptômes, les traitements et leurs issues crée la possibilité d'évaluer la pratique médicale. L'épidémiologie médicale fait naturellement son apparition dans cette nouvelle médecine hospitalière parisienne. Philippe Pinel propose une méthode pour assembler et mettre en tableau les données hospitalières[1]. Pierre Louis, dont j'ai raconté la polémique avec Broussais, est le partisan résolu de la « méthode numérique[2] » : il compte et compare.

Dans les laboratoires s'élabore une nouvelle connaissance médicale, *fondamentale*, basée sur la biologie, la physiologie, la microbiologie et la bactériologie. Les Rudolf Virchow, Louis Pasteur, Robert Koch, Claude Bernard y découvrent la cellule, les « germes » et le métabolisme du corps humain.

Ces médecins hospitaliers et médecins de laboratoires, qui aspirent à faire de la médecine une science, s'opposent à la vieille école qui prétend que la prise en charge de malades est un art.

Benigno Juan Isidoro Risueño d'Amador, professeur de pathologie et de thérapie générale de Montpellier, est un porte-parole de cette vieille école. Lors de la séance du 25 avril 1837 de l'Académie royale de médecine, il affirme que le médecin a pour mission de soigner l'individu et qu'aucune statistique ne peut se substituer à l'intuition clinique. La médecine, dit-il, ne fonctionne pas sur les mêmes principes que les assurances. Si 10 % des patients sont morts dans le passé d'une intervention chirurgicale, le médecin ne peut pas prédire quels seront ceux qui en mourront à l'avenir. Faute de prédire exactement quels patients vont mourir et lesquels survivront, les probabilités sont « complètement inutiles en médecine[3] ».

Dans *Introduction à la médecine expérimentale*, Bernard fait le point sur cette polémique entre la conception éculée de la médecine, que défend Amador, et celle des modernes. Il y affirme les trois axes de sa vision de la médecine : 1) la médecine n'est pas un art, 2) la médecine a besoin de l'épidémiologie, 3) la médecine sera personnalisée[4]. Ces leçons restent d'actualité.

La médecine n'est pas un art

Bernard n'a aucune sympathie pour les médecins qui prétendent que la médecine est un art et que sa bonne pratique repose sur l'intuition géniale que peut avoir le médecin de la nature de la maladie et de son traitement.

Dégustez la critique de Bernard, elle est un morceau d'anthologie : « Une autre opinion fausse assez accréditée et même professée par de grands médecins praticiens est celle qui consiste à dire que la médecine n'est pas destinée à devenir une science, mais seulement un art, et que par conséquent le médecin ne doit pas être un savant, mais un artiste. Je trouve cette idée erronée et encore essentiellement nuisible au développement de la médecine expérimentale. D'abord qu'est-ce qu'un artiste ? C'est un homme qui réalise dans une œuvre d'art une idée ou un sentiment qui lui est personnel. Il y a donc deux choses : l'artiste et son œuvre ; l'œuvre juge nécessairement l'artiste. Mais que sera le médecin artiste ? Si c'est un médecin qui traite une maladie d'après une idée ou un sentiment qui lui sont personnels, où sera alors l'œuvre d'art, qui jugera cet artiste médecin ? Sera-ce la guérison de la maladie ? Outre que ce serait là une œuvre d'art d'un genre singulier, cette œuvre lui sera toujours fortement disputée par la nature. Quand un grand peintre ou un grand sculpteur font un beau tableau ou une magnifique statue, personne n'imagine que la statue ait pu pousser de la terre ou que le tableau ait pu se faire tout seul, tandis qu'on peut parfaitement soutenir que la maladie a guéri toute seule et prouver souvent qu'elle aurait mieux guéri sans l'intervention de l'artiste. Que deviendra donc alors le critérium de l'œuvre d'art médicale ? Le critérium disparaîtra évidemment, car on ne saurait juger le mérite d'un médecin par le nombre des malades qu'il dit avoir guéris ; il devra avant tout prouver scientifiquement que c'est lui qui les a guéris et non la nature. Je n'insisterai pas plus longtemps sur cette prétention artistique des médecins qui n'est pas soutenable. Le médecin ne peut être raisonnablement qu'un savant ou, en attendant, un empirique[5]. »

Par rapport à tous les Amador, Bernard affirme que « le médecin ne peut être raisonnablement qu'un savant ou, en attendant, un empirique ». Cette affirmation annonce, nous allons le voir, les deux autres leçons de Bernard.

La médecine a besoin
de l'épidémiologie

Pour comprendre l'opinion de Bernard par rapport à l'épidémiologie, il faut se représenter la façon dont il travaille dans son laboratoire. Voici la manière dont Bernard procède pour établir que le foie peut stocker et sécréter du sucre : « Je laissai [le] foie soumis à [un] lavage continu pendant 40 minutes ; j'avais constaté au début de l'expérience que l'eau colorée en rouge qui jaillissait par les veines hépatiques était sucrée ; je constatai en fin d'expérience que l'eau parfaitement incolore qui sortait, ne renfermait plus aucune trace de sucre. J'abandonnai dans un vase ce foie à température ambiante et, revenu 24 heures après, je constatai que cet organe que j'avais laissé la veille complètement vide de sucre s'en trouvait pourvu abondamment[6]. »

Le constat est exact, universel, définitif et fixé au passé simple. Dans ce type d'expérimentation, la répétition de la manœuvre *doit* donner des résultats identiques. Si la manœuvre répétée aboutit à des résultats différents, il faut l'expliquer : le problème est-il dans l'hypothèse de travail ou dans la manipulation ? Bernard pense que c'est une erreur d'attribuer la différence au hasard et prendre la moyenne des deux manipulations. Il condamne donc sans appel l'utilisation de la statistique et l'usage des probabilités en *physiologie*.

Pour convaincre ses lecteurs de l'absurdité d'utiliser des moyennes dans les sciences de laboratoire, Bernard utilise l'exemple irrésistible du pauvre physiologiste qui a voulu estimer les caractéristiques de l'urine moyenne européenne : « Si l'on recueille l'urine d'un homme pendant vingt-quatre heures et qu'on mélange toutes les urines pour avoir l'analyse de l'urine moyenne, on a précisément l'analyse d'une urine qui n'existe pas ; car à jeun l'urine diffère de celle de la digestion, et ces différences disparaissent dans le mélange. Le sublime du genre a été imaginé par un physiologiste qui, ayant pris de l'urine dans un urinoir de la gare d'un chemin de fer où passaient des gens de toutes les nations, crut pouvoir donner ainsi l'analyse de l'urine moyenne européenne ! »

La gouaille de Bernard contre l'utilisation de moyennes en physiologie a alimenté la légende selon laquelle il était opposé à leur usage dans la *pratique médicale* également. Voyons ce qu'il en est.

Bernard rêve d'une médecine exacte reposant sur une connaissance aussi claire et indiscutable que celle qu'il établit dans son laboratoire. La médecine « scientifique » qu'il appelle de ses vœux va élucider le fonctionnement de l'organisme normal, comprendre toutes les causes de dysfonctionnement et découvrir les moyens de les corriger exactement aussi.

Mais Bernard n'est pas un rêveur. Il a conscience des formidables obstacles que la recherche doit surmonter avant que la pratique médicale puisse devenir purement « scientifique ». La médecine est confrontée à des phénomènes d'une complexité telle qu'il faut du temps pour les élucider tous. D'ici là, le médecin doit s'occuper de ses patients, établir des diagnostics et prescrire des traitements sans connaître la cause exacte de la maladie ni le mécanisme du traitement. Tant que la médecine n'est pas totalement expérimentale, elle a besoin de la forme de connaissance acquise par les études comparatives de population.

Bernard parle de « médecine empirique ». Le terme « empirique » est souvent employé de façon péjorative, pour designer des personnes qui pratiquent la médecine sans être médecins, des charlatans, des barbiers, des vétérinaires ou des prêtres. Mais dans le langage de Bernard, la médecine empirique est celle de ces collègues des hôpitaux, qui comptent les patients, les groupent et les comparent. Plutôt que médecine empirique, on dirait aujourd'hui médecine « fondée sur les preuves » ou *evidence-based medicine*. Voici ce qu'en dit Bernard : « Tel est, en effet, l'état de la médecine empirique qui est une médecine conjecturale, parce qu'elle est fondée sur *la statistique qui réunit et compare des cas analogues ou plus ou moins semblables dans leurs caractères extérieurs,* mais indéterminés dans leurs causes prochaines. Cette médecine conjecturale doit nécessairement précéder la médecine certaine[7]. »

La médecine fondée sur les preuves « doit nécessairement précéder la médecine certaine » ! Selon Bernard, la connaissance tirée des études comparatives de population représente un stade intermédiaire dans l'évolution de la médecine, situé entre le « charlatanisme » des Amador et la médecine scientifique expérimentale en cours d'élaboration dans les laboratoires de physiologie, car « *l'expérience comparative est la condition* sine qua non *de la médecine expérimentale et scientifique,* autrement le médecin marche à l'aventure et devient le jouet de mille illusions[8] ». Exagéré-je en traduisant cela par « la médecine a besoin de l'épidémiologie » ?

Bernard explique que, sans étude comparative de population, on ne peut pas savoir si l'issue de la maladie est due au médecin ou à la nature. Un médecin qui essaye un traitement et qui guérit ses malades est porté à croire que la guérison est due à son traitement. Souvent, écrit Bernard, des médecins se vantent d'avoir guéri tous leurs malades par un remède qu'ils ont employé, mais « la première chose qu'il faudrait leur demander, ce serait s'ils ont essayé de ne rien faire, c'est-à-dire de ne pas traiter d'autres malades ; car, autrement, comment savoir si c'est le remède ou la nature qui a guéri[9] ? ».

Bernard ne peut être plus explicite. La *première* question qu'il pose à celui qui prétend détenir une connaissance thérapeutique est : avez-vous fait une « expérience comparative » ou, en termes modernes, une étude comparative de population ? On comprend dès lors que Bernard fasse l'éloge du docteur Pierre Louis :

« Tous les jours on peut se faire les plus grandes illusions sur la valeur d'un traitement si on n'a pas recours à l'expérience comparative. J'en rappellerai seulement un exemple récent relatif au traitement de la pneumonie. L'expérience comparative a montré en effet que le traitement de la pneumonie par la saignée, que l'on croyait très efficace, n'est qu'une illusion thérapeutique[10]. »

Dans la polémique entre Louis et Broussais au sujet du traitement de la pneumonie par saignée, Bernard se range du côté de la méthode numérique fondée sur la comparaison de la mortalité moyenne entre les patients saignés tôt et ceux saignés tard. Pour Bernard, traiter la pneumonie par saignée n'est qu'une illusion thérapeutique. Il est en cela plus radical que Louis qui n'excluait pas que la saignée puisse être utile dans certaines indications.

Bernard comprend et admet que les études comparatives de groupes de population contribueront longtemps encore à la connaissance médicale. Il est de ce point de vue aussi un visionnaire. On enseigne aujourd'hui dans les écoles de médecine qu'épidémiologie, biologie et physiologie sont des disciplines complémentaires. Les résultats des études comparatives de population gagnent en crédibilité lorsqu'ils sont compatibles avec des mécanismes biologiques ou physiologiques, et l'évaluation de l'impact sur la santé humaine d'observations biologiques ou physiologiques requiert des études comparatives de population.

Demain, la médecine sera personnalisée

Mais que penser de la troisième leçon de Bernard selon laquelle la médecine reposera un jour sur la connaissance de laboratoire, ayant identifié toutes les causes individuelles de maladies et guérissant dans tous les cas ? N'est-ce que l'utopie d'un homme du XIXe siècle ne concevant aucune limite au développement des sciences exactes qui commencent à contester des millénaires de pensée abstraite et spéculative ?

Dans la vision de Bernard, la médecine ne se pratiquera un jour que sur la base de preuves expérimentales et donc de la connaissance exacte du mécanisme physiologique perturbé par une maladie particulière ou de l'effet d'un traitement. Prenez la gale, écrit Bernard. Tant que les médecins ignoraient qu'elle était causée par un parasite, ils spéculaient sur sa nature et avaient besoin de statistiques comparatives pour évaluer l'efficacité de différentes pommades, mais une fois que la cause de la gale a été déterminée expérimentalement, « tout est devenu scientifique, et l'empirisme a disparu. (...) On guérit toujours et sans exception[11] ».

« On guérit toujours et sans exception », voilà le Graal. Une fois que l'on connaît ce qui cause la maladie, il n'y a plus besoin de recourir aux probabilités. La médecine devient science exacte. Elle n'a plus besoin de la connaissance approximative dérivée des études comparatives de populations[12]. Elle dispose d'une solution efficace pour chaque individu, *personnalisée*.

Il y a quelque chose d'indéniable dans le point de vue de Bernard : sa vision de la médecine scientifique est la seule qui nous satisfait pleinement. Notre quête de connaissance ne sera apaisée que par la découverte des mécanismes exacts par lesquels nous conservons notre santé et ceux par lesquels nous la perdons. C'est la seule forme de connaissance de santé qui soit *absolument* appropriée. Nous souhaitons la certitude individuelle là où les méthodes épidémiologiques ne fournissent que des probabilités dérivées de populations.

Grâce à l'épidémiologie, nous pouvons identifier ce qui détermine la santé et la maladie au sein de populations, mais chacun d'entre nous est à la recherche d'une connaissance de santé qui soit exacte pour l'individu. En notre for intérieur, nous n'avons pas abandonné l'ambition des médecines holistes anciennes de comprendre les déterminants de la santé individuelle.

À mon avis, la santé personnalisée est un mirage. Elle est inatteignable car le hasard est son indépassable horizon. Les individus seront toujours des êtres uniques dont la susceptibilité à la maladie et la réponse au traitement ne pourront être prédites exactement. Mais qu'importe ? Cet idéal est en nous et ne nous quittera point. Il est cette tension qui pousse la médecine en avant. C'est un mirage utile. Préparons-nous à l'atteindre ! En ayant conscience que, d'ici là, la population sera pour l'individu la source incontournable de connaissance en matière de prévention et de traitement, et les études comparatives de population, selon la formule de Bernard, notre seule assurance contre mille illusions.

ANNEXES

1

Interactions de causes

Dans le cas le plus extrême, deux causes interagissent lorsqu'elles n'ont d'effet que conjointement. Prenons l'exemple du favisme.

La consommation de gros haricots, connus sous le nom de fèves, par des individus dont les globules rouges sont déficients en une enzyme, la glucose-6-phosphate déshydrogénase, peut provoquer une anémie sévère. Pourtant, ni les fèves en l'absence de déficit enzymatique, ni le déficit enzymatique en l'absence de consommation de fèves ne provoquent d'anémie. On dit qu'il y a interaction entre le déficit en glucose-6-phosphate déshydrogénase et les fèves par rapport au risque d'anémie.

Le principe des interactions est également exploité dans les plurithérapies visant à détruire des bactéries ou des virus qui sont résistants à des médicaments prescrits isolément, mais sensibles à ces mêmes médicaments prescrits conjointement.

Plus généralement, deux causes interagissent lorsque leurs effets individuels ne s'additionnent pas simplement. Considérons d'abord *l'absence* d'interaction : si la cause A toute seule accroît le risque de 10 % et la cause B toute seule accroît le risque de 5 %, A et B ensemble accroissent le risque de (10 % plus 5 %) 15 %. En revanche, lorsque A et B interagissent, leur effet conjoint sera soit inférieur à 15 % si A et B sont antagonistes, soit supérieur à 15 % si A et B agissent en synergie.

Risque de A sans B = 10 %, risque de B sans A = 5 %.

Risque conjoint de A et B sans interaction = 10 % + 5 % = 15 %.

Si le risque conjoint de A et B est inférieur ou supérieur à 15 %, A et B interagissent.

Si A et B interagissent, on ne peut pas prédire leur effet conjoint à partir de la connaissance de leurs effets individuels.

Appliquons ce principe à notre exemple du chapitre II. Supposons qu'une autre étude comparative de population montre que les ulcères sont plus fréquents au printemps que pendant le reste de l'année. Cette preuve vient s'ajouter à celle sur le stress du graphique 2.2. Que se passe-t-il lorsqu'on est stressé et que c'est le printemps ? Comment mesurer l'effet conjoint du stress et de la saison ? Si nous considérons qu'il n'y a pas d'interaction, il suffit d'additionner l'effet du stress et celui de la saison pour connaître la réponse. C'est l'approche réductionniste. Dans le raisonnement holiste, au contraire, la survenue simultanée de stress et du printemps provoque une nouvelle condition, différente de celle résultant du stress seul, ou de la saison seule, justifiant une prise en charge spécifique. L'effet conjoint des deux causes, stress et saison, n'est pas une combinaison simple de leurs effets individuels. Il donne lieu à un nouveau diagnostic. Il y a interaction entre stress et saison.

Étant donné que, dans le raisonnement holiste, l'addition de chaque cause supplémentaire produira un nouveau diagnostic, susceptible d'une autre prise en charge, toutes les causes interagissent entre elles. Les modèles explicatifs holistes étant saturés d'interactions, il est impossible dans l'état actuel de nos techniques d'analyse d'en tester la validité.

Ratio des *odds*
et ratio des risques

Nous allons calculer le ratio des *odds* de Cornfield à partir des résultats de l'étude cas-témoins de Doll et Hill. Il y a 99,7 % de fumeurs parmi les cas et 95,8 % parmi les témoins.

On commence par diviser chacune de ces proportions de fumeurs par les proportions complémentaires de non-fumeurs :

99,7/0,3 = 332 et 95,8/4,2 = 22,8.

Un tel ratio est une cote, comme celle qu'on utilise pour le tiercé. Un cheval est coté 4 contre 1 s'il a 80 % chances de perdre pour 20 % de gagner (80 % contre 20 % = 4 contre 1). Ici, il y a chez les cas de cancer du poumon 99,7 % de fumeurs contre 0,3 % de non-fumeurs. Pour les témoins, la cote est de 95,8 contre 4,2. Par convention, on appelle ces cotes des « *odds* », un nom bizarre même en anglais.

On divise ensuite les *odds* pour obtenir un ratio des *odds* :
Ratio des *odds* = (99,7/0,3)/(95,8/4,3) = 14,9.

On peut interpréter le ratio des *odds* comme signifiant que les cas sont 14,9 fois plus fumeurs que les témoins.

On peut comparer à présent ce ratio des *odds* au ratio des risques que Doll et Hill avaient obtenu en extrapolant les données des témoins à l'ensemble de la population du Grand Londres :

Ratio des risques = 164,7 par million/11,6 par million = 14,2.

L'interprétation est ici : les fumeurs ont 14,2 fois plus de risque de cancer du poumon que les non-fumeurs.

Le ratio des *odds* de 14,9 est un peu plus élevé que le ratio des risques de 14,2. Le ratio des *odds* est toujours plus extrême que le ratio des risques. Mais l'important est qu'ils sont du même ordre de grandeur : 14 fois. Ils peuvent donc être interprétés de la même façon.

L'étude cas-témoins fournit un ratio des *odds*, mais sa valeur est très proche de celle du ratio des risques. Il est donc indifférent de savoir si le 14 a été obtenu par un ratio d'*odds* ou par un ratio de risques. On pourra dire, dans les deux cas, que les fumeurs ont 14 fois plus de risque de développer un cancer du poumon que les non-fumeurs.

Grâce au théorème de Bayes, les proportions de fumeurs et de non-fumeurs, 99,7 % et 95,8 %, ont été transformées en un ratio des *odds* de 14 qui peut être interprété comme un ratio des risques de 14.

L'unité méthodologique des études de cohortes et des études cas-témoins

Nous avons vu dans l'annexe 2 que le ratio des *odds* que Doll et Hill ont obtenu dans leur *étude cas-témoins* de 1950 indique que le risque de cancer du poumon des fumeurs est 14 fois supérieur à celui des non-fumeurs. Or, dans l'*étude de cohorte,* le ratio des taux de mortalité des fumeurs comparés aux non-fumeurs est de 14 aussi :

Ratio des *odds* dans l'étude cas-témoins = ratio des taux de mortalité dans l'étude de cohorte = 14.

Les deux ratios indiquent que les fumeurs sont 14 fois plus à risque de développer un cancer du poumon que les non-fumeurs. Cette identité est attendue si l'étude de cohorte et l'étude cas-témoins ont été conduites dans la même population au cours de la même période. Voici pourquoi.

Les deux plans d'études comparatives de population sont liés. Reprenons les 4,1 millions d'hommes habitant le Grand Londres en 1951, dont 172 000 étaient non-fumeurs. Ne tenons pas compte du fait qu'un très petit nombre d'entre eux vivent avec un cancer du poumon. D'avril 1948 à octobre 1949, Doll et Hill identifient 649 nouveaux cas de cancer du poumon dans cette population, dont 2 parmi les non-fumeurs et 647 parmi les fumeurs. Nous pouvons ainsi distinguer en octobre 1949 quatre groupes au sein de la population du Grand Londres : 1) 647 fumeurs ayant eu un cancer du poumon ; 2) 3 927 153 fumeurs qui n'ont pas eu de cancer du poumon ; 3) 2 non-fumeurs ayant eu un cancer du poumon ; et 4) 172 198 non-fumeurs sans cancer du poumon.

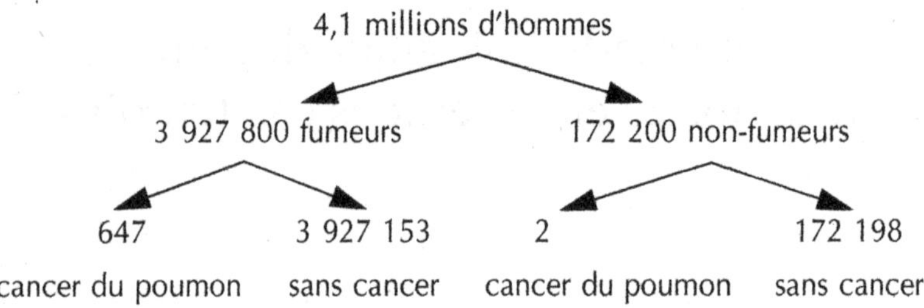

Le ratio des risques obtenu en divisant le risque chez les fumeurs (647 divisé par 3 927 800) par le risque chez les non-fumeurs (2 divisé par 172 200) est d'environ 14.

Imaginons à présent qu'au lieu de suivre 4,1 millions d'hommes nous réalisions une étude cas-témoins qui inclut les 649 cas de cancer du poumon, mais seulement 0,15832 pour 1 000 des 4 099 351 hommes sans cancer du poumon. Le groupe témoin serait constitué de 0,00015832 x 4 099 351 = 649 individus. L'échantillon de l'étude cas-témoins aurait la composition suivante :

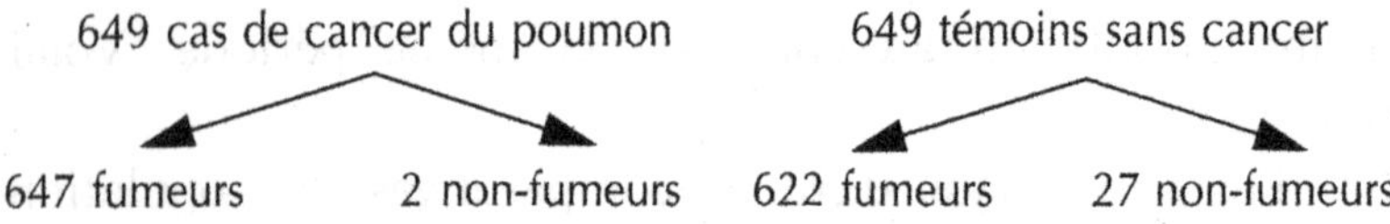

Dans cette étude cas-témoins, l'*odds* des fumeurs sur les non-fumeurs est de 647 contre 2 chez les cas et 622 contre 27 chez les témoins. En divisant ces deux *odds* l'un par l'autre, on obtient 14, ce qui est pratiquement identique au ratio des risques.

Les deux mesures peuvent être interprétées de la même façon : le risque de cancer du poumon est 14 fois plus élevé chez les fumeurs que chez les non-fumeurs, mais cette conclusion a été obtenue avec un échantillon de 1 294 personnes dans l'étude cas-témoins et de 4,1 millions de personnes dans l'étude de cohorte.

Ainsi, une étude cas-témoins bien faite, dans laquelle les cas et les témoins proviennent de la même population, est en réalité une démarche courte accomplissant le même objectif que l'étude de cohorte. Au lieu de recruter tous les exposés et les non-exposés, on recrute tous ceux qui ont la maladie au cours de la période de suivi, mais une petite fraction seulement de ceux qui ne l'ont pas.

4

D'où proviennent les cas de cancer du poumon en France ?

Admettons, en arrondissant un peu les chiffres pour simplifier les calculs, qu'il y a 13 millions de fumeurs d'un paquet ou moins par jour, soit 20 % de la population totale, et 2 millions de Français fumant plus d'un paquet de cigarettes par jour, soit 3 % de la population totale. Supposons aussi que la différence de risques de cancer du poumon par rapport aux non-fumeurs soit de 3 pour 1 000 par an pour les fumeurs d'un paquet ou moins par jour et de 10 pour 1 000 par an pour les fumeurs de plus d'un paquet par jour.

Nous avons donc 20 % de la population soumise à un risque de 3 pour 1 000 par an et 3 % de la population soumise à un risque de 10 pour 1 000 par an. L'excès de cas de cancer du poumon sera le suivant :

3 pour 1 000/an × 13 millions = 39 000 cas par an chez les fumeurs de moins d'un paquet de cigarettes par jour.

10 pour 1 000/an × 2 millions = 20 000 cas par an chez les fumeurs de plus d'un paquet de cigarettes par jour.

Il y a donc deux fois plus de cas de cancer du poumon survenant chez les fumeurs d'un paquet ou moins de cigarettes par jour que chez ceux qui fument plus de deux paquets.

Notes

PROLOGUE
Einstein et l'épidémiologie

1. Jefferson, 2010a ; Jefferson, 2010b ; Thomas, 2010.

2. Jefferson, 2009.

3. Voir le communiqué du Centre de contrôle des maladies (CDC) américain : CDC, 2009.

4. Il faut poursuivre la recherche si les hypothèses semblent plausibles.

5. Council of Europe, 2010 [en ligne]. http://assembly.coe.int/ASP/News-Manager/EMB_NewsManagerView.asp?ID=5415 (page consultée le 4 avril 2010). Jefferson, 2010 [en ligne]. http://assembly.coe.int/CommitteeDocs/2010/Jefferson_statement.pdf (page consultée le 4 avril 2010), emphase ajoutée.

CHAPITRE I
Qu'est-ce que l'épidémiologie ?

1. Dans le jargon épidémiologique, un risque par unité de temps est un taux d'incidence.

2. Il n'est pas toujours exact de calculer un risque sur trente ans en multipliant le taux d'incidence moyen par 30, mais, dans cet exemple, l'erreur est probablement faible. Les valeurs obtenues sont plausibles. Notons aussi que l'article de *Paris-Match* n'a pas utilisé les mêmes risques que moi car avec les données du graphique 2.1 la réduction relative est de 37 % [(38,1 − 24,4)/38,1 = 0,37 ou 37 %].

3. Volmink, 2005. L'effet de la salicine a été redécouvert au XVIIIe siècle par le révérend anglais Edward Stone (Stone, 1764).

4. Vandenbroucke, 2003b.

5. Boston Collaborative Drug Surveillance Group, 1974.

6. Les artères coronaires irriguent le muscle cardiaque. Lorsque leur diamètre est rétréci, en général en raison de plaques d'artériosclérose, provoquant des douleurs à l'effort ou l'infarctus du myocarde, on parle de maladie coronarienne ou de crise cardiaque.

7. Sanmuganathan, 2001.

8. Si, en traitant 10 000 patients, on prévient 15 crises cardiaques, en traitant 667 patients on prévient une crise cardiaque : 10 000/15 = 667/1.

9. Le nombre de personnes à traiter pour éviter un cas descend à 220 si le risque de base est de 1,5 % par an au lieu de 0,5 % par an. Le bénéfice de la prophylaxie est donc plus substantiel pour des individus à haut risque coronarien.

10. 7 000 000 × 0,0015 = 10 500.

11. En français, les termes « épidémiologie », « épidémiologique » et « épidémiologiste » semblent dater, respectivement, de 1855, 1878 et 1896 selon Martin, 2006.

12. Morabia, 1996d. Cette étude fut effectuée au moyen du Bus Santé (Morabia, 2005a).

13. Ambrosone, 2008.

14. Pour les écoles de santé publique francophones, voir l'École des hautes études en santé publique (http://www.ehesp.fr/) et l'École de santé publique de l'Université de Montréal (http://www.espum.umontreal.ca). Il existe une Association des épidémiologistes de langue française, ADELF (http://adelf.isped.u-bordeaux2.fr/).

15. Il y a des manuels d'épidémiologie en français, pour débutants comme Rumeau-Rouquette, 1993, et pour plus avancés comme Bouyer, 2009. Voir aussi Morabia, 1996a et Morabia, 1996b.

16. Pour des raisons particulières à l'histoire de l'épidémiologie en France, épidémiologie et statistique ont longtemps été confondues. Dans un beau et succinct livre (Schwartz, 1999), Schwartz, pionnier français de l'épidémiologie, explique avec une grande simplicité à la fois l'épidémiologie et la statistique, comme si elles ne formaient qu'une seule discipline.

CHAPITRE II
Le triomphe des épidémies

1. En anglais, le terme de chasseur-cueilleur ou chasseur-collecteur a été remplacé par celui de « fourrageur » (en anglais, *forager*) qui, autrefois, désignait celui qui allait marauder du fourrage derrière les lignes ennemies. L'idée est que la cueillette, la chasse et la pêche sont une forme de pillage de la nature sans production compensatoire de ressources alimentaires. L'environnement sauvage constitue le garde-manger. « Fourrageur » sonne bien en français car cela pourrait être un mot anglais d'origine française, mais le terme ne semble pas être utilisé par les anthropologues.

2. Pour l'importance des maladies infectieuses dans les sociétés de chasseurs-cueilleurs : Kelly, 1995 ; Cohen, 1984 ; Fenner, 1970.

3. La vulnérabilité des sociétés de chasseurs-cueilleurs contemporains est décrite par Hill, 1996 pour les Ache du Paraguay, par Truswell, 1976, pour les Bushmen !Kung d'Afrique du Sud et par Bailey, 1991 pour les Pygmées éfe du nord-est de l'Afrique.

4. Pour l'évolution des premières épidémies dans les sociétés agraires : McNeill, 1977, Diamond, 1999 et Wolfe, 2007.

5. La vie en Mésoamérique avant la conquête espagnole est décrite dans deux beaux livres : Soustelle, 1955 et Mann, 2005.

6. Au sein de ces grands courants des épidémies universelles s'inscrivent les histoires d'épidémies particulières. La lèpre, fréquente au cours du premier millénaire, avait pratiquement disparu au XIXe siècle, peut-être pour céder la place à la tuberculose (Donoghue, 2005). La traite des esclaves qui a pu transporter la malaria et la fièvre jaune dans les Amériques. En revanche, on pense que la syphilis existait sous une forme endémique dans les Amériques et a voyagé d'est en ouest avec les soldats et marins de retour vers l'Europe, où elle fait son apparition vers la fin du XVe siècle. Le typhus a ravagé l'Europe entre 1500 et 1900. On se référera pour la peste à Gottfried, 1983 ; pour le typhus à Zinsser, 1935 ; pour la variole à Hopkins, 2002 ; et pour la syphilis à Harper, 2008.

7. L'impact de la traite négrière sur l'évolution démographique en Afrique est discuté par Pétré-Grenouilleau, 2004.

8. L'analyse complète du catalogue d'épidémie en Chine se trouve dans Morabia, 2009a. Le chef-d'œuvre de Mote (Mote, 1999) décrit le contexte historique de l'Empire chinois depuis le Xe siècle, de nombreux éléments démographiques mais peu de chose sur la santé et la médecine. J'ai recouru aussi aux études démographiques de Durand, 1960 et Ho, 1967.

9. « Recensement » n'est pas le bon terme pour décrire l'activité d'énumération de la population, car il n'y avait pas de comptage périodique de tous les habitants de l'Empire. La dynastie des Jing (1115 à 1234) énumérait la population tous les trois ans, mais dans les dynasties des Song du Sud (1127 à 1279), des Ming (1368 à 1644) et des Qing (1644 à 1911), ainsi que dans les dynasties antérieures, le comptage se faisait à partir de registres permanents de population. Il était bien sûr difficile de maintenir à jour ces registres au cours de très longues périodes de temps, en raison des querelles liées aux successions dynastiques, des guerres, des invasions et des changements profonds de leadership. De surcroît, toutes les dynasties ne définissaient pas de la même façon une « personne » énumérable. La définition pouvait exclure ceux qui ne payaient pas d'impôt (raison principale de l'existence des registres), les non-Chinois, les femmes. Il y avait aussi ceux qui avaient intérêt à ne pas être enregistrés pour échapper à l'impôt, à l'armée ou aux travaux communautaires.

10. La première échancrure, en gros entre 1200 et 1400, correspond à la domination mongole de la dynastie des Yuan (1272 à 1378), et la seconde, entre

1650 et 1750, à la première période de la dynastie manchoue des Qing (1644 à 1734). Les conquêtes mongoles et manchoues provoquèrent des pertes humaines majeures attribuables à la guerre, aux destructions économiques et aux épidémies. Cette hypothèse est compatible avec l'analyse d'une autre base de données impériale décrivant le nombre de rébellions et de guerres qui montre elle aussi deux pics aux XIVe et XVIIe siècles. La paralysie administrative accompagnant ces temps difficiles a contribué certainement à aggraver l'ampleur apparente des pertes humaines.

11. D'après Nutton (Nutton, 1983), « dans la médecine de Galien, la prophylaxie et le traitement avaient pour but de maintenir l'équilibre humoral approprié pour chaque individu. Celui-ci variait d'une personne à l'autre et cela prenait du temps à un bon médecin pour connaître ces déterminants complètement ».

12. Les analogies entre les médecines traditionnelles chinoise et européenne sont discutées dans Needham, 1981.

13. Cité par Porter, 1997, p. 151.

14. Martin, 2006.

15. Le terme « épidémie » vient de la contraction grecque de la préposition *epi*, qui signifie « sur » et du mot *demos*, « population ». Selon Martin (2006), le terme a eu différentes acceptions dans l'Antiquité grecque. Depuis le XVIIIe siècle, il indique la récurrence d'attaques d'une même maladie.

16. Avant le XVIIIe siècle, les épidémies ne relèvent pas de la médecine. Ce que nous savons des épidémies dévastatrices du passé provient surtout d'historiens et d'hommes de lettres. L'historien grec Thucydide décrivit la peste d'Athènes en 430 avant notre ère. L'écrivain italien Giovanni Boccaccio décrivit la vie au temps de la peste noire du XIVe siècle. Nous devons à Daniel Defoe une nouvelle sur la vie à Londres alors que sévit une des dernières épidémies de peste du XVIIe siècle. Les médecins font des observations cliniques, distinguant par exemple la peste bubonique de la peste pneumonique, proposent des traitements traditionnels ou spéculent sur les causes astrologiques de la maladie.

17. Morabia, 2009c.

18. Descartes a décrit ses préceptes dans un petit volume très lisible du *Discours sur la méthode* (Descartes, 1953).

19. « Ne recevoir jamais aucune chose pour vraie que je ne la connusse évidemment être telle » : Descartes, 1953, p. 137.

20. Voir la cinquième et la sixième partie du *Discours*.

21. « Diviser chacune des difficultés que j'examinerais en autant de parcelles qu'il se pourrait et qu'il serait requis pour mieux les résoudre » : Descartes, 1953, p. 138.

22. La cause principale de l'ulcère duodénal est une bactérie, *Helicobacter pylori*, dont l'absence chez une partie des cas d'ulcère duodénal suggère qu'elle n'en est pas la seule cause. Le stress pourrait être une cause indépendante de la maladie.

23. L'étude d'Anda, 1992, a consisté à énumérer les nouveaux cas d'ulcère duodénal survenus entre 1971 et 1984 parmi les participants à la première enquête nationale de santé et de nutrition des États-Unis, le National Health and Nutrition Examination Survey (NHANES). Les 4 511 participants n'avaient pas eu d'ulcère duodénal avant 1971.

24. Descartes a suivi de près la naissance de la théorie des probabilités. Christiaan Huygens, l'auteur du premier traité de probabilités, publié en 1657, était l'ami de Descartes, et tous deux étaient en relation avec Blaise Pascal.

25. « Conduire par ordre mes pensées, en commençant par les objets les plus simples et les plus aisés à connaître, pour monter peu à peu comme par degrés, jusqu'à la connaissance des plus composés » : Descartes, 1953, p. 138.

CHAPITRE III
Peste et scorbut
L'épidémiologie entre en scène

1. Selon l'expression de Fernand Braudel, l'Angleterre devint une « île » d'un point de vue géopolitique et religieux entre 1453 et 1558, soit entre la fin de la guerre de Cent Ans (1337 à 1453), qui l'opposa à la France, et la perte de Calais en 1558. L'Angleterre renonce dès lors à s'étendre en France et aux Pays-Bas et met en valeur ses îles. En 1603, après la mort d'Élisabeth Ire, Guillaume 1er d'Orange unifia les couronnes d'Écosse et d'Angleterre. Étape par étape, ce Royaume-Uni accumule la main-d'œuvre, la nourriture, le bois, les finances nécessaires à la construction d'une flotte capable de parcourir les océans. En 1694, Guillaume III établit la Banque d'Angleterre. L'emprunt national à long terme couvert par l'impôt a généré les sommes astronomiques qui, selon Braudel, ont assuré le succès économique et militaire du Royaume-Uni. « La dette publique a été la grande raison de la victoire britannique. Elle a mis à disposition de l'Angleterre d'énormes sommes au moment précis ou elle en avait besoin » (Braudel, 1986, p. 324). Les marchés de l'Écosse et de l'Angleterre furent unifiés en 1707. L'Irlande, sous contrôle britannique, fournit sa part de blé, bois et marins. Au XVIIIe siècle, la Grande-Bretagne est prête à conquérir les territoires situés au-delà des mers.

2. L'œuvre de Bacon se trouve sur http://www.sirbacon.org/historylife-death.htm. À noter que, dans la *Nouvelle Atlantis* (1627), la maison de Salomon a des « statisticiens ».

3. Rosen, 1958, p. 111.

4. Graunt, 1662, p. 36.

5. Il y a eu plus de 100 décès de peste par année de 1604 à 1611, en 1625 et 1626, en 1630 et 1631 et de 1636 à 1648.

6. Graunt, 1662, p. 36.

7. Brown, 2003, p. 38.

8. Lind, 1953. Son étude comparative de population est décrite et discutée par Troehler, 2008 et par Carpenter, 1986, p. 54.

9. Carpenter, 1986, p. 40 et 75, explique les principes de chimie qui charpentent les théories médicales du XVIIIe siècle.

10. Selon Troehler, 2000, ce traitement avait aussi été proposé par Huxham, 1747.

11. Lind, 1953, p. 145.

12. Bown, 2003, p. 195. À Trafalgar, les Anglais furent donc supérieurs physiquement et militairement.

13. Troehler, 2008.

CHAPITRE IV
Le mystère de la mort bleue

1. Supposons des conditions idéales dans lesquelles l'ouvrier vend sa force de travail à un prix équivalent à la valeur de la quantité de marchandise qu'il peut produire tout seul. Disons qu'en un mois l'ouvrier dans son atelier individuel produit pour 1 000 euros de marchandise et que le capitaliste lui offre un salaire de 1 000 euros pour travailler dans son usine. Du point de vue de l'ouvrier, l'échange est juste. Il ne gagne ni plus ni moins à travailler dans son atelier ou à l'usine. Ce n'est que lorsque l'on adopte le point de vue du capitaliste qu'émerge la perspective d'un profit car le capitaliste n'achète pas *des* ouvriers. Il achète une *population* d'ouvriers qui, collectivement, peut produire plus de marchandises que ne l'auraient fait ces ouvriers si chacun d'entre eux avait travaillé isolément dans son atelier individuel. Dix ouvriers, qui individuellement auraient produit 10 000 euros de marchandises, produisent 11 000 euros de marchandises au sein d'une usine grâce aux économies d'échelle, au partage de machines et à l'organisation rationnelle du travail. Le profit capitaliste (11 000 – 10 000 = 1 000 euros) est donc la différence entre la valeur de ce que les ouvriers individuels peuvent produire seuls (10 000 euros) et ce qu'ils peuvent produire, en tant que population, en synergie avec d'autres (11 000 euros). Le capitaliste met ainsi littéralement « à profit » l'individualité collective de la population ouvrière.

2. Porter, 1997, p. 125 ; Porter, 1999.

3. Frank, 1788.

4. Frank, 1790. Frank y écrit : « *Hoc unicum vero, uberrinam scilicet morborum originem, extremam populorum miseriam, dissipare, vel tolerabiliorem reddere praetervideant, & vix conspicua erunt Legum sanitati publicae invigilantium beneficia* », ce qui veut dire, en gros, que, si l'on néglige la nécessité de réduire ou de rendre plus tolérable l'extrême misère du peuple, qui est la principale origine des maladies, les bénéfices de la législation de « santé publique » seront à peine visibles.

5. Comme Edwin Chadwick en Angleterre ou Lemuel Shattuck en Amérique. Voir aussi Duffy, 1992.

6. Flaubert, 1881, p. 53. La publication est posthume. Le roman a dû être écrit dans les années 1860.

7. Snow, 1855.

8. Les *Weekly Return of Births and Deaths* sont les bulletins publiés chaque semaine par les services de William Farr décrivant le nombre de naissances et de décès hebdomadaires.

9. Snow, 1855, p. 46-47.

10. Comme l'ont montré Jan P. Vandenbroucke et collègues, l'œuvre de John Snow a acquis sa notoriété actuelle après que Wade Hampton Frost, premier professeur d'épidémiologie des États-Unis, eut republié l'édition de 1855 de *Sur le mode de communication* en 1935 (Vandenbroucke, 1991).

11. Pettenkofer, 1941, p. 42.

12. Pettenkofer publiait en allemand, abondamment, Henry Sigerist a traduit deux de ses articles, dont la lecture reste captivante.

13. Morabia, 2007a. L'épisode a été magistralement décrit par Evans, 2005.

14. Wildner, 2008.

15. Morabia, 2008b.

16. Gaffky a succédé à Koch d'abord à la tête de l'Office impérial de la santé (*Kaiserliches Gesundheitsamt*) puis, en 1905, à celle de l'Institut des maladies infectieuses (*Institut fuer Infektionskrankheiten*).

17. Colwell, 1996.

CHAPITRE V
L'épidémiologie au secours de la médecine

1. Bartley, 1832.

2. Ackerknecht, 1986, p. 84.

3. Au XIXe siècle on trouve les sangsues médicinales dans les mares et les étangs de France (« *Throughout Europe, hundreds of millions of leeches were used by physicians* ») d'après Carter, 2005, p. 7.

4. Il est facile de se moquer aujourd'hui de Broussais pour les sangsues et la logorrhée littéraire. Mais Broussais est un homme de courage. Il a été chirurgien sur le corsaire *Le Boungainville* et médecin de la Grande Armée pendant les campagnes d'Allemagne. Ses ouvrages sont parsemés de descriptions de cas de soldats malades dont il s'est occupé dans des conditions difficiles. Quand la France est confrontée à la pandémie de choléra qui débute en 1829 dans le sous-continent indien, c'est à Broussais que s'adresse l'Académie royale de médecine pour produire un rapport. Dans la préface du rapport publié en 1831, Broussais apostrophe emphatiquement les membres de l'Académie : « Le sujet est grave, Messieurs, il importe à la presque totalité des peuples, qu'il trouble, qu'il menace ou qu'il atteint dans leurs intérêts les plus chers. La matière est ardue, immense ; c'est vous dire assez que nous serons longs, très longs. Mais dans une question où tout est neuf pour nous, nous avons dû faire passer sous vos yeux le résumé de tous les faits, de toutes les doctrines renfermées dans de nombreux documents qui existent » [*Rapport à l'Académie royale de médecine sur le choléra-morbus*, 1831]. Le rapport contient de nombreux tableaux et une

magnifique carte en couleurs de la progression mondiale de la pandémie de choléra. Il n'est pas étonnant que Broussais forçât le respect de ses contemporains.

5. Louis, 1825.

6. Louis, 1829.

7. Pour un pneumologue moderne, la définition que donne Louis de la pneumonie et de la caractérisation de son début indique qu'il s'agit d'une broncho-pneumonie à pneumocoques (Morabia, 2001).

8. Une première version apparaît comme article dans les *Annales de médecine générale* en 1828 (Louis, 1828). L'article est transformé en livre en 1835 (Louis, 1835). J'ai discuté l'œuvre et la contribution de Louis dans Morabia, 1996c ; Morabia, 2006b ; Morabia, 2009b.

9. L'analyse des données de Louis avec des outils statistiques modernes confirme ses conclusions (Morabia, 1996c).

10. Louis, 1835, p. 17.

11. *Ibid.*, p. 21. Louis ne dit pas que la saignée est inutile. Elle est moins utile qu'on ne le pense généralement et n'est efficace que parmi les cas sévères de pneumonie : « J'ajouterai que malgré les bornes de leur utilité, les émissions sanguines ne peuvent pas être négligées dans les maladies inflammatoires graves, et qui ont pour siège un organe important. » Enfin, les saignées générales sont plus « utiles » que les saignées locales, et donc « la lancette paraît devoir être préférée aux sangsues ». Les critiques de Louis soulignent qu'il aurait pu aboutir aux mêmes résultats si les malades saignés précocement avaient souffert de pneumonies plus graves que ceux saignés plus tard. On peut imaginer un cas de pneumonie sévère, emmené en urgence arrivant dans un état semi-comateux à l'hôpital où il est saigné copieusement et meurt. Ce malade n'est pas comparable avec un autre patient ayant passé la partie aiguë de la maladie chez lui avant de se rendre à l'hôpital au 4ᵉ jour pour s'y faire saigner. Le second patient a *a priori* un meilleur pronostic que le premier. Louis s'est défendu contre ce genre de critique en expliquant que les deux groupes étaient comparables en termes de sévérité de la maladie (Louis, 1835, p. 13-14).

12. Au sujet des médecins quantitativistes anglais du XVIIIᵉ siècle, voir Troehler, 2000.

13. *Ibid.*, p. 117.

14. Louis n'a pas particulièrement de formation en mathématique ou en théorie des probabilités. Il ne semble pas avoir étudié les travaux de statisticiens, en particulier ceux de Pierre-Simon Laplace. Il a, en revanche, en commun avec les médecins anglais quantitativistes du XVIIIᵉ siècle d'avoir toujours été relativement marginal par rapport à l'establishment académique parisien. Comme l'a suggéré Troehler, cette pratique marginale laisse plus de liberté à des esprits ambitieux et originaux pour innover et se distinguer ainsi du lot des médecins de province : Troehler, 2000, p. 117-120.

15. Pour une généalogie des disciples de Pierre Louis en Angleterre et aux États-Unis, se référer à Lilienfeld, 1980. Louis a été de son vivant bien connu en France, en Grande-Bretagne et aux États-Unis. Il a été médecin de l'Hôtel-

Dieu, médecin en chef des épidémies du département de la Seine, président perpétuel de la Société médicale d'observation et membre de l'Académie royale de médecine de Paris. Hors de France, il est aussi membre honoraire de la Société médicale du Massachusetts, de celle d'Édimbourg, de l'Association provinciale médicale et chirurgicale de Worcester, associé au Collège des médecins et à la Société médicale de Philadelphie, membre de l'Académie de Saint-Pétersbourg, des Sociétés de médecine de Heidelberg et de Bruges, de la Société médicale d'observation de Boston.

16. Le site Web de l'École est http://www.ed393.upmc.fr/fr/saint_malo_20102.html.

17. Nous savons aujourd'hui que la maladie est une infection bactérienne du tractus génital souvent due à un type particulier de streptocoque hémolytique.

18. À partir du dimanche après-midi à 16 heures, les nouvelles admissions allaient dans la clinique staffée des sages-femmes. Vingt-quatre heures plus tard, à partir du lundi à 16 heures, les nouvelles admissions étaient destinées à la clinique des médecins. Du vendredi à 16 heures au dimanche à 16 heures, tous les accouchements étaient pratiqués par les médecins (Carter, 1983).

19. *Ibid.*

20. L'ajout de citron et de chlore servait à débarrasser les mains de la puanteur cadavérique. Le savon n'y suffisait pas. Cela rendait la solution de lavage antiseptique, mais Semmelweis ne pouvait pas s'en douter en 1848.

21. Noakes, 2008.

22. Carter, 2005, p. 32.

23. Malthus, 1798.

24. Malthus utilise deux séries théoriques de chiffres correspondant à son hypothèse d'une progression arithmétique de la nourriture et géométrique de la population : 1, 2, 3, 4, 5, 6, 7, 8, 9 et 1, 2, 4, 8, 16, 32, 64, 128, 256.

25. Darwin, 1958, p. 120.

26. Sur le racisme des sociétés européennes vers 1900 : Hobsbawm, 1989.

27. Au sujet de l'hygiène raciale : Proctor, 1988.

28. En Allemagne, la conversion de nombreux médecins et personnes de santé publique à l'eugénisme donne naissance au mouvement pour l'hygiène raciale. Ce mouvement est contrôlé et politisé par les nazis après la Première Guerre mondiale et surtout après 1933.

29. Weinberg est surtout célèbre aujourd'hui pour avoir découvert, indépendamment du mathématicien anglais Godfrey Harold Hardy, la loi de génétique des populations dite de Hardy-Weinberg (Crow, 1999).

30. Au sujet du débat sur l'efficacité de l'isolement des malades dans le contrôle de la tuberculose : Fairchild, 1998.

31. La publication originale est : Weinberg, 1913. Elle a été réanalysée et discutée par Morabia 2007b. Un résumé en anglais est disponible sur le site : http://www.epidemiology.ch/history/weinberg.htm.

32. Weinberg compare le risque des enfants de décéder avant l'âge de 20 ans. Le groupe TB comprend 18 212 enfants nés de 5 268 parents décédés

de tuberculose entre 1873 et 1902. Le groupe non-TB comprend 7 574 enfants nés de 1830 parents décédés de causes autres que la tuberculose en 1876, 1879 et 1886. Comme il y a beaucoup plus de décès par causes non tuberculeuses, Weinberg choisit ces trois années pour représenter la période entre 1873 et 1889. Il reconstitue le devenir de tous ces enfants, de leur naissance jusqu'en 1909. Ainsi, tous les enfants nés avant 1890 ont été suivis jusqu'à leur vingtième anniversaire. Ceux nés plus tard ont été suivis moins de vingt ans. Weinberg utilise deux registres de population de Stuttgart, la capitale de l'État du Baden-Wuerttemberg. Du registre des décès, il tire les noms et causes de décès des parents. Il consulte ensuite le registre des familles pour en extraire les noms des enfants et si ceux-ci ont émigré. Fort de ces informations, il retrouve dans le Registre de décès si les enfants sont décédés avant leur vingtième anniversaire et la cause de leur mort. Pour les enfants ayant quitté le Baden-Wuerttemberg, Weinberg obtient cette information des bureaux d'état civil de leurs nouvelles résidences (Weinberg, 1913 ; Morabia, 2007b).

33. Weinberg observe aussi que les enfants de parents tuberculeux ont tendance à décéder plus jeunes s'ils sont les cadets, ont de nombreux frères et sœurs, des parents morts jeunes ou sont de bas niveau socio-économique. Ces facteurs sociaux semblent être plus importants que ceux constitutionnels. Prenons deux frères. Ils ont en commun la moitié de leurs gènes et il n'y a pas de raison de s'attendre à ce que le cadet ait une vie plus courte si ce n'est que la nourriture et les soins parentaux s'amenuisent au fur et à mesure que le cercle de famille s'élargit.

34. Weinberg, 1913, p. 156-157. C'est la première fois que Weinberg mentionne l'hygiène raciale dans le livre.

35. Crow, 1999.

36. S'il n'avait fait qu'une enquête auprès des parents vivants de Stuttgart, Weinberg aurait raté la surmortalité au cours de la première année de vie qui explique la plus grande part de la différence de survie entre enfants de parents tuberculeux ou non. C'est précisément pour éviter cette erreur que Weinberg a pris la peine d'identifier tous les enfants nés au cours d'une certaine période. Cela lui demanda un effort considérable de reconstituer l'histoire de ces dizaines de milliers d'enfants.

37. Étant donné que tous les décès ont déjà eu lieu lorsque Weinberg commence à récolter les données, on précisera que cette étude de cohorte est « rétrospective » ou, terme que je préfère, « historique ».

38. Hardy, 2003.

39. Bulstrode, 1902.

40. *Ibid.*, p. 130.

41. Signalons, pour la petite histoire, un aspect obscur de cette analyse : Bulstrode ne nous explique pas comment il obtient des informations sur la consommation de deux cas de fièvre typhoïde, dont le serveur, qui sont déjà décédés au moment où il commence son enquête. Peut-être s'est-il renseigné auprès des compagnons de banquet ou des collègues du serveur, dont la seule chose que nous savons est qu'il goûta aux huîtres.

42. Hardy, 2003.
43. Morabia, 2005b.
44. About, 1858, cité par Roe, 1973, p. 51.
45. Terris, 1964, p. 10.
46. Voir la biographie de Goldberger par Kraut, 2003.
47. Terris, 1964, p. 11.
48. Un éditorial du *JAMA* de 1914 oppose déjà la théorie infectieuse et celle alimentaire de Goldberger (« Editorial », 1914).
49. « Les lentilles sont le steak du pauvre », selon Dupin, 1990.
50. Goldberger, 1915. Voir aussi Morabia, 2008a.
51. Goldberger, 1923.
52. Les résultats de cette étude ont été publiés dans plusieurs articles parus en 1920, dont en particulier celui-ci : Goldberger, 1920.
53. Sydenstricker et Goldberger ont mis au point une façon originale d'estimer le revenu des familles. Le registre des salaires de la filature fournit 90 % du revenu des familles. Pour les 10 % restants, qui proviennent de petits boulots de l'ouvrier agricole ou de son épouse, ils ont interrogé les participants directement. Le revenu total est ensuite divisé par le nombre de personnes dans la maisonnée. Les hommes consommant plus de ressources, les femmes ou les enfants sont comptabilisés comme équivalents à 80 % et 50 % d'un homme. Ainsi, le revenu moyen d'un couple avec deux enfants est obtenu en divisant son revenu total par 1+0,8+0,5+0,5 = 2,8 unités économiques, l'homme comptant 1, la femme 0,8 et chacun des enfants 0,5 unité. Ces mesures ont été faites à deux reprises, en avril et en juin, avant la période où ils s'attendaient à voir l'accroissement rapide des nouveaux cas de pellagre.
54. Goldberger, 1920, p. 2679.
55. Goldberger, 1920, p. 2692.
56. Marks, 2003 ; Roe, 1973, p. 105.
57. Goldberger, 1920, p. 2711.
58. Bollet, 1992.
59. Carpenter, 2004.

CHAPITRE VI
Tabac et santé :
le grand chantier de l'épidémiologie

1. Lister, 1870.
2. Voici deux excellentes références, complémentaires dans leur contenu, sur l'histoire de la cigarette : Kluger, 1997, et Brandt, 2007. Pour l'évolution de la consommation de tabac et de cigarettes manufacturées dans les régions francophones, voir pour la France, Hill, 1998, et Hill, 2010 ; pour l'Afrique francophone, Audera, 2005, ; pour le Québec, Pelletier, 1996, et Aubin, 1998, pour la Tunisie, Fakhfakh, 2005.
3. Ingalls, 1936.

4. Ochsner, 1939.

5. Ochsner, 1947.

6. Proctor, 2006.

7. Pearl, 1938. Un demi-siècle plus tard, au cours de l'analyse portant sur quarante années de suivi de l'Étude des médecins anglais, la différence d'espérance de vie médiane des gros fumeurs était de dix ans plus courte que celle des non-fumeurs, exactement comme l'avait montré Pearl en 1938.

8. Pearl a émis l'hypothèse que la tuberculose protège du cancer parce qu'à l'autopsie les tuberculeux ont moins de cancer que les non-tuberculeux. En réalité, la durée d'existence plus courte des tuberculeux réduit leur risque d'avoir un cancer qui est une maladie dont en général l'incidence augmente fortement avec l'âge. Voir, à ce sujet, Pearl, 1929. L'erreur de Pearl est à l'origine de la théorie de Joseph Berkson sur les biais de sélection : Berkson, 1960.

9. Plusieurs références citées ci-dessus au sujet de l'évolution de la consommation de tabac et de cigarettes dans les régions francophones donnent aussi des informations sur l'évolution du cancer du poumon.

10. « Editorial », 1942.

11. « Editorial », 1952.

12. Levin (1950) considérait à juste titre que l'obtention de l'information sur le tabac avant qu'un diagnostic de cancer ne soit posé était un point fort de l'étude. La connaissance du diagnostic peut en effet influencer la remémoration de l'exposition passée et fausser la comparaison cas-témoins.

13. Wynder, 1950.

14. Keating, 2009, p. 291.

15. Au sujet de la politique nazie envers le tabac et la prévention du cancer : Proctor, 1999.

16. Proctor, 1999, p. 173-247.

17. Proctor, 1999, p. 218.

18. Un article sur ce sujet, Alfredo Morabia, « Épidémiologie politique des études cas témoins, 1926-1950 », va paraître dans le numéro 2 (juillet-décembre) de 2011 de la *Revue d'histoire des sciences*.

19. L'article original est Mueller, 1939b. Un résumé est paru la même année en anglais, Mueller, 1939a.

20. L'article original est Schairer, 1943. Il a été intégralement traduit en anglais, Schairer, 2001.

21. Je ne connais ces deux études que par les articles publiés dans le *Zeitschrift fuer Krebsforschung*. Ils proviennent cependant des thèses de Mueller et de Schoeniger que je n'ai pas consultées. Il est possible que les thèses contiennent plus d'information sur les groupes témoins que les deux articles, mais, dans son livre, Proctor, qui a eu accès à ces thèses, n'en dit rien de plus, mais il en exagère la qualité.

22. Dès 1926 des études cas-témoins rigoureuses étaient publiées dans la littérature anglaise. À part Lane-Claypon, 1926, voir Lombard, 1928 et Stocks, 1933.

23. Schairer et Schoeniger avaient raison en ce qui concerne les cancers de la prostate et du côlon, qui ne sont pas causés par le tabac. Ils se sont trompés en revanche sur l'association entre tabac et cancer gastrique. Une analyse récente de l'étude de cohorte de la Société du cancer américaine, portant sur 1 million de personnes suivies pendant quinze ans, indique que les fumeurs ont deux fois plus de risque de mourir de cancer de l'estomac que les non-fumeurs. Voir Chao, 2002.

24. Proctor, 1999, p. 194.

25. On peut d'ailleurs se demander s'il a pu exister de la recherche véritable dans les sciences humaines et sociales en Allemagne nazie compte tenu du rôle déterminant que joue la propagande dans la légitimation du régime.

26. Les nazis étaient aussi convaincus que le tabac causait des maladies cardiaques. Ils avaient en cela également raison mais sur la base de moins d'évidence encore qu'au sujet du cancer du poumon. Voir Proctor, 1999, p. 187 et note 51, p. 330-331.

27. Proctor, 1999, p. 228.

28. Proctor, 1999, p. 242-247.

29. Je me référerai à ces sociétés comme les « sociétés démocratiques » en opposition à la dictature fasciste nazie.

30. Kluger, 1997, p. 133-134.

31. Wynder, 1950 ; Levin, 1950.

32. Doll, 1998.

33. Doll, 1950.

34. Ils étaient en meilleure santé que la moyenne des médecins britanniques, comme c'est souvent le cas dans ce genre d'étude. Cet effet de sélection ne dure pas car, une fois les médecins en moins bonne santé ne participant pas à l'étude décédés, les participants deviennent représentatifs de tous les médecins encore en vie (Doll, 1964).

35. Pour mesurer le risque de décès par cancer du poumon, le plus simple serait de diviser le nombre de nouveaux cas observés par le nombre de médecins dans chaque catégorie de fumeurs. Le risque de décès par cancer du poumon sur dix ans pour les jamais fumeurs serait obtenu en divisant 3 cas par 5 439 médecins, soit 0,6 pour 1 000. Le problème avec cette façon de faire est que tous les médecins n'ont pas été suivis pour dix ans. Parmi ceux qui moururent d'autres causes que de cancer du poumon, certains auraient pu avoir un cancer du poumon s'ils avaient vécu plus longtemps. C'est pour cette raison que Doll et Hill calculèrent des personnes-années de suivi. Cette façon de faire consiste à remplacer chaque personne dans l'étude par le nombre d'années au cours desquelles la personne a été suivie alors qu'elle était encore à risque de développer le cancer du poumon. Un médecin resté en Grande-Bretagne qui était encore en vie en novembre 1961 compte pour 10 personnes-années, alors qu'un médecin qui au bout de 2 ans est mort d'une crise cardiaque compte pour 2 personnes-années. Les personnes-années totales sont indiquées dans la légende du graphique 6.3. Le nombre moyen d'années de suivi fut de 7,9 ans

parmi les jamais fumeurs. En effet, 42 860 personnes-années divisées par 5 439 jamais fumeurs fait 7,9 années. Ce nombre fut de 149 000/18 060 = 7,8 ans chez les ex-fumeurs ou fumeurs actuels. Ainsi, les fumeurs furent suivis en moyenne un peu moins longtemps. Cela s'explique par leur surmortalité par autres causes, en particulier les maladies du cœur et des vaisseaux sanguins.

36. Il y a deux façons dont ces taux peuvent être combinés pour quantifier l'effet de la consommation de cigarettes sur le risque du cancer du poumon. On peut les soustraire ou les diviser. En les soustrayant, nous obtenons la *différence* de mortalité chez les fumeurs, soit 0,0096 − 0,0007 = 0,0089, autrement dit 0,89 décès pour 1 000 par an. Pour chaque 1 000 fumeurs, environ 1 décès par cancer du poumon se produit par an en excès par rapport au nombre observé chez les non-fumeurs. On peut aussi diviser les taux de mortalité. En divisant 0,00096 par an par 0,00007 par an, nous obtenons un ratio des taux de mortalité de 14, indiquant que le taux de décès est 14 fois plus élevé chez les fumeurs que chez les non-fumeurs.

37. Fisher, 1959 ; Stolley, 1991.

38. Fisher, 1959, p. 46.

39. Schwartz, 1961.

40. Il restait un problème dans l'étude française : parmi la minorité de fumeurs de 30 cigarettes ou plus par jour, les cas inhalaient moins que les témoins. Fumaient-ils plus de cigarettes en laissant de longs mégots ? Ou inhalaient-ils si profondément que les produits de la combustion du tabac se déposaient dans les alvéoles plutôt que dans les bronches ? Telles étaient les spéculations de Doll et Hill qui, modestement, admettent « leur ignorance sur tant de facettes du tabagisme ».

41. The Surgeon General's Advisory Committee, 1964.

42. Kluger, 1997, p. 242-244.

43. *Ibid.*, p. 257.

44. Morabia, 1991.

45. Schwartz, 1957a. Le rapport citait aussi Schwartz, 1957b.

46. Brandt, 2007, p. 296.

47. Au sujet de l'histoire de l'épidémiologie en France et du rôle de Daniel Schwartz, Robert Flamant et Philippe Lazar : Berlivet, 2008.

CHAPITRE VII

**Les questions de santé auxquelles
l'épidémiologie permet de répondre**

1. Bastian, 2004.

2. Moser, 1956.

3. Moser, 1959.

4. Moser, 1969.

5. Feinstein, 1967.

6. *Ibid.*, p. 39.

7. Cette histoire est consignée dans le livre terrifiant de Stephens, 2001.

8. *Ibid.*, p. 10 et 11.

9. *Ibid.*, p. 24.

10. Mellin, 1962 ; Vandenbroucke, 2003a.

11. Mc Bride, 1961.

12. Vandenbroucke, 2004.

13. Elles sont enregistrées sous la rubrique « effets spectaculaires » par la James Lind Library (www.jameslindlibrary.org).

14. Les Anglais ont traduit le terme d'origine française « essai » par *trial*, ce qui donne pour l'expression entière « *randomized clinical trial* », abrégé RCT.

15. Le terme viendrait lui-même du français « randon » que l'on retrouve dans « randonnée ».

16. Le médecin danois de 28 ans, Johannes Fibiger, a testé l'efficacité d'un sérum contenant des anticorps contre la diphtérie pour traiter la diphtérie. Selon le jour d'admission à l'hôpital, les patients recevaient le sérum ou n'en recevaient pas. En principe, les patients hospitalisés les lundi, mercredi et vendredi sont semblables à ceux hospitalisés les mardi, jeudi et samedi. Il n'y a eu que 8 décès sur 239 (3,3 %) dans le groupe recevant le sérum contre 30 sur 245 (12,2 %) dans le groupe de comparaison. Fibiger a exclu de l'analyse les patients dont la culture bactériologique revenait négative, plusieurs jours après que le traitement a été instauré. Cela semble logique – le traitement ne peut être efficace que chez des patients diphtériques, mais c'est contraire au principe de la randomisation : en excluant certains patients, Fibiger défait la comparabilité des groupes que le hasard a produite et perd le bénéfice de la randomisation.

17. Therapeutic Trial Committee of the Medical Research Council, 1934.

18. Pour une discussion historique de la découverte des rôles complémentaires de la randomisation et de la dissimulation de la séquence de randomisation : Chalmers, 2004.

19. Bell a utilisé une table de nombre aléatoire pour former les deux groupes d'enfants. Il s'agit de listes de chiffres complètement indépendants les uns des autres, dont la moitié est composée de nombres pairs et l'autre moitié de nombres impairs. Je ne sais pas comment Bell a utilisé en pratique son tableau de nombres aléatoires. Il est probable qu'il ait attribué un nombre de la liste à chaque enfant dans l'ordre dans lequel il se présentait : le premier enfant de la liste recevant le premier nombre aléatoire du tableau, le deuxième enfant le deuxième nombre, et ainsi de suite.

20. Bell, 1941. Au sujet de la redécouverte de cet essai clinique randomisé : Chalmers, 2006.

21. Dans mon analyse de l'évolution de la mortalité au cours du XXe siècle à Genève, je trouve un taux de mortalité de 3 pour 1 000 en 1900 (Morabia, 2005a).

22. Cochrane, 1971, p. 11.

23. Il existe une vaste littérature sur le placebo, mais j'ai tiré ces exemples d'un article de vulgarisation, Brown, 1998.

24. Une revue des études ayant comparé un placebo à l'absence de traitement indique que le placebo est inefficace lorsque l'effet mesuré est objectif, comme l'arrêt de la cigarette (Hrobjartsson, 2001). La dernière mise à jour de cette revue date de 2010 : *Cochrane Database Systematic Reviews*, 2010 (1), CD003974.

25. Kirsch, 2002.

26. Concorde Coordinating Committee, 1994.

27. Hays, 2003.

28. Morabia, 1996b.

29. Avec des collègues genevois, nous avons essayé d'adapter l'analyse décisionnelle à la prise en charge en urgence de l'embolie pulmonaire. Nous avions synthétisé tous les calculs en un graphique permettant au médecin de choisir rapidement la décision la plus appropriée en fonction de la suspicion clinique de l'embolie et du résultat d'un test de dépistage non invasif (Morabia, 1994).

30. Pauker, 1976 ; Sisson, 1976 ; Weinstein, 1980.

31. Vers le milieu des années 1970, elle était pratiquée par un groupe de chercheurs cliniques, peu nombreux, mais dont les travaux furent publiés dans les revues médicales américaines les plus prestigieuses telles que les *Annals of Internal Medicine*, le *New England Journal of Medicine*, le *JAMA*. Il y eut également des manuels d'analyse décisionnelle.

32. Oxman, 1993.

33. Sackett, 1996.

34. Cochrane, 1971.

35. *Ibid.*, p. 70.

36. Cochrane, 1979.

37. Pour rechercher une revue Cochrane, se rendre sur le site : http://www2.cochrane.org/reviews/ et utiliser les moteurs de recherche disponibles. On peut aussi y accéder par la bibliothèque Cochrane : http://www.thecochranelibrary.com/view/0/index.html. Les résumés sont gratuits, mais l'accès aux revues est parfois payant. Une partie du matériel existe en plusieurs langues, dont le français. Il existe aussi un Réseau francophone Cochrane. http://resfranco.cochrane.org/.

38. http://www.cochrane.org/.

39. Il est en général admis que le tabac à lui seul augmente le risque de cancer du poumon, de crise cardiaque, d'accidents vasculaires cérébraux, de cancer du larynx, de l'œsophage et de retard de croissance intra-utérine. La combinaison d'une infection au virus de l'hépatite B et de l'ingestion de l'aflatoxine, produite par *Aspergillus*, une moisissure d'oléagineux et de céréales, augmente le risque de cancer du foie. Le virus de l'herpès, type 8, cause le sarcome de Kaposi. Le virus du papillome humain cause le cancer du col utérin. Snow a montré que l'eau contaminée transmettait le choléra avant que l'on ne découvre le bacille responsable. Semmelweis a découvert que la fièvre puerpérale était transmise par les mains des médecins souillées au cours d'autopsies

avant que le streptocoque responsable ne fût identifié. L'amiante et l'uranium causent le cancer du poumon. L'aniline, un colorant, cause le cancer de la vessie, en particulier chez les fumeurs. Le nickel gazeux cause le cancer des sinus et des voies respiratoires. Le chlorure de vinyle cause un angiosarcome du foie. De nombreuses maladies ont des causes génétiques. Les études épidémiologiques ont montré qu'elles avaient tendance, comme le cancer du sein, à survenir dans les mêmes familles, mais la possibilité d'étudier directement la composition de l'ADN a permis d'identifier les gènes BRCA1 et BRCA2 comme responsables du cancer du sein familial, et d'impliquer le gène APC1 dans le cancer du côlon familial (selon Petitti, 2005).

40. Nous avons vu que Goldberger avait établi l'existence d'un facteur protecteur de la pellagre dans l'alimentation avant que l'on ne découvre qu'il s'agissait qu'une vitamine, la niacine. L'acide folique contribue à prévenir les malformations congénitales. De faibles doses d'aspirine préviennent les crises cardiaques. La pilule contraceptive protège des cancers ovariens et utérins, ainsi que de la maladie bénigne, fibrokystique du sein. Les préservatifs et la circoncision préviennent efficacement la transmission du VIH (selon Petitti, 2005).

41. ATBC : Alpha-Tocopherol, Beta-Carotene Cancer Prevention Study Group, 1994. Voir Omenn, 1996 ; Hennekens, 1996.

42. Hercberg, 2004. Les doses quotidiennes étaient de 120 mg d'acide ascorbique, 30 mg de vitamine E, 6 mg de bêta-carotène, 100 µg de sélénium et 20 mg de zinc.

43. Pour éviter les malentendus, notons que la vitamine D, dont la carence est fréquente et qui n'est pas un antioxydant, a des bénéfices multiples et une faible toxicité chez les personnes en bonne santé.

44. Le dépistage se fait avec des tests qui ne permettent pas un diagnostic de certitude. Ils ne distinguent pas exactement les individus qui ont la maladie de ceux qui ne l'ont pas. Ces tests permettent surtout d'exclure la maladie lorsqu'ils sont négatifs. Si le test de dépistage est positif, il est en général impossible de dire s'il est vraiment positif, ou s'il s'agit d'une erreur, d'un faux positif. Typiquement, lorsque l'on effectue un test de dépistage, on est rassuré par le médecin lorsque le résultat est négatif, mais on doit faire des examens supplémentaires, plus coûteux et plus invasifs que le test de dépistage lorsque son résultat est positif. Une femme dont la mammographie est négative est rassurée et invitée à en refaire une deux ans plus tard, mais, si la mammographie montre une opacité radiologique pouvant correspondre à un cancer, le médecin proposera de pratiquer une ponction de la masse avant d'en analyser la nature au microscope. La découverte de cellules cancéreuses signe la présence d'un cancer du sein.

45. Shapiro, 1988.

46. Pour randomiser, les 62 000 femmes ont été classées selon leur âge, leur nombre d'enfants et leur emploi. On a attribué ensuite, alternativement à chaque femme, selon son ordre dans la liste, soit le dépistage par mammographie, soit la prise en charge habituelle. Cette méthode de randomisation n'est pas aussi fiable que le tirage au sort.

47. Pour le pour, Nelson, 2009. Pour le contre, Gøtzsche, 2009.

48. Dans l'étude européenne, après environ neuf ans de suivi, un cancer de la prostate est identifié chez 8,2 % des 72 890 hommes du groupe qui ont reçu le dépistage systématique et 4,8 % des 89 353 hommes du groupe de comparaison. Il y a eu 2,9 décès pour 1 000 participants dans le groupe de dépistage et 3,6 pour 1 000 dans le groupe de comparaison. Cela signifie que, pour prévenir un décès par cancer de la prostate dans le groupe dépisté, il a fallu doser le PSA et faire – le cas échéant – les examens complémentaires chez 1 410 hommes et traiter 48 cancers. Voir Schroeder, 2009.

49. Le PSA est un test non invasif et bon marché pour dépister le cancer de la prostate, mais difficile à interpréter. L'incertitude associée au dépistage par le PSA peut être quantifiée. En établissant la limite entre le normal et le pathologique à 4 nanogrammes par millilitre, on s'attend à trouver 50 à 80 % de faux négatifs et 7 à 10 % de faux positifs. Cela signifie que sur 100 hommes qui ont véritablement un cancer de la prostate, 50 à 80 seront rassurés à tort. Alors que sur 100 hommes qui n'ont pas véritablement de cancer, 7 à 10 devront subir un examen plus invasif comme une ponction ou une biopsie inutilement (Thompson, 2005). Pour que le dépistage du cancer de la prostate devienne efficace, il faudra disposer d'un test plus performant que le PSA, faisant moins de faux négatifs et de faux positifs et un traitement efficace.

50. Marmor, 1982 ; Morabia, 1995.

51. Moore, 1995a.

52. Wilson, 1966.

53. Morabia, 2006c. Pour la France, Ringa, 2010.

54. Hernán, 2008.

55. Vandenbroucke, 2009.

56. Pour garder le sens des proportions, notons qu'il y a plus d'exemples de médicaments dangereux mis le marché sans avoir été rigoureusement évalués que d'études comparatives de population ayant failli avec de graves conséquences pour la santé publique. Voir Moore, 1995b, au sujet du Tambocor, un médicament commercialisé pour des troubles du rythme cardiaque qui produisait des morts subites. Et Frachon, 2010, au sujet du Mediator et de sa toxicité pour les valves cardiaques.

CHAPITRE VIII

Santé :
distinguer croyances et connaissance
dans votre vie de tous les jours

1. Dans un dialogue avec Socrate, Platon fait dire à Nicias que le courage (ἀνδρεία) provient – je traduis – de la « capacité de distinguer ce qui inspire la terreur de ce qui rend audacieux, à la guerre comme en toutes choses » (« τὴν τῶν δεινῶν καὶ θαρραλέων ἐπιστήμην ἐν πολέμῳ καὶ ἐν τοῖς ἄλλοις ἅπασιν », *Lachès*, 195a).

2. À la question du magazine *La Recherche*, « Peut-on comparer le taux de malformations révélé par l'étude à celui observé dans la population générale ? », le Dr Viot a répondu : « Mettre face à face ces 4,24 % avec les 2 % à 3 % estimés dans la population générale n'est pas très rigoureux. Pour obtenir une comparaison fiable, il faudrait croiser les données obtenues pour chacun de ces 15 162 cas avec celles d'un enfant issu de fécondation naturelle du même âge, de même niveau socio-économique, du même groupe ethnique, de même lieu de résidence, né d'une mère du même âge... » Voir http://www.larecherche.fr/content/recherche/article?id=28172.

3. The INTERPHONE StudyGoup, 2010.

4. Évolution de l'incidence et de la mortalité par cancer en France de 1978 à 2000. http://www.invs.sante.fr/publications/2003/rapport_cancer_2003/.

5. Llewellyn, 2010.

6. Mueller, 2010.

7. http://www.mediapart.fr/club/blog/lamia-oualalou/290110/l-argentine-debat-des-vertus-aphrodisiaques-de-la-viande-de-porc.

8. C'est une conclusion à laquelle est déjà arrivé l'Institut de médecine des États-Unis : Committee on Educating Public Health Professionals for the 21st Century and Institute of Medicine of the National Academies, 2003. Voir Riegelman, 2008.

9. À noter que, d'après *Le Monde*, depuis fin 2007, la Haute Autorité de santé (HAS) française a choisi d'identifier les sites de qualité au moyen du logo de la fondation suisse Health on the Net [www.hon.ch], chargée de promouvoir et de mettre à disposition de l'information en ligne sur la santé et la médecine : « Ce label garantit l'engagement de l'éditeur de site de santé à respecter les règles de transparence (financement du site) et de bonnes pratiques éditoriales (citer les sources, séparer le contenu éditorial de la publicité...) », souligne la HAS (*Le Monde*, 13 avril 2010). Pour les conseils de la Haute Autorité de santé en matière de sites Internet de santé, consulter http://www.has-sante.fr/portail/jcms/c_705269/internet-sante-faites-les-bons-choix. Pour les pages web certifiées, la HAS fournit un moteur de recherche, http://www.hon.ch/HONcode/Search/HAS/index_f.html.

10. Fogel, 2004, p. 70.

11. Marks, 1995, cité par Fogel, 2004, p. 72.

12. Un nombre croissant d'étudiants « plus âgés et plus mûrs » fréquentent les universités américaines. Selon les statistiques du Centre national pour l'éducation américain, le nombre d'étudiants universitaires âgés de plus de 50 ans est passé de 125 000 à 173 000 entre 2001 à 2005, soit une croissance de 38 %, deux fois plus rapide que celle des étudiants universitaires en général. Dans les universités Johns Hopkins, de Dartmouth et d'Oklahoma, plus de 10 % des étudiants en arts et sciences humaines ont plus de 55 ans ou sont des retraités (Larson, 2008). Sur le long terme, la proportion croissante d'adultes en formation permanente mettra à l'épreuve les modes éducatifs car des adultes

n'apportent pas dans la salle de classe que leur curiosité et leur désir d'apprendre. Ils apportent aussi leur expérience et leurs savoirs.

13. Trente et un pays, surtout occidentaux, dont la France, la Suisse, le Canada, la Belgique, le Luxembourg.

14. Fogel, 2004, p. 19 et 73-75.

15. Fraser, 1987.

16. Kaelin, 2007.

17. Lasker, 2009 ; Morabia, 2010.

CHAPITRE IX
Au-delà des croyances et de la connaissance

1. Fragment d'un texte paru dans *Die Umschau* en sept 1946, puis dans *Érasme* en 1946 et cité dans *Le Monde* du 16 avril 2000.

2. Cette définition de la normalité peut aussi être ambiguë. Les données pour le cholestérol proviennent du suivi de 320 000 hommes d'âge moyen aux États-Unis, examinés dans le cadre de MRFIT. La relation entre leur taux de cholestérol et leur risque cardiaque s'applique-t-elle vraiment à Julie ? On peut même se demander si elle s'applique à la population masculine française.

3. Kolata, 2008.

4. Telle est la fonction d'institutions comme l'Institut de la veille sanitaire en France, le Bus Santé à Genève ou l'Institut scientifique de santé publique en Belgique.

5. Ledermann, 1956.

6. Les données d'INTERSALT proviennent d'enquêtes de population faites dans 52 centres de 32 pays, auprès de 10 079 hommes et femmes, âgés de 20 à 59 ans. À part les Indiens yanomamo du Brésil, il y a 31 centres en Europe, y compris le Royaume-Uni et l'Union soviétique, 7 dans les Amériques, 11 en Asie et 2 en Afrique (Rose, 1990).

7. 3 à 4 verres de vin contiennent 34 grammes d'éthanol – alcool pur. INTERSALT a évalué la consommation d'alcool de façon détaillée à partir de questionnaires sur leur consommation au cours des sept derniers jours et des dernières 24 heures, suivis d'une entrevue. La teneur en alcool des boissons locales a été mesurée en laboratoire (Marmot, 1994).

8. Christakis, 2007.

9. Christakis, 2008.

10. Cela vous aide-t-il à vous faire une opinion de savoir que le test statistique indique que – à supposer que le traitement fût inefficace et que l'on refît une étude semblable – la probabilité de trouver une différence aussi importante ou plus importante est de 4 % (p = 0,04) ? Par convention, on accepte que la différence n'est pas due au hasard lorsque cette probabilité est inférieure à 5 %. Je n'ai pas traité de cette question dans ce livre car c'est un point qui me semble moins important pour le non-expert que la validité de la comparaison et

l'ampleur de la différence observée. Mais Goodman donne cette information aux étudiants.

11. Harris, 1999. La correspondance et la réponse des auteurs sont parues dans *Archives of Internal Medicine*, 2000, 160, p. 1870-1878.

12. Des travaux plus récents ne confirment pas l'association. Voir, par exemple, Aviles, 2001.

ÉPILOGUE

Les trois leçons de Claude Bernard

1. Pinel, 1807.

2. En pratique, les méthodes et les mathématiques de ceux qui prônent la médecine quantitative sont élémentaires. Il y a des exceptions, comme le manuel de statistique médicale de Jules Gavarret (Gavarret, 1840), mais, en règle générale, les médecins du XIXe siècle n'utilisent que des moyennes et des proportions.

3. Mathews, 1996, p. 27.

4. Morabia, 2006a.

5. Bernard, 1865, p. 286.

6. *Ibid.*, p. 286.

7. *Ibid.*, p. 297-298 (c'est moi qui souligne).

8. *Ibid.*, p. 272-273 (c'est moi qui souligne).

9. *Ibid.*, p. 272-273 (c'est moi qui souligne).

10. *Ibid.*, p. 272-273 (c'est moi qui souligne).

11. *Ibid.*, p. 298.

12. *Ibid.*, p. 194.

Bibliographie

About, Edmond, *Maître Pierre*, Paris, Librairie Hachette, 1858, 2ᵉ édition.

Ackerknecht, Erwin H., *La Médecine hospitalière à Paris (1794-1848)*, Paris, Payot, 1986.

Ambrosone, Christine B., Silke Kropp, Jun Yang, Song Yao, Peter G. Shields et Jenny Chang-Claude, « Cigarette smoking, N-acetyltransferase 2 genotypes, and breast cancer risk : Pooled analysis and meta-analysis », *Cancer Epidemiology, Biomarkers & Prevention*, 2008, 17, p. 15-26.

Anda, Robert F., David F. Williamson, Luis G. Escobedo, Patrick L. Remington, Eric E. Mast et Jennifer H. Madans, « Self-perceived stress and the risk of peptic ulcer disease : A longitudinal study of US adults », *Archives of Internal Medicine*, 1992, 152, p. 829-833.

ATBC : Alpha-Tocopherol, Beta-Carotene Cancer Prevention Study Group, « The effect of vitamin E and beta-carotene on the incidence of lung cancer and other cancers in male smokers », *New England Journal of Medicine*, 1994, 330, p. 1029-1035.

Aubin, Jacinthe et L. Caouette, « L'usage de la cigarette au Québec de 1985 à 1994 : une comparaison avec le Canada », *Revue canadienne de santé publique*, 1998, 89, p. 22-27.

Audera, Carmen et Vera Luiza da Costa e Silva, « Les conséquences sanitaires de l'épidémie tabagique dans les pays francophones de l'Afrique de l'Ouest et les mesures de contrôle du tabac », *Promotion & Éducation (Union internationale de promotion de la santé et d'éducation pour la santé)*, 2005, supplément 4, p. 7-11.

Aviles, Jennifer M., Sr Ellen Whelan, Debra A. Hernke, Brent A. Williams, Kathleen E. Kenny, W. Michael O'Fallon et Stephen L. Kopecky, « Intercessory prayer and cardiovascular disease progression in a coronary care unit population : A randomized controlled trial », *Mayo Clinic Proceedings*, 2001, 76, p. 1192-1198.

Bailey, Robert C., « The behavioral ecology of Efe Pygmy men in the Ituri forest, Zaire », *University of Michigan Anthropological Papers*, Ann Harbor, Michigan, Museum of Anthropology, 1991.

Bartley, Horatio, *Illustrations of Cholera Aspyxia in Its Different Stages. Selected from Cases Treated at the Cholera Hospital, Rivington Street*, New York, S. H. Jackson, 1832.

Bastian, Hilda, « Down and almost out in Scotland : George Orwell, tuberculosis and getting streptomycin in 1948 », *The James Lind Library*, 2004 [en ligne]. http://www.jameslindlibrary.org (page consultée le 29 juillet 2010).

Bell, Joseph A., « Pertussis prophylaxis with two doses of alum-precipitated vaccine », *Public Health Reports*, 1941, 56, p. 1535-1546.

Berkson, Joseph, « Smoking and cancer of the lung », *Mayo Clinic Proceedings*, 1960, 35, p. 367-385.

Berlivet, Luc, « Between expertise and biomedicine : Public health research in France after the Second World War », *Medical History*, 2008, 52, p. 471-492.

Bernard, Claude [1865], *Introduction à l'étude de la médecine expérimentale*, Paris, Flammarion, 1984.

Bollet, Alfred Jay, « Politics and pellagra : The epidemic of pellagra in the U.S. in the early twentieth century », *Yale Journal of Biology and Medicine*, 1992, 65, p. 211-221.

Boston Collaborative Drug Surveillance Group, « Regular aspirin intake and acute myocardial infarction », *British Medical Journal*, 1974, 1, p. 440-443.

Bouyer, Jean, Denis Hémon, Sylvaine Cordier, François Derriennic, Isabelle Stücker, Bénédicte Stengel et Jacqueline Clavel, *Épidémiologie. Principes et méthodes quantitatives*, Paris, Lavoisier, 2009.

Bown, Stephen R., Scurvy : *How a Surgeon, a Mariner, and a Gentleman Solved the Greatest Medical Mystery of the Age of Sail*, New York, Thomas Dunne, 2003.

Brandt, Allan, *The Cigarette Century. The Rise, Fall and Deadly Persistence of the Product that Defined America*, New York, Perseus, 2007.

Braudel, Fernand, *Civilisation matérielle, économie et capitalisme, XVe-XVIIIe siècle*, tome 3 : *Le Temps du monde*, Paris, Armand Colin, 1986.

Brown, Walter A., « The placebo effect », *Scientific American*, 1998, 278, p. 90-95.

Bulstrode, H. Timbrell, « Report upon alleged oyster-borne enteric fever and other illness following the Mayoral Banquets at Winchester and Southampton, and upon enteric fever occurring simultaneously elsewhere, and also ascribed to oysters », *Medical Officer's Annual Report Local Government Board British Parliamentary Papers*, 1902, 26, p. 129-179.

Carpenter, Kenneth J., *The History of Scurvy and Vitamin C*, Cambridge, University Press, 1986.

Carpenter, Kenneth J., « The Nobel Prize and the discovery of vitamins », 2004 [en ligne]. http://nobelprize.org/nobel_prizes/medicine/articles/carpenter/index.html (page consultée le 29 juillet 2010).

Carter, Kay C., *Ignaz Semmelweis. The Etiology, Concept and Prophylaxis of Childbed Fever*, Wisconsin, University Press, 1983, p. 41-62.

Carter, Kay C. et Barbara R. Carter, *Childbed Fever. A Scientific Biography of Ignaz Semmelweis*, New Brunswick, NJ, Transaction Publishers, 2005.

Center for Disease Control, « Safety of influenza A (H1N1) monovalent vaccines – United States, October 1-November 24, 2009 », *Morbidity and Mortality Weekly Review*, 2009, 58, p. 1-6.

Chalmers, Iain, « MRC therapeutic trials committee's report on serum treatment of lobar pneumonia, BMJ 1934 », 2004 [en ligne]. http://www.jameslindlibrary.org (page consultée le 29 juillet 2010).

Chalmers, Iain, « Joseph Asbury Bell and the birth of randomized trials », 2006 [en ligne]. http://www.jameslindlibrary.org (page consultée le 29 juillet 2010).

Chao, Ann, Michael J. Thun, S. Jane Henley, Eric J. Jacobs, Marjorie L. McCullough et Eugenia E. Calle, « Cigarette smoking, use of other tobacco products and stomach cancer mortality in US adults : The cancer prevention study II », *International Journal of Cancer*, 2002, 101, p. 380-389.

Christakis, Nicholas A. et James H. Fowler, « The spread of obesity in a large social network over 32 years », *New England Journal of Medicine*, 2007, 357, p. 370-379.

Christakis, Nicholas A. et James H. Fowler, « The collective dynamics of smoking in a large social network », *New England Journal of Medicine*, 2008, 358, p. 2249-2258.

Cochrane, Archibald L., *Effectiveness and Efficiency. Random Reflections on Health Services*, Londres, The Nuffield Provincial Hospitals Trust, 1971.

Cochrane, Archibald L., « 1931-1971 : A critical review, with particular reference to the medical profession », *in* Feeling-Smith, George et Nicholas Wells (éd.), *Medicines for the Year 2000*, Londres, Office of Health Economics, 1979, p. 1-11.

Cohen, Marc N. et George J. Armalagos, *Paleopathology at the Origin of Agriculture*, New York, Academic Press, 1984.

Colwell, Rita R., « Global climate and infectious disease : The cholera paradigm », *Science*, 1996, 274, p. 2025-2031.

Committee on Educating Public Health Professionals for the 21st Century and Institute of Medicine of the National Academies, *Who Will Keep the Public Healthy ? Educating Public Health Professionals for the 21st Century*, Washington DC, The National Academies Press, 2003.

Concorde Coordinating Committee, « Concorde : MRC/ANRS randomised double-blind controlled trial of immediate and deferred zidovudine in symptom-free HIV infection », *The Lancet*, 1994, 343, p. 871-881.

Crow, James F., « Hardy, Weinberg and language impediments », *Genetics*, 1999, 152, p. 821-825.

Darwin, Charles, *The Autobiography of Charles Darwin, 1809-1882*, Londres, Norton, 1958.

Descartes, René, *Œuvres et lettres*, Paris, Gallimard, 1953.

Diamond, Jared, *Guns, Germs, and Steel : The Fates of Human Societies*, New York, Norton, 1999.

Doll, Richard, « The first reports on smoking and lung cancer », *Clio Medicine*, 1998, 46, p. 130-140.

Doll, Richard, et Austin Bradford Hill, « Smoking and carcinoma of the lung : Preliminary report », *British Medical Journal*, 1950, 2, p. 739-748.

Doll, Richard, et Austin Bradford Hill, « Mortality in relation to smoking : Ten years' observations of British doctors. Part 1 », *British Medical Journal*, 1964, 5395, p. 1399-1410.

Donoghue, Helen D., Antónia Marcsik, Carney Matheson, Kim Vernon, Emilia Nuorala, Joseph E. Molto, Charles L. Greenblatt et Mark Spigelman, « Co-infection of Mycobacterium Tuberculosis and Mycobacterium Leprae in human archaeological samples : A possible explanation for the historical decline of leprosy », *Proceedings. Biological Sciences*, 2005, 272, p. 389-394.

Duffy, John, *The Sanitarians : A History of American Public Health*, Urbana, University of Illinois Press, 1992.

Dupin, Henri, *Les Aliments*, Paris, Presses universitaires de France, 1990.

Durand, John D., « The population statistics of China, A.D. 2-1953 », *Population Studies*, 1960, 13, p. 209-256.

Editorial, « The etiology of pellagra », *Journal of the American Medical Association*, 1914, 13, p. 1114-1115.

Editorial, « Cancer of the lung », *British Medical Journal*, 1942, 1, p. 672-673.

Editorial, « Cancer of the lung », *The Lancet*, 1952, 2, p. 667.

Evans, Richard J., *Death in Hamburg : Society and Politics in the Cholera Years*, Londres, Penguin Books, 2005.

Fairchild, Amy L. et Gerald M. Oppenheimer, « Public health nihilism vs. pragmatism : History, politics, and the control of tuberculosis », *American Journal of Public Health*, 1998, 88, p. 1105-1117.

Fakhfakh, Radhouane, Mohamed Hsairi et Noureddine Achour, « Epidemiology and prevention of tobacco use in Tunisia : A review », *Preventive Medicine*, 2005, 40, p. 652-657.

Feinstein, Alvan R., *Clinical Judgment*, Baltimore, MD, Williams & Wilkins, 1967.

Fenner, Frank, « The effect of changing social organization on the infectious diseases of man », *in* Stephen V. Boyden (éd.), *The Impact of Civilization on the Biology of Man*, Toronto, University of Toronto Press, 1970.

Fisher, Ronald A., *Smoking : The Cancer Controversy. Some Attempts to Assess the Evidence*, Édimbourg, Oliver and Boyd, 1959.

Flaubert, Gustave [1881], *Bouvard et Pécuchet*, Paris, Gallimard, « Folio », 1979.

Fogel, Robert W., *The Escape from Hunger and Premature Death, 1700-2100*, Cambridge, Cambridge University Press, 2004.

Frachon, Irène, *Mediator 150 mg. Combien de morts ?*, Brest, editions-dialogues.fr, 2010.

Frank, Johann Peter, *System einer vollstaendigen medizinischen Polizey*, Mannheim, Schwan & Götz, 1788.

Frank, Johann Peter, *De Populorum Miseria, Morborum Genitrice*, Ticini, Petrus Galeatius, 1790.

Fraser, David W., « Epidemiology as a liberal art », *New England Journal of Medicine*, 1987, 316, p. 309-314.

Gavarret, Jules, *Principes généraux de statistique médicale : ou développement des règles qui doivent présider à son emploi*, Paris, Bechet Jeune & Labé, 1840.

Goldberger, Joseph, « The etiology of pellagra », *Journal of the American Medical Association*, 1914, 13, p. 1114-1115.

Goldberger, Joseph, C. H. Waring et David G. Willets, « A test of diet in the prevention of pellagra », *Southern Medical Journal*, 1915, 8, p. 1043-1044.

Goldberger, Joseph, C. H. Waring et W. F. Tanner, « Pellagra prevention by diet among institutional inmates », *Public Health Reports*, 1923, 38, p. 2361-2368.

Goldberger, Joseph, G. A. Wheeler et Edgar Sydenstricker, « A study of the relation of family income and other economic factors to pellagra incidence in seven cotton-mill villages of South Carolina in 1916 », *Public Health Reports*, 1920, 35, p. 2673-2714.

Gottfried, Robert S., *The Black Death : Natural and Human Disaster in Medieval Europe*, New York, Free Press, 1983.

Gøtzsche, Peter C. et Margrethe Nielsen, « Screening for breast cancer with mammography », *Cochrane Database of Systematic Reviews*, 2009, p. CD001877.

Graunt, John, *Natural and Political Observations Made upon the Bills of Mortality*, Londres, Tho: Roycroft, for John Martin, James Allestry, and Tho: Dicas, 1662.

Hardy, Anne, « Exorcizing Molly Malone : Typhoid and shellfish consumption in urban Britain : 1860-1960 », *History Workshop Journal*, 2003, p. 73-90.

Harper, Kristin N., Paolo S. Ocampo, Bret M. Steiner, Robert W. George, Michael S. Silverman, Shelly Bolotin, Allan Pillay, Nigel J. Saunders et George J. Armelagos, « On the origin of the treponematoses : A phylogenetic approach », *Public Library of Science : Neglected Tropical Diseases*, 2008, 2, p. e148.

Harris, William S., Manohar Gowda, Jerry W. Kolb, Christopher P. Strychacz, James L. Vacek, Philip G. Jones, Alan Forker, James H. O'Keefe et Ben D. McCallister, « A randomized, controlled trial of the effects of remote, intercessory prayer on outcomes in patients admitted to the coronary care unit », *Archives of Internal Medicine*, 1999, 159, p. 2273-2278.

Hays, Jennifer, Julie R. Hunt, F. Allan Hubbell, Garnet L. Anderson, Marian Limacher, Catherine Allen et Jacques E. Rossouw, « The Women's Health Initiative recruitment methods and results », *Annals of Epidemiology*, 2003, 13, p. S18-S77.

Hennekens, Charles H., Julie E. Buring, JoAnnn E. Manson, Meir Stampfer, Bernard Rosner, Nancy R. Cook, Charlene Belanger, Frances LaMotte, J. Michael Gaziano, Paul M. Ridker, Walter Willett et Richard Peto, « Lack of effect of long-term supplementation with beta-carotene on the incidence of malignant neoplasms and cardiovascular disease », *New England Journal of Medicine*, 1996, 334, p. 1145-1149.

Hercberg, Serge, Pilar Galan, Paul Preziosi, Sandrine Bertrais, Louise Mennen, Denis Malvy, Anne-Marie Roussel, Alain Favier et Serge Briançon, « The SU.VI.MAX study : A randomized, placebo-controlled trial of the health effects of antioxidant vitamins and minerals », *Archives of Internal Medicine*, 2004, 164, p. 2335-2342.

Hernán, Miguel A., Alvaro Alonso, Roger Logan, Francine Grodstein, Karin B. Michels, Walter C. Willett, JoAnn E. Manson, et James M. Robins, « Observational studies analyzed like randomized experiments : An application to postmenopausal hormone therapy and coronary heart disease », *Epidemiology*, 2008, 19, p. 766-779.

Hill, Catherine, « Trends in tobacco smoking and consequences on health in France », *Preventive Medicine*, 1998, 27, p. 514-519.

Hill, Catherine, Eric Jougla et Francois Beck, « Le point sur l'épidémie de cancer du poumon dû au tabagisme », *Bulletin épidémiologique hebdomadaire*, 2010, p. 210-213.

Hill, Kim et A. Magdalena Hurtado, *Ache Life History : The Ecology and Demography of a Foraging People*, New York, Aldine de Gruyter, 1996.

Ho, Ping-ti, « An estimate of the total population of Sung-Chin China », *in* Aubin, Françoise (éd.), *Études Song. In Memoriam Étienne Balazs*, Paris, Mouton, 1967.

Hobsbawm, Eric, *The Age of Empire : 1875-1914*, New York, Vintage Books, 1989.

Hopkins, Donald R., *The Greatest Killer : Smallpox in History*, Chicago, Illinois, University of Chicago Press, 2002.

Hrobjartsson, Asbjørn et Peter C. Gøtzsche, « Is the placebo powerless ? An analysis of clinical trials comparing placebo with no treatment », *New England Journal of Medicine*, 2001, 344, p. 1594-1602.

Huxham, John, *An Essay on Fevers* (Traité sur les fièvres), Londres, 1747.

Ingalls, Albert G., « If you smoke », *Scientific American*, 1936, 154, p. 310-313.

Jefferson, Thomas, Chris Del Mar, Liz Dooley, Eliana Ferroni, Lubna A. Al-Ansary, Ghada A., Bawazeer, Mieke L. Van Driel, Ruth Foxlee et Alessandro Rivetti, « Physical interventions to interrupt or reduce the spread of respiratory viruses : Systematic review », *British Medical Journal*, 2009, 339, p. b3675.

Jefferson, Thomas, Carlo Di Pietrantoni, Lubna A. Al-Ansary, Eliana Ferroni, Sarah Thorning et Roger E. Thomas, « Vaccines for preventing influenza in the elderly », *Cochrane Database of Systematic Reviews*, 2010a, 2, p. CD004876.

Jefferson, Thomas, Carlo Di Pietrantonj, Alessandro Rivetti, Ghada A. Bawazeer, Lubna A Al-Ansary et Eliana Ferroni, « Vaccines for preventing influenza in healthy adults », *Cochrane Database of Systematic Reviews*, 2010b, 7, p. CD001269.

Kaelin, Mark A., Wendy W. Huebner, Mark J. Nicolich et Maudellyn L. Kimbrough, « Field test of an epidemiology curriculum for middle school students », *American Journal of Health Education*, 2007, 38, p. 16-31.

Karim, Quarraisha A., Salim S. Karim, Janet A. Frohlich, Anneke C. Grobler, Cheryl Baxter, Leila E. Mansoor, Ayesha B. Kharsany, Sengeziwe Sibeko, Koleka P. Mlisana, Zaheen Omar, Tanuja N. Gengiah, Silvia Maarschalk, Natasha Arulappan, Mukelisiwe Mlotshwa, Lynn Morris et Douglas Taylor, « Effectiveness and safety of tenofovir gel, an antiretroviral microbicide, for the prevention of HIV infection in women », *Science*, 2010, 329, p. 1168-1174.

Keating, Conrad, *Smoking Kills : The Revolutionary Life Of Richard Doll*, Oxford, Signal Books, 2009.

Kelly, Robert L., *The Foraging Spectrum*, Washington, Smithsonian Institution Press, 1995.

Kirsch, Irving, Thomas J. Moore, Alan Scoboria et Sarah S. Nicholls, « The emperor's new drugs : An analysis of antidepressant medication data submitted to the U.S. Food and Drug Administration », *Prevention and Treatment*, 2002, 5, p. 1-11.

Kluger, Richard, *Ashes to Ashes : America's Hundred-Year Cigarette War, the Public Health, and the Unabashed Triumph of Philip Morris*, New York, Vintage, 1997.

Kolata, Gina, « The evidence gap. The pain may be real, but the scan is deceiving », *The New York Times*, 9 décembre 2008.

Kraut, Alan M., *Goldberger's War : The Life and Work of a Public Health Crusader*, New York, Hill and Wang, 2003.

Lane-Claypon, Janet, « A further report on cancer of the breast : Reports on public health and medical subjects », *Ministry of Health. London : Her Majesty's Stationary Office*, 1926, 32, p. 1-189.

Larson, Christine, « Older, and wiser, students », *The New York Times*, 23 octobre 2008.

Lasker, Rose D. et John A. Guidry, *Engaging the Community in Decision Making : Case Studies Tracking Participation, Voice and Influence*, Jefferson (Caroline du Nord), McFarland & Co, 2009.

Ledermann, Sully, *Alcool, alcoolisme, alcoolisation*, Paris, Presses universitaires de France, 1956.

Lee, Nancy C., George L. Rubin, Howard W. Ory et Ronald T. Burkman, « Type of intrauterine device and the risk of pelvic inflammatory disease », *Obstetrics and Gynecology*, 1983, 62, p. 1-6.

Levin, Morton L., Hyman Goldstein et Paul R. Gerhardt, « Cancer and tobacco smoking : A preliminary report », *Journal of the American Medical Association*, 1950, 143, p. 336-338.

Lilienfeld, David E., « The French influence on the development of epidemiology », *The Henry E. Sigerist Supplements to the Bulletin of the History of Medicine*, 1980, p. 28-38.

Lind, James [1753], *A Treatise of Scurvy*, Edinburgh University Press, 1953.

Lister, Joseph, « Effects of the antiseptic system of treatment upon the salubrity of a surgical hospital », *The Lancet*, 1870, 1, p. 40-42.

Llewellyn, David J., Iain A. Lang, Kenneth M. Langa, Graciela Muniz-Terrera, Caroline L. Phillips, Antonio Cherubini, Luigi Ferrucci et David Melzer, « Vitamin D and risk of cognitive decline in elderly persons », *Archives of Internal Medicine*, 2010, 170, p. 1135-1141.

Lombard, Herbert, et Carl R. Doering, « Cancer studies in Massachusetts. 2. Habits, characteristics, and environment of individuals with and without cancer », *New England Journal of Medicine*, 1928, 195, p. 481-487.

Louis, Pierre C. A., *Recherches anatomico-pathologiques sur la phtisie. Précédées du rapport fait à l'Académie royale de médecine par MM. Bourdois, Royer-Collard et Chomel*, Paris, Gabon et Cie, 1825.

Louis, Pierre C. A., « Recherche sur les effets de la saignée dans plusieurs maladies inflammatoires », *Archives générales de médecine*, 18, 1828.

Louis, Pierre C. A., *Recherches anatomiques, pathologiques et thérapeutiques sur la maladie connue sous les noms de gastro-entérite, fièvre putride, adynamique, ataxique, typhoïde, etc., comparée avec les maladies aiguës les plus ordinaires*, Paris, J.-B. Baillière, 1829.

Louis, Pierre C. A., *Recherches sur les effets de la saignée dans quelques maladies inflammatoires et sur l'action de l'émétique et des vésicatoires dans la pneumonie*, Paris, Librairie de l'Académie royale de médecine, 1835.

Malthus, Thomas, *An Essay on the Principle of Population as it Affects the Future Improvement of Society with Remarks on the Speculations of Mr. Godwin, M. Condorcet, and Other Writers*, Londres, Johnson, 1798.

Mann, Charles C., *1492: New Revelations of the Americas before Columbus*, New York et Toronto, Knopf, 2005.

Marks, Harry M., « Epidemiologists explain pellagra : Gender, race, and political economy in the work of Edgar Sydenstricker », *Journal of the History of Medicine and Allied Sciences*, 2003, 58, p. 34-55.

Marks, John, « Time out », *US News and World Report*, 1995, p. 85-96.

Marmor, Michael, Alvin E. Friedman-Kien, Linda Laubenstein, R. David Byrum, Daniel C. William, Sam D'Onofrio et Neil Dubin, « Risk factors for Kaposi's sarcoma in homosexual men », *The Lancet*, 1982, 1, p. 1083-1087.

Marmot, Michael G., Paul Elliott, Martin J. Shipley, Alan R. Dyer, Hirotsugu Ueshima, D. Gareth Beevers, Robin Stamler, Hugo Kesteloot, Geoffrey Rose et Jeremiah Stamler, « Alcohol and blood pressure : The INTERSALT study », *British Medical Journal*, 1994, 308, p. 1263-1267.

Martin, Paul M. et Estelle Martin-Granel, « 2,500-year evolution of the term epidemic », *Emerging Infectious Diseases*, 2006, 12, p. 976-980.

Mathews, J. Rosser, *Quantification and the Quest for Medical Certainty*, Princeton, Princeton University Press, 1996.

McBride, William G., « Thalidomide and congenital abnormalities », *The Lancet*, 1961, 2, p. 1358.

McNeill, William, *Plague and People*, New York, Anchor Books, 1977.

Medical Research Council, « Streptomycin treatment of pulmonary tuberculosis : A Medical Research Council investigation », *British Medical Journal*, 1948, 2, p. 769-782.

Mellin, Gilbert W. et Michael Katzenstein, « The saga of Thalidomide : Neuropathy to embryopathy, with case reports of congenital anomalies », *New England Journal of Medicine*, 1962, 267, p. 1184-1192.

Moore, Patrick S. et Yuan Chang, « Detection of herpesvirus-like DNA sequences in Kaposi's sarcoma in patients with and without HIV infection », *New England Journal of Medicine*, 1995a, 332, p. 1181-1185.

Moore, Thomas J., *Deadly Medicine : Why Tens of Thousands of Heart Patients Died in America's Worst Drug Disaster*, New York, Simon & Schuster, 1995b.

Morabia, Alfredo, « On the origin of Hill's causal criteria », *Epidemiology*, 1991, 2, p. 367-369.

Morabia, Alfredo, « Poppers, Kaposi's sarcoma, and HIV infection : Empirical example of a strong confounding effect ? », *Preventive Medicine*, 1995, 24, p. 90-95.

Morabia, Alfredo, *Épidémiologie causale*, Genève, Médecine et Hygiène, 1996a.

Morabia, Alfredo, *L'Épidémiologie clinique*, Paris, Presses universitaires de France, « Que sais-je ? », 1996b.

Morabia, Alfredo, « P. C. A. Louis and the birth of clinical epidemiology », *Journal of Clinical Epidemiology*, 1996c, 49, p. 1327-1333.

Morabia, Alfredo, *Le Bus Santé : une aventure genevoise*, Genève, Éditions Médecine et Hygiène, 2005a.

Morabia, Alfredo, « Claude Bernard was a 19th century proponent of medicine based on evidence », *Journal of Clinical Epidemiology*, 2006a, 59, p. 1150-1154.

Morabia, Alfredo, « Pierre-Charles-Alexandre Louis and the evaluation of bloodletting », *Journal of the Royal Society of Medicine*, 2006b, 99, p. 158-160.

Morabia, Alfredo, « Epidemiologic interactions, complexity, and the lonesome death of Max von Pettenkofer », *American Journal of Epidemiology*, 2007a, 166, p. 1233-1238.

Morabia, Alfredo, « Joseph Goldberger's research on the prevention of pellagra », *Journal of the Royal Society of Medicine*, 2008a, 101, p. 566-568.

Morabia, Alfredo, « Morabia responds to Wildner and Hofman about "The context and challenge of von Pettenkofer's contributions" », *American Journal of Epidemiology*, 2008b, 168, p. 119-121.

Morabia, Alfredo, « Epidemic and population patterns in the Chinese empire (243 B.C.E. to 1911 C.E.) : Quantitative analysis of a unique but neglected epidemic catalogue », *Epidemiology and Infection*, 2009a, 137, p. 1361-1368.

Morabia, Alfredo, « In defense of Pierre Louis who pioneered the epidemiological approach to good medicine », *Journal of Clinical Epidemiology*, 2009b, 62, p. 1-5.

Morabia, Alfredo et Michael C. Costanza, « Recent reversal of trends in hormone therapy use in a European population », *Menopause*, 2006c, 13, p. 111-115.

Morabia, Alfredo et Michael C. Costanza, « Vaccines or vitamins : Alternative medicines ? », *Preventive Medicine*, 2009c, 49, p. 75-76.

Morabia, Alfredo et Michael C. Costanza, « Engaging parents and children in designing child health research », *Preventive Medicine*, 2010, 51, p. 101-102.

Morabia, Alfredo et Regina Guthold, « Wilhelm Weinberg's 1913 large retrospective cohort study : A rediscovery », *American Journal of Epidemiology*, 2007b, 165, p. 727-733.

Morabia, Alfredo et Anne Hardy, « The pioneering use of a questionnaire to investigate a foodborne disease outbreak in early 20th century Britain », *Journal of Epidemiology and Community Health*, 2005b, 59, p. 94-99.

Morabia, Alfredo et Thierry Rochat, « Reproducibility of Louis' definition of pneumonia », *The Lancet*, 2001, 358, p. 1188.

Morabia, Alfredo, Martine Bernstein, Stéphane Héritier et Naïra Khatchatrian, « Relation of breast cancer with passive and active exposure to tobacco smoke », *American Journal of Epidemiology*, 1996d, 143, p. 918-928.

Morabia, Alfredo, Mirjana Steinig-Stamm, Pierre-François Unger, Daniel Slosman, Pierre-Alain Schneider, Arnaud Perrier et Alain F. Junod, « Applicability of decision analysis to everyday clinical practice : A controlled feasibility trial », *Journal of General Internal Medicine*, 1994, 9, p. 496-502.

Moser, Robert H., « Diseases of medical progress », *New England Journal of Medicine*, 1956, 255, p. 606-614.

Moser, Robert H., *Diseases of Medical Progress*, Springfield, IL, Thomas, 1959, première édition.

Moser, Robert H., *Diseases of Medical Progress : A Study of Iatrogenic Diseases*, Springfield, IL, Thomas, 1969, troisième édition.

Mote, Frederick W., *Imperial China, 900-1800*, Cambridge, Massachusetts, Harvard University Press, 1999.

Mueller, Franz H., « Abuse of tobacco and carcinoma of the lung », *Journal of the American Medical Association*, 1939a, 113, p. 1372.

Mueller, Franz H., « Tabakmissbrauch und Lungenkarcinoma », *Zeitschrift fuer Krebsforschung*, 1939b, 49, p. 57-85.

Mueller, Noel T., Andrew Odegaard, Kristin Anderson, Jian-Min Yuan, Myron Gross, Woon-Puay Koh et Mark A. Pereira, « Soft drink and juice consumption and Risk of pancreatic cancer : The Singapore Chinese Health Study », *Cancer Epidemiology Biomarkers and Prevention*, 2010, 19, p. 447-455.

Multiple Risk Factor Intervention Trial Research Group, « Multiple risk factor intervention trial : Risk factor changes and mortality results », *Journal of the American Medical Association*, 1982, 248, p. 1465-1477.

Needham, Joseph, *Science in Traditional China*, Cambridge, Massachusetts, Harvard University Press, 1981.

Nelson, Heidi D., Kari Tyne, Arpana Naik, Christina Bougatsos, Benjamin K. Chan et Linda Humphrey, « Screening for breast cancer : An update for the U.S. Preventive Services Task Force », *Annals of Internal Medicine*, 2009, 151, p. 727-74.

Noakes, Tim D., Jill Borresen, Tamara Hew-Butler, Michael I. Lambert et Esme Jordaan, « Semmelweis and the aetiology of puerperal sepsis 160 years on : An historical review », *Epidemiology and Infection*, 2008, 136, p. 1-9.

Nutton, Vivian, « The seeds of disease : An explanation of contagion and infection from the Greeks to the Renaissance », *Medical History*, 1983, 27, p. 1-34.

Ochsner, Alton et Michael E. DeBakey, « Primary pulmonary malignancy. Treatment by total pneumonectomy. Analysis of 79 collected cases and presentation of 7 personal cases », *Surgery, Gynecology and Obstetrics*, 1939, 68, p. 435-451.

Ochsner, Alton, Michael E. DeBakey et Leonard Dixon, « Primary pulmonary malignancy treated by resection : An analysis of 129 cases », *Annals of Surgery*, 1947, 125, p. 522-540.

Omenn, Gilbert S., Gary E. Goodman, Mark D. Thornquist, John Balmes, Mark R. Cullen, Andrew Glass, James P. Keogh, Frank L. Meyskens, Barbara Valanis, James H. Williams, Scott Barnhart et Samuel Hammar,

« Effects of a combination of beta-carotene and vitamin A on lung cancer and cardiovascular disease », *New England Journal of Medicine*, 1996, 334, p. 1150-1155.

Oxman, Andrew D., David L. Sackett et Gordon H. Guyatt, « Users' guides to the medical literature. I. How to get started. The Evidence-Based Medicine Working Group », *Journal of the American Medical Association*, 1993, 270, p. 2093-2095.

Pauker, Stephen G., « Coronary artery surgery : The use of decision analysis », *Annals of Internal Medicine*, 1976, 85, p. 8-18.

Pearl, Raymond, « Cancer and tuberculosis », *American Journal of Hygiene*, 1929, 9, p. 97-159.

Pearl, Raymond, « Tobacco smoking and longevity », *Science*, 1938, 87, p. 216-217.

Pelletier, François, Nicole Marcil-Gratton et Jacques Legaré, « A cohort approach to tobacco use and mortality : The case of Quebec », *Preventive Medicine*, 1996, 25, p. 730-740.

Petitti, Diana, « Triumphs in epidemiology », *Epidemiology Monitor*, 2005, p. 1-3.

Pétré-Grenouilleau, Olivier, *Les Traites négrières. Essai d'histoire globale*, Paris, Gallimard, 2004.

Pettenkofer, Max von, *The Value of Health to a City : Two Lectures Delivered in 1873*, Baltimore, MD, Johns Hopkins Press, 1941.

Pinel, Philippe, « Résultats d'observations et construction des tables pour servir à déterminer le degré de probabilité de la guérison des aliénés », *in Mémoires de la classe des sciences mathématiques et physiques de l'Institut national de France, Premier semestre 1807*, Paris, Baudouin, 1807, p. 169-205.

Porter, Dorothy, *Health, Civilization, and the State : A History of Public Health from Ancient to Modern Times*, Londres, Routledge, 1999.

Porter, Roy, *The Greatest Benefit to Mankind : A Medical History of Humanity*, Londres, Harper Collins, 1997.

Proctor, Robert N., *Racial Hygiene : Medicine Under the Nazis*, Boston, MA, Harvard University Press, 1988.

Proctor, Robert N., *The Nazi War on Cancer*, Princeton, Princeton University Press, 1999.

Proctor, Robert N., « Angel H. Roffo : The forgotten father of experimental tobacco carcinogenesis », *Bulletin of the World Health Organization*, 2006, 84, p. 494-496.

Quetelet, Adolphe, *Physique sociale. Essai sur le développement des facultés de l'homme*, Bruxelles, Jacques Issakoff, 1869, 2 volumes.

Rapport à l'Académie royale de médecine sur le choléra-morbus, Baillères, Paris, 1831.

Riegelman, Richard K., « Undergraduate public health education : Past, present, and future », *American Journal of Preventive Medicine*, 2008, 35, p. 258-263.

Ringa, Virginie, Xavier Fritel, Noëlle Varnoux, Marie Zins, Céline Quelen et Jean Bouyer, « Discontinuation of hormone therapy in the French GAZEL cohort 1990-2006 », *Fertility and Sterility*, 2010, 94, p. 1387-1391.

Roe, Daphne A., *A Plague of Corn. The Social History of Pellagra*, Ithaca, Cornell University Press, 1973.

Rose, Geoffrey et Simon Day, « The population mean predicts the number of deviant individuals », *British Medical Journal*, 1990, 301, p. 1031-1034.

Rosen, George, *A History of Public Health*, New York, MD Publications Incorporated, 1958.

Rossouw, Jacques E., « Risks and benefits of estrogen plus progestin in healthy postmenopausal women », *Journal of the American Medical Association*, 2002, 288, 3, p. 321-333.

Rumeau-Rouquette, Claude, *Épidémiologie : méthodes et pratique*, Flammarion Médecine, 1993.

Sackett, David L., William M. C. Rosenberg, J. A. Muir Gray, R. Brian Haynes et Scott Richardson, « Evidence-based medicine : What it is and what it isn't », *British Medical Journal*, 1996, 312, p. 71-72.

Sanmuganathan, Philip S., Parvis Ghahramani, P. Ryan Jackson, Erica J. Wallis et Lawrence E. Ramsay, « Aspirin for primary prevention of coronary heart disease : Safety and absolute benefit related to coronary risk derived from meta-analysis of randomised trials », *Heart*, 2001, 85, p. 265-271.

Schairer, Eberhard, et Erich Schoeniger, « Lungenkrebs und Tabakverbrauch », *Zeitschrift fuer Krebsforschung*, 1943, 54, p. 261-269.

Schairer, Eberhard et Erich Schoeniger, « Lung cancer and tobacco consumption », *International Journal of Epidemiology*, 2001, 30, p. 24-27.

Schroeder, Fritz H., Jonas Hugosson, Monique J. Roobol, Teuvo L. J. Tammela, Stefano Ciatto, Vera Nelen, Maciej Kwiatkowski, Marcos Lujan, Hans Lilja, Marco Zappa, Louis J. Denis, Franz Recker, Antonio Berenguer, Liisa Määttänen, Chris H. Bangma, Gunnar Aus, Arnauld Villers, Xavier Rebillard, Theodorus van der Kwast, Bert G. Blijenberg, Sue M. Moss, Harry J. de Koning et Anssi Auvinen, « Screening and prostate-cancer mortality in a randomized european study », *New England Journal of Medicine*, 2009, 360, p. 1320-1328.

Schwartz, Daniel, *Le Jeu de la science et du hasard (La statistique et le vivant)*, Flammarion, « Champs », 1999.

Schwartz, Daniel et Pierre F. Denoix, « L'enquête française sur l'étiologie du cancer broncho-pulmonaire. Rôle du tabac », *Semaine des Hôpitaux de Paris*, 1957a, 33, p. 3630-3643.

Schwartz, Daniel, Pierre F. Denoix et Georges Anguera, « Recherche des localisations du cancer associées aux facteurs tabac et alcool chez l'homme », *Bulletin de l'Association française du cancer*, 1957b, 44, p. 336-361.

Schwartz, Daniel, Robert Flamant, Joseph Lellouch et Pierre F. Denoix, « Results of a French survey on the role of tobacco, particularly inhalation, in different cancer sites », *Journal of the National Cancer Institute*, 1961, 26, p. 1085-1108.

Shapiro, Sam, Wanda Vennet, Philip Strax et Louis Venet, *Periodic Screening for Breast Cancer : The Health Insurance Plan Project and its Sequelae, 1963-1986*, Baltimore, Maryland, Johns Hopkins University Press, 1988.

Sisson, James C., Eric B. Schoomaker et Jon C. Ross, « Clinical decision analysis. The hazard of using additional data », *Journal of the American Medical Association*, 1976, 236, p. 1259-1263.

Snow, John, *On the Mode of Communication of Cholera*, Londres, Churchill, 1855.

Soustelle, Jacques, *La Vie quotidienne des Aztèques à la veille de la conquête espagnole*, Paris, Hachette, 1955.

Sox, Hal C., *Medical Decision Making*, Boston, Butterworth-Heinemann, 1988.

Stephens, Trent D. et Rock Brynner, *Dark Remedy : The Impact of Thalidomide and Its Revival as a Vital Medicine*, Cambridge, Massachusetts, Perseus Publishing, 2001.

Stocks, Percy et Mary N. Karn, « A co-operative study of the habits, home life, dietary and family histories of 450 cancer patients and of an equal number of control patients », *Annals of Eugenics*, 1933, 5, p. 237-279.

Stolley, Paul D., « When genius errs : R. A. Fisher and the lung cancer controversy », *American Journal of Epidemiology*, 1991, 133, p. 416-425.

Stone, Edward, « An account of the success of the bark of the willow in the cure of agues », *Philosophical Transactions*, 1764, 53, p. 195-200.

Tehard, Bertrand, Christine M. Friedenreich, Jean-Michel Oppert et Francoise Clavel-Chapelon, « Effect of physical activity on women at increased risk of breast cancer : Results from the E3N cohort study », *Cancer Epidemiology, Biomarkers & Prevention*, 2006, 15, p. 57-64.

Terris, Milton (éd.), *Golberger on Pellagra*, Baton Rouge, Louisiana State University Press, 1964.

The INTERPHONE StudyGoup, « Brain tumour risk in relation to mobile telephone use : Results of the INTERPHONE international case-control study », *International Journal of Epidemiology*, 2010, 39, p. 675-694.

The Surgeon General's Advisory Committee, *Smoking and Health*, Washington, Public Health Service Publication, 1964, n° 1103.

Therapeutic Trial Committee of the Medical Research Council, « The serum treatment of lobar pneumonia », *The Lancet*, 1934, 1, p. 290-295.

Thomas, Roger E., Thomas Jefferson et Toby J. Lasserson, « Influenza vaccination for healthcare workers who work with the elderly », *Cochrane Database of Systematic Reviews*, 2010, 2, p. CD005187.

Thompson, Ian M., Donna P. Ankerst, Chen Chi, M. Scott Lucia, Phyllis J. Goodman, John J. Crowley, Howard L. Parnes et Charles A. Coltman Jr, « Operating characteristics of prostate-specific antigen in men with an initial PSA level of 3.0 ng/mL or lower », *Journal of the American Medical Association*, 2005, 294, 1, p. 66-71.

Troehler, Ulrich, *To Improve the Evidence of Medicine : The 18th Century British Origins of a Critical Approach*, Édimbourg, Royal College of Physicians, 2000.

Troehler, Ulrich, « James Lind and scurvy : 1747 to 1795 », 2008 [en ligne]. http://www.jameslindlibrary.org (page consultée le 29 juillet 2010).

Truswell, A. Stewart et John D. Hansen, « Medical research among the !Kung », *in* Lee R. B. et I. De Vore (éd.), *Kalahari Hunter Gatherers*, Cambridge, Massachusetts, Harvard University Press, 1976, p. 169-195.

Vandenbroucke, Jan P., H. M. Eelkman Rooda et Harry Beukers, « Who made John Snow a hero ? », *American Journal of Epidemiology*, 1991, 133, p. 967-973.

Vandenbroucke, Jan P., « Thalidomide : An unanticipated adverse effect », *The James Lind Library*, 2003a [en ligne]. http://www.jameslindlibrary.org (page consultée le 29 juillet 2010).

Vandenbroucke, Jan P., « Aspirin : An unanticipated beneficial effect », 2003b [en ligne]. http://www.jameslindlibrary.org (page consultée le 25 novembre 2010).

Vandenbroucke, Jan P., « When are Observational studies as credible as randomised trials ? », *The Lancet*, 2004, 363, p. 1728-1731.

Vandenbroucke, Jan P., « The HRT controversy : Observational studies and RCTs fall in line », *The Lancet*, 2009, 373, p. 1233-1235.

Voisin, Claire, Antonia Sardella, Fabrizio Marcucci et Alfred Bernard, « Infant swimming in chlorinated pools and the risks of bronchiolitis, asthma, and allergy », *European Respiratory Journal*, 2010, 36, p. 41-47.

Volmink, Jimmy, « The willow as a hottentot (khoikhoi) remedy for rheumatic fever », 2005 [en ligne]. http://www.jameslindlibrary.org (page consultée le 29 juillet 2010).

Weinberg, Wilhelm, *Die Kinder der Tuberkulosen*, Leipzig, Allemagne, S. Hirzel, 1913.

Weinstein, Milton C., *Clinical Decision Analysis*, Oxford, Saunders, 1980.

Wildner, Manfred et Albert Hofman, « Re : "Epidemiologic interactions, complexity, and the lonesome death of Max von Pettenkofer" », *American Journal of Epidemiology*, 2008, 168, p. 119-120.

Wilson, Robert A., *Feminine Forever*, New York, M. Evans and Co, 1966.

Wolfe, Nathan D., Claire Panosian Dunavan et Jared Diamond, « Origins of major human infectious diseases », *Nature*, 2007, 447, p. 279-283.

Wynder, Ernest L. et Evarts A. Graham, « Tobacco smoking as a possible etiologic factor in bronchiogenic carcinoma : A study of six hundred and eighty four proved cases », *Journal of the American Medical Association*, 1950, 143, p. 329-336.

Zinsser, Hans, *Rats, Lice, and History*, Boston, Massachusetts, Little, Brown, & Company, 1935.

Index

Remerciements

Ma gratitude va d'abord aux étudiants auprès de qui j'ai testé le contenu de ce livre, au fil des ans, à New York, à Rotterdam, en Afrique du Sud et en Suisse. Sans leur écoute critique, leurs pertinentes questions et suggestions, j'aurais manqué de repères pour composer un texte qui soit lisible. L'étroite collaboration avec mes collègues et amis éditeurs de la James Lind Library (www.jameslindlibrary.org), Iain Chalmers, Iain Milne, Jan P. Vandenbroucke et Ulrich Troehler, m'a aidé, scientifiquement et psychologiquement, car, en tant que collectif, il y a peu de choses connues dans le champ couvert par cet ouvrage qui leur soient inconnues. Avec l'ami Vandenbroucke, nous éditons une « bibliothèque populaire d'épidémiologie », la People's Epidemiology Library (www.epidemiology.ch/history/betaversion.htm), dans laquelle on peut trouver la plupart des articles historiques cités. Je suis reconnaissant à Jacques Fricker qui, intéressé par le sujet, m'a mis en contact avec Odile Jacob et judicieusement conseillé. À Odile Jacob, en premier lieu, et à Marie-Lorraine Colas, je tiens à dire combien j'ai apprécié l'accueil chaleureux, l'enthousiasme et les excellents conseils, tant sur la forme et que sur le fond de l'ouvrage. Ma mère, Linda

Stroun, a lu et commenté les chapitres au fur et à mesure que je les écrivais. Un soutien acquis, certes, mais d'une personne qui n'a pas sa langue dans sa poche. Serge Hercberg, Herman Van Oyen et Jan Vandenbroucke m'ont fait part de leurs commentaires sur une des dernières versions du manuscrit. Brenna Glow m'a assisté dans la recherche de littérature et dans la mise en forme du manuscrit. La tendre tolérance de Sophie Morabia quand le livre empiétait sur nos matins, nos soirs et nos loisirs a été ma chance à moi. Enfin, le produit final doit beaucoup à Bob Morabia, lycéen, qui a lu et relu les versions successives du manuscrit avec l'idée qu'il fallait qu'il comprenne, que cela devait le passionner et que, s'il ne comprenait pas, c'était ma faute et que, si cela ne le passionnait pas, c'était ma faute aussi. Cela m'a valu bien des « pas clair », des « ?? », « trop long » ou encore « mot compliqué », là où je croyais avoir été clair et précis. C'est une expérience que je recommande à tous les auteurs d'essais destinés à un cercle de lecteurs plus large que leur communauté professionnelle. Surtout, cela a été l'occasion d'un délicieux échange entre père et fils au sujet duquel me sont revenues à l'esprit des paroles que chantait Claude François quand j'avais à peu près l'âge de Bob et dont je n'avais autrefois pas saisi la profonde sagesse : « C'est ça le vrai bonheur après tout. »

Table

CHAPITRE II
Le triomphe des épidémies

CHAPITRE III
Peste et scorbut
L'épidémiologie entre en scène

CHAPITRE IV
Le mystère de la mort bleue

CHAPITRE VII

Les questions de santé auxquelles
l'épidémiologie permet de répondre

ÉPILOGUE
Les trois leçons de Claude Bernard

Alfredo Morabia (éd.), *History of Epidemiological Methods and Concepts*, Bale, Birkhauser, 2004.
Alfredo Morabia, *Épidémiologie causale*, Genève, Médecine et Hygiène, 1996.
Alfredo Morabia, *L'Épidémiologie clinique*, Paris, Presses universitaires de France, « Que sais-je ? », 1996.

Ouvrage proposé par
Jacques Fricker

Cet ouvrage a été transcodé et mis en pages
chez NORD COMPO (Villeneuve-d'Ascq)

Achevé d'imprimer en mars 2011 sur rotative numérique Prosper
par l'Imprimerie Sagim à Courtry (Seine et Marne).

Dépôt légal : avril 2011
N° d'édition : 7381-2628-X
N° d'impression : 12304

L'imprimerie Sagim est titulaire de la marque
Imprim'vert® depuis 2004

Imprimé en France